高等教育医药院校规范教材

供护理、助产、相关医学类等专业使用

护理人际沟通理论与实践

主编 ◎ 张瑞星　常红娟

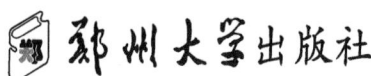

图书在版编目(CIP)数据

护理人际沟通理论与实践 / 张瑞星,常红娟主编.
郑州:郑州大学出版社,2025.6. -- ISBN 978-7-5773-1045-9

Ⅰ. R471-05

中国国家版本馆 CIP 数据核字第 2025PF5325 号

护理人际沟通理论与实践
HULI RENJI GOUTONG LILUN YU SHIJIAN

策划编辑	陈文静	封面设计	苏永生
责任编辑	陈文静	版式设计	苏永生
责任校对	许久峰	责任监制	朱亚君

出版发行	郑州大学出版社	地　　址	河南省郑州市高新技术开发区
经　　销	全国新华书店		长椿路 11 号(450001)
发行电话	0371-66966070	网　　址	http://www.zzup.cn
印　　刷	河北虎彩印刷有限公司		
开　　本	850 mm×1 168 mm　1 / 16		
印　　张	12.5	字　　数	364 千字
版　　次	2025 年 6 月第 1 版	印　　次	2025 年 6 月第 1 次印刷
书　　号	ISBN 978-7-5773-1045-9	定　　价	49.00 元

本书如有印装质量问题,请与本社联系调换。

作者名单

主　编 张瑞星　常红娟

副主编 黄彩辉　康佳迅　胡健薇　李亚南

编　者（以姓氏笔画为序）

于晓静（苏州大学教育学院）

王贵芳（宁夏医科大学总医院）

王梦佳（郑州大学护理与健康学院）

江岩岩（郑州市妇幼保健院）

李亚南（郑州大学第一附属医院）

张佳欣（郑州市第九人民医院）

张瑞星（郑州大学护理与健康学院）

郝　琴（延安大学延安医学院护理与健康学院）

胡健薇（西安医学院护理与康复学院）

黄彩辉（郑州大学护理与健康学院）

常红娟（武汉科技大学医学部）

康佳迅（郑州大学护理与健康学院）

前 言

在当今医疗护理领域，良好的人际沟通能力已成为护理专业人员不可或缺的核心素养。《护理人际沟通理论与实践》正是基于对护理本科生人才培养方案的深入剖析以及临床岗位实际需求的精准把握而精心编写的。我们秉着坚持基本理论、基本知识、基本技能以及科学性、启发性、适应性的原则，尤其强调理论、实践与案例的深度融合。在内容编排上，通过创设丰富多样的情境，大量引入沟通案例与技能实训，全力达成理论联系实践、学以致用的教学目标。

本教材具有诸多创新亮点。依据护理岗位的特定需求，借助大量生动案例，巧妙创设不同情境，将理论与实践无缝对接，同时有机整合社会学与心理学相关知识，紧密结合国内外最新研究进展，最大程度彰显实用性，全方位展现科学性、先进性与启发性。本教材共十章，包括绪论、人际沟通的相关理论、语言沟通与非语言沟通、护理人际沟通中的礼仪、护理工作中的人际关系与沟通等，尤其是将国际新兴的非暴力沟通和跨文化沟通引入本书，还充分考虑到针对临床特殊病人（如急危重症患者、隔离状态患者、心理危机状态患者等）的沟通方式与技巧。希望本书能够成为护理专业学生、护理从业者提升人际沟通能力与综合素质的得力助手，为推动护理人际沟通领域的发展贡献一份力量，助力培养更多优秀的护理专业人才，在护理实践中更好地服务患者，构建和谐护患关系，提升整体护理质量与水平。

在编写过程中，各位编者对编写内容进行了反复斟酌与修改，并深入临床一线了解各种护理情境下的沟通实况，使本书更具有实用性。感谢各位编者的辛勤工作，但知识与实践无止境，编写内容难免存在不妥或疏漏之处，恳请广大同仁和读者批评指正，在此表示衷心感谢。

编 者
2025 年 3 月

目 录

第一章 绪论 ·· 001
　第一节 沟通的相关概念 ·· 001
　　一、沟通的概念 ·· 001
　　二、护理沟通的分类 ··· 001
　　三、沟通能力 ·· 002
　　四、沟通技巧 ·· 003
　　五、沟通的基本原则 ··· 003
　第二节 护理人际沟通的概念 ·· 004
　　一、护患沟通 ·· 004
　　二、医护沟通 ·· 004
　　三、护际沟通 ·· 004
　　四、多学科团队的沟通与合作 ··· 005
　　五、提升护士人际沟通能力的策略 ··· 005

第二章 人际沟通的相关理论 ··· 007
　第一节 人际沟通概述 ·· 007
　　一、人际沟通的含义 ··· 007
　　二、人际沟通的基本要素 ··· 008
　　三、人际沟通的类型 ··· 010
　　四、人际沟通的层次 ··· 011
　　五、人际沟通的影响因素 ··· 011
　第二节 人际关系的理论基础 ·· 013
　　一、人际关系的概念 ··· 013
　　二、人际关系的特点及行为模式 ··· 014
　　三、人际交往的动机与需求 ··· 015
　　四、人际关系基本理论 ··· 016
　　五、人际关系的形成与发展 ··· 020
　　六、建立良好人际关系的策略 ··· 021

第三章 语言沟通与非语言沟通 ··· 023
　第一节 语言沟通 ·· 023

1

一、语言沟通概述 ……………………………………………………………… 023
　　二、语言沟通的类型 …………………………………………………………… 025
　　三、电子沟通 …………………………………………………………………… 028
　第二节　非语言沟通 ……………………………………………………………… 029
　　一、非语言沟通概述 …………………………………………………………… 029
　　二、非语言沟通的主要形式 …………………………………………………… 031
　　三、护理工作中非语言沟通的技巧 …………………………………………… 033
　　四、避免阻断沟通的非语言行为 ……………………………………………… 034

第四章　护理工作中的基本沟通技术 ………………………………………………… 037
　第一节　主动倾听 ………………………………………………………………… 037
　　一、主动倾听的概念 …………………………………………………………… 037
　　二、主动倾听的作用 …………………………………………………………… 038
　　三、影响主动倾听的因素 ……………………………………………………… 039
　　四、主动倾听的技巧 …………………………………………………………… 039
　第二节　有效提问 ………………………………………………………………… 041
　　一、提问的方式 ………………………………………………………………… 041
　　二、有效提问的技巧 …………………………………………………………… 041
　第三节　沉默 ……………………………………………………………………… 042
　　一、沉默的概念 ………………………………………………………………… 043
　　二、沉默的作用 ………………………………………………………………… 043
　　三、沉默的技巧 ………………………………………………………………… 043
　第四节　表达看法 ………………………………………………………………… 044
　　一、表达看法的时机 …………………………………………………………… 044
　　二、表达看法的技巧 …………………………………………………………… 044
　　三、表达看法的影响因素 ……………………………………………………… 045
　第五节　幽默 ……………………………………………………………………… 046
　　一、幽默的概念 ………………………………………………………………… 047
　　二、幽默的作用 ………………………………………………………………… 047
　　三、幽默的技巧 ………………………………………………………………… 048
　第六节　拒绝 ……………………………………………………………………… 049
　　一、拒绝的概念 ………………………………………………………………… 049
　　二、拒绝的原则 ………………………………………………………………… 050
　　三、拒绝的方法和技巧 ………………………………………………………… 050

第五章　护理人际沟通中的礼仪 ……………………………………………………… 052
　第一节　仪容礼仪 ………………………………………………………………… 052
　　一、护士发部修饰 ……………………………………………………………… 052
　　二、护士面部修饰 ……………………………………………………………… 053
　　三、护士的表情礼仪 …………………………………………………………… 054

|　　　四、护士的肢体修饰 | 056 |

第二节　服饰礼仪 ··············· 057
　　一、护士便装的着装规范 ··············· 057
　　二、护士工作装的着装礼仪 ··············· 057

第三节　仪态礼仪 ··············· 059
　　一、基本仪态 ··············· 060
　　二、护理工作中的仪态礼仪 ··············· 062

第四节　常见护理工作场景中的礼仪 ··············· 064
　　一、护士工作礼仪概述 ··············· 065
　　二、不同科室护士工作礼仪要求 ··············· 066

第六章　护理工作中的人际关系与沟通 ··············· 072

第一节　护患关系与沟通 ··············· 072
　　一、护患关系的特征 ··············· 072
　　二、护患关系的基本内容 ··············· 074
　　三、护患关系的基本模式 ··············· 075
　　四、护患关系的发展过程 ··············· 076
　　五、影响护患关系的因素 ··············· 077
　　六、护士与患者家属的沟通 ··············· 078
　　七、建立和谐护患关系的策略 ··············· 079

第二节　医护关系与沟通 ··············· 083
　　一、医护关系的模式 ··············· 083
　　二、影响医护关系的因素 ··············· 085
　　三、促进医护沟通的方法 ··············· 086

第三节　护际关系与沟通 ··············· 087
　　一、护际关系模式 ··············· 087
　　二、护际关系的影响因素 ··············· 087
　　三、促进护际关系的策略 ··············· 088

第七章　护理工作中的专业沟通技术 ··············· 091

第一节　共情 ··············· 091
　　一、共情的概念和特征 ··············· 091
　　二、共情的表达方式 ··············· 092
　　三、表达共情的过程 ··············· 093
　　四、表达共情的技巧 ··············· 094
　　五、如何提高共情能力 ··············· 095

第二节　自我表露 ··············· 097
　　一、自我表露的定义与类型 ··············· 097
　　二、自我表露的模式 ··············· 097
　　三、自我表露的意义 ··············· 098

四、自我表露的原则 … 099
　　五、护理工作中自我表露的应用技巧 … 099

第三节　交谈 … 101
　　一、交谈的概念及特点 … 101
　　二、交谈的方式 … 102
　　三、交谈时护理人员应具备的语言修养 … 102
　　四、交谈的过程 … 104
　　五、交谈的常用技巧 … 106
　　六、常见的护理人员交谈失误及对策 … 108

第四节　治疗性沟通 … 109
　　一、治疗性沟通的概念和特征 … 109
　　二、治疗性沟通的分类 … 111
　　三、治疗性沟通的原则 … 111
　　四、治疗性沟通的影响因素 … 112
　　五、治疗性沟通的基本步骤 … 113
　　六、治疗性沟通的应用现状 … 114

第八章　非暴力沟通 … 116

第一节　非暴力沟通概述 … 116
　　一、非暴力沟通的概念 … 117
　　二、非暴力沟通的发展历史和作用 … 117

第二节　暴力沟通的基石——自我连接（自我关怀） … 119
　　一、自我关怀的概念 … 119
　　二、护士自我关怀的方法 … 119
　　三、自我关怀的好处 … 121

第三节　非暴力沟通的四要素 … 124
　　一、观察 … 124
　　二、感受 … 125
　　三、需要 … 126
　　四、请求 … 128

第四节　非暴力沟通的同理倾听 … 129
　　一、同理倾听的公式 … 129
　　二、倾听障碍 … 129
　　三、同理倾听的三个阶梯 … 130
　　四、与处在愤怒之中的患者或家属沟通 … 130

第五节　非暴力沟通的诚恳表达、感谢和道歉 … 131
　　一、非暴力沟通的诚恳表达 … 131
　　二、感谢的力量 … 132
　　三、道歉是对生命的尊重 … 133

第九章　跨文化沟通 ··· 135
第一节　跨文化沟通概述 ··· 135
一、跨文化沟通的相关定义 ··· 135
二、跨文化沟通的特点 ··· 137
三、跨文化沟通的影响因素 ··· 137
第二节　跨文化沟通理论 ··· 138
一、高、低语境文化理论 ··· 138
二、交际认同理论 ··· 139
三、跨文化敏感度发展模型 ··· 141
四、超越式文化关怀理论 ··· 141
第三节　跨文化沟通障碍 ··· 142
一、不同文化观念 ··· 142
二、语言差异 ··· 143
三、非语言沟通方式的差异 ··· 143
四、沟通风格的差异 ··· 144
五、人格特征的差异 ··· 145
第四节　跨文化沟通策略 ··· 145
一、不同文化沟通技巧 ··· 145
二、语言沟通技巧 ··· 146
三、非语言沟通技巧 ··· 147
四、掌握不同的沟通风格 ··· 148
五、积极倾听 ··· 148
六、重视跨文化沟通医学教育 ··· 149

第十章　特殊情境下的沟通 ··· 151
第一节　与不同情绪反应状态患者的沟通 ··· 151
一、与愤怒患者的沟通 ··· 151
二、与悲伤患者的沟通 ··· 153
三、与恐惧患者的沟通 ··· 154
四、与焦虑患者的沟通 ··· 155
第二节　与儿童及其家长的沟通 ··· 157
一、儿童及家长的心理特点 ··· 157
二、在患儿治疗过程中的护患沟通 ··· 159
第三节　与老年人的沟通 ··· 161
一、老年人的心理特点 ··· 161
二、与老年人沟通的技巧 ··· 162
三、促进与老年患者有效沟通的方法 ··· 164
四、与认知障碍的老年人沟通 ··· 165
五、与视觉或听觉障碍的老年人沟通 ··· 167

第四节　与急危重症患者沟通的技巧 ·· 169
　　一、急危重症患者及家属的特点 ·· 170
　　二、与急危重症患者及家属的沟通 ·· 170
　　三、与机械通气患者及家属的沟通 ·· 172

第五节　与癌症患者的沟通 ·· 174
　　一、癌症患者的心理特点 ·· 174
　　二、癌症患者的心理需求 ·· 175
　　三、癌症患者常见的心理问题 ·· 175
　　四、癌症患者医患间沟通的影响因素 ·· 176
　　五、与癌症患者沟通的原则 ·· 176
　　六、与不同阶段癌症患者沟通的技巧 ·· 177
　　七、与对癌症不同反应者沟通的技巧 ·· 179
　　八、与癌症患者照顾者的沟通 ·· 179

第六节　与隔离状态患者的沟通 ·· 180
　　一、隔离与隔离病房 ·· 180
　　二、隔离状态患者的心理反应 ·· 181
　　三、与隔离状态患者沟通的技巧 ·· 181

第七节　与心理危机状态下患者的沟通 ·· 183
　　一、心理危机概念 ·· 184
　　二、心理危机的类型 ·· 184
　　三、心理危机的表现形式 ·· 184
　　四、个体心理危机的发展阶段 ·· 185
　　五、心理危机状态下的沟通原则 ·· 186

参考文献 ·· 188

第一章 绪 论

> **学习目标**
>
> 知识目标:①解释护理沟通、有效沟通、工具性沟通、情感性沟通的概念。②描述患者信息需求的两种类型。③阐述工具性沟通和情感性沟通的作用。
> 能力目标:①能够将护患沟通技巧的评价标准应用于工作中。②能够依据护理沟通能力的范畴提升自己的沟通能力。
> 素质目标:深刻认识护理沟通的重要性,树立较强的沟通意识。

第一节 沟通的相关概念

一、沟通的概念

1. 沟通 是指通过信息交流传递思想、感情和意愿的过程。它是个体之间或群体之间相互联系、相互影响、相互理解的一种方式。个体使用语言和行为构建、发送和解释信息,以影响他人的认知和行为,建立一定的人际关系。沟通的基本要求是各种信息及其含义的正确表达和被理解。

2. 人际沟通 是发生在人与人之间的信息交流的过程,沟通的媒介是语言和非语言符号(表情、眼神、声音和动作行为等),沟通的内容是参与沟通的人表达或反映出来的各种信息,包括各自的意见、观点、思想、情感与愿望。人际沟通可以发生在个体与个体之间、个体与群体之间、群体与群体之间,还可以发生在大众传播的过程中。

3. 护理沟通 是护士在护理工作中与周围人进行的信息传递和交流,既有一般人际沟通的特点,又有其专业特殊性。

二、护理沟通的分类

护理沟通依据信息载体的不同,划分为语言沟通和非语言沟通;根据沟通目的的不同,分为工具性沟通和情感性沟通;根据沟通双方在医院环境中关系和角色的不同,分为护患沟通、医护沟通和护际沟通。

1. 语言沟通与非语言沟通

(1)语言沟通:使用语言、文字或符号进行的沟通称为语言沟通,包括书面沟通、口头沟通和电子沟通。书面沟通比较正式,具有标准性和权威性,同时具有备查功能,在护理工作中占有十分重要的地位。如临床中的护理记录包含了患者住院期间的病情动态、护理措施、药物治疗效果及反应等,不仅是对患者进行正确诊疗和护理的依据,也是重要的法律文书。口头沟通采用口头语言进行沟通,具有亲切灵活、反馈快、双向互动和不可备查性等特点。电子沟通通过特定的电子设备进行信息交换,具有方便快捷等优点。如医院中普遍使用的网络化医嘱系统,通过电话、电子邮件、微信、互联网医院等方式为患者提供健康服务等。

(2)非语言沟通:是一种使用非语言行为作为载体进行沟通的方式,如身体语言、空间距离、副语言和环境等进行人与人之间的信息交流。沟通过程中非语言沟通比语言沟通占有更多的比重,某些情况下非语言沟通是获得患者信息的唯一办法。对于使用呼吸机的患者或婴儿,护理人员只能从患者的表情、动作和姿势等来判断患者的病情变化或了解患者的需要。

2. 工具性沟通与情感性沟通

(1)工具性沟通(instrumental communication):也称指导性沟通或有形的沟通。是将沟通作为有形的工具,主要用于告知患者有关疾病和治疗的信息以及提供与其身心有关的医疗和护理。如对患者进行的健康教育及各种操作性或干预性的治疗与护理。

(2)情感性沟通(affective communication):主要是指建立信任关系所需要的沟通,以达到促进治疗性沟通的效果。情感性沟通包括语言上的情感沟通和非语言上的情感沟通。使用热情、温暖的语言给患者以尊重、理解、接纳、安慰、支持、信任与鼓励属于语言上的情感沟通,交谈时的目光交流、微笑、身体前倾表示关注或倾听、给予情感支持性的触摸等都属于非语言上的情感沟通,一些在护理活动中没有特定功能的社交性的交谈也属于情感性沟通,如入院时的自我介绍,见面时的打招呼问好,闲暇时的谈笑等。情感性沟通虽然在护理操作中不是必需的,但是这种沟通行为能使护患间的语言沟通更加和谐,气氛更加融洽,强化沟通的效果。

三、沟通能力

1. 沟通能力 是指沟通者在沟通的情境和人际关系中所表现出的沟通行为。构成沟通能力的四个要素是沟通的相关知识、行为技能、积极正向的沟通态度和沟通机会。因此在沟通能力的学习和培训中要注重知识、态度和技能,提供沟通实践的机会。

2. 护理毕业生应具备的沟通能力 美国高等护理教育学会(American Association of Colleges of Nursing,AACN)1998年修订的《护理专业高等教育标准》中明确界定了护士应具备的四种核心能力:评判性思维能力、评估能力、沟通能力和技术能力。课程和临床实践后学生要能做到以下几点。

(1)在各种场合和媒体上有效地表达自己。

(2)在评估、实施、评价、健康教育中表现出沟通的技能。

(3)帮助患者理解和评估健康信息的意义与有效性。

(4)与其他专业人员建立和保持有效的工作关系。

(5)对有特殊需求的患者,运用不同的沟通方法。

(6)具备清晰、准确、逻辑性强的书面表达能力。

(7)在护患关系中运用治疗性沟通技巧。

(8)能运用多种沟通技巧与不同人群进行恰当、准确、有效地沟通。

(9)能从广泛的资源中获取和运用数据及信息。

(10)为患者提供咨询和相关的、敏感的健康教育信息。

(11)完整、准确地记录护理措施和结果。

(12)引导患者明确表达个人偏好和价值观。

上述护士沟通能力的要求可以归纳为以下几个方面:口头表达能力、交谈能力、患者教育能力、团队合作与协作能力、处理临床困难情境的能力、书面表达能力、治疗性沟通能力、多种沟通技巧的掌握和灵活运用的能力、获取和利用信息的能力、咨询能力、病历书写能力、引出信息或鼓励患者进一步表达自己的能力(深入交谈的能力)等。

四、沟通技巧

护理沟通技巧是指护士能够进行有效的信息交换、情感支持、建立信任关系和解决临床困难的沟通情境等一系列技巧。包括护理专业的基本沟通技巧和解决临床困难情境中的沟通技巧。

1. **护理专业的基本沟通技巧** 包括交谈、提供信息和给予情感支持等临床工作中最常使用的沟通技巧。

(1)交谈技巧:帮助护士系统收集患者疾病相关的生理、心理、社会、精神、文化等方面的信息,了解其患病经历、感受、想法、需求和期望,监测患者对疾病诊疗的反应。

(2)提供信息的技巧:帮助护士使用通俗易懂的语言,深入浅出地进行疾病相关的健康教育,传达治疗和护理相关信息,建议患者改变不健康的生活方式,增加患者的依从性,提高自我管理能力,有助于疾病康复。

(3)给予情感支持的技巧:给予患者尊重、理解、接纳、支持、鼓励、安慰、信心、希望和保证等,消除患者疑虑,缓解心理压力和不适,取得患者信任,提高就医满意度。

基本的沟通可以通过听、说来解释和了解患者的特定问题,深层次的沟通可以分享情感、传递信息和信任。沟通不仅是信息的交换,还包括分享情感关心、支持、安慰、信任、照顾等许多内容。当护士真诚地接纳和理解患者,患者感受到护士的关注、接纳和理解时,就能建立起护患间的信任,愿意表达自己的经历和感受,达到深层次的治疗性沟通。

2. **临床困难情境的沟通技巧** 临床困难情境的沟通主要包括:与有情绪反应的患者沟通(否认、愤怒、焦虑、抑郁、烦躁、恐惧、哭泣、悲伤或绝望的患者),向患者传达负性信息,回答比较敏感和难以回答的问题,与感觉缺失的患者沟通,与急危重症、临终患者的沟通,与患者家属的沟通,处理患者及其家属的投诉,预防和应对医院暴力,应对心理危机等。

掌握基本的沟通技巧代表护士具备最基本的日常沟通能力,但护理工作中还会遇到棘手的沟通困难的情境。因此,护理人员既要学习掌握基本沟通技巧,还要谙熟困难情境沟通技巧,具有沟通的自信心,才能满足临床工作需要。

五、沟通的基本原则

沟通的基本原则包括以下几点。

1. **尊重** 尊重是沟通的基础,无论是在言语还是行为上,都应该尊重对方的感受和意见。
2. **理解** 理解对方的立场和观点,尝试从对方的角度去思考问题,有助于建立更好的沟通关系。
3. **清晰** 在沟通时,应该使用简单明了的语言,避免使用复杂的词汇和句子结构,以确保对方能够理解。
4. **坦诚** 坦诚地表达自己的想法和感受,不要隐瞒或歪曲事实,有助于建立信任和良好的沟通关系。
5. **倾听** 倾听对方的观点和想法,不要打断或急于发表自己的意见,给予对方充分的表达空间。
6. **合作** 在沟通中,双方应该共同努力,寻求共识和解决方案,以达到更好的结果。

遵循这些原则,可以帮助我们在沟通中更好地表达自己,理解对方,建立良好的沟通关系,以达到更好的沟通和合作效果。

第二节 护理人际沟通的概念

一、护患沟通

(一)护患沟通的相关概念

护患沟通是指护士与患者之间通过语言和非语言的沟通方式分享信息、含义和感受的过程。护患沟通中护士要注意领会患者沟通的"弦外之音",关注患者对疾病的认识、想法、感受和需求等。

狭义上的护患沟通指的是患者与护士之间的沟通,广义上的护患沟通是指护理人员与患者及其家属之间的信息交流和相互作用过程。护患沟通的内容是与患者的护理和健康直接或间接相关的信息,也包括双方的思想、感情、愿望和要求等。护患沟通的目的是帮助护理人员与患者建立良好的护患关系,从而为患者的健康服务,满足患者的需要。患者的家属和亲友可以为患者提供有力的精神支持,是患者的主要照顾者和健康信息提供者,护士与患者家属保持良好的沟通可以有效调动家属的积极性,共同为患者提供高质量的护理。

(二)患者的信息需求

1. 患者的信息需求　患者在就医过程中,需要两种类型的信息:一是需要知道和了解有关疾病诊疗的相关信息,如了解所患疾病是什么,如何治疗,为什么会疼痛;二是需要感受到被知道和被了解,如医务人员对他们是否接纳和认真对待。

2. 护士在满足患者信息需求中的作用　当进行疾病告知时,医生会尽可能客观地详细说明医学信息,包括疾病的名称、分期、治疗手段等。但是患者更关注的是与个人密切相关的信息,如我多久能完全康复? 我需要如何配合? 医生的信息给予与患者的信息寻求之间的侧重点出现了偏差,对信息进行进一步的解释和咨询对患者来说是至关重要的。在满足患者"知道和了解的需求上",护士可以通过疾病解释和患者教育,满足患者对知识、信息和询问的需求。在满足患者"被告知和了解的需求"上,护士可以通过有效护患沟通行为,表达对患者的共情、关爱、尊重和信任等,使患者感受到被理解、被接纳、被关爱和被体谅。

二、医护沟通

医护沟通泛指医疗卫生服务团队成员与护士之间的沟通。其中护士与医生之间的关系最为密切,医护之间的良好沟通是对患者实施身心整体护理的保证。护士在工作中既要遵从医嘱、准确及时地完成各种治疗和护理工作,又要体现出护理专业工作的独立性和自主性,认真仔细地观察和监测病情,及时发现患者的病情变化,为医疗和护理提供翔实的信息。

护士在掌握本专业理论知识和技能的同时,还需要向医生虚心求教,从理论和实践的角度了解疾病的诊疗过程,以利于相互支持和配合。同时还要与诊断性检查、辅助性治疗或后勤保障部门的团队和成员合作、协调和沟通。医护沟通中,护士可通过主动介绍和宣传护理的专业特点,以获得其他医务人员的了解和协助,彼此理解、尊重对方、主动配合,发生争议时冷静对待,分析原因,妥善处理。

三、护际沟通

护际沟通是指护理人员之间的交往与沟通。各班护士需要通过沟通互相传递患者的最新病情、治疗和护理方案,保证对患者的整体护理。护理人员之间通过交流经验和体会,还可以达到提高护理队伍整体技术和学术水平的目的。不同护理人员在具体的工作中,需要相互理解、支持和配合,但有时难免会产生一些矛盾、冲突或不和谐的现象,良好的人际沟通对工作的顺利开展、人际关系的协调,以及创造相互支持的工作氛围显得尤为重要。通过沟通不仅可以减少误会与矛盾,更可以增加彼此的了解,增进彼此的感情。

四、多学科团队的沟通与合作

多学科团队是指两个及以上不同学科的人员以患者为中心共同开展工作,他们有一致的工作目标。多学科团队因其合作的程度不同,称呼也有所区别,从各自独立互不干涉的多学科,到各学科不同程度融合的跨学科,甚至到超学科。

1. **多学科团队合作** 合作是指个人与个人、群体与群体之间为达到共同目的,彼此相互配合的一种联合行动。多学科团队合作是指不同学科的健康照护团队成员之间角色互补,相互沟通配合,在患者诊疗、康复、护理问题中一起工作,一起分担责任,分享目标,共同做出决策的人际互动过程。而合作离不开沟通,但不是所有的沟通都是合作行为。

2. **多学科团队中的标准化沟通工具** 医疗领域不同专业人员之间的沟通有多种方式,如口头语言沟通、电子记录沟通、纸质记录沟通等。其中,口头语言沟通直接明了,意见交换充分。同时,标准化沟通工具的使用具有良好的沟通效果。如 SBAR 是在多学科团队使用较多的沟通工具。SBAR 即 situation(现状)、background(背景)、assessment(评估)、recommendation(建议)的首字母缩写,作为问题导向的沟通程序,分别表示目前发生了什么、什么情况导致的、我认为问题是什么、我们应该如何去解决。

五、提升护士人际沟通能力的策略

1. **树立人际沟通的意识** 护士在工作中应该树立人际沟通的意识,认识到沟通的重要性。通过与医生、同事以及其他医务人员的有效沟通,可以更好地了解患者的病情和治疗方案,提高护理质量。同时,护士还应该注重与患者之间的沟通,关注患者的心理和情感需求,建立良好的护患关系。

2. **掌握沟通技巧** 护士在沟通中应该掌握一定的沟通技巧,如倾听、表达、非语言沟通等。通过倾听患者的诉求和问题,了解患者的需求和心理状态;通过清晰、简洁地表达自己的意见和想法,让其他医务人员更好地理解自己的意图;通过非语言沟通,如面部表情、眼神交流等,增强沟通效果。

3. **不断学习和提升** 护士应该不断学习和提升自己的沟通技巧和能力,参加相关培训和学习活动。通过学习新的理论知识和实践经验,不断提高自己的沟通水平和人际交往能力。

4. **增强自信、主动沟通** 护士在工作中要保持自信,相信自己能够与他人建立良好的关系。同时,要学会倾听他人的意见,尊重他人的观点,从而增强自己的自信心。

5. **建立良好的人际关系** 护士在工作中应该积极与同事、医生以及其他医务人员建立良好的人际关系。通过互相尊重、理解和支持,共同协作完成工作任务。同时,护士还应该注重与患者之间的良好关系,为患者提供优质的护理服务。

总之,护士在工作中应该树立人际沟通的意识,掌握沟通技巧,不断学习和提升自己的沟通能力,建立良好的人际关系。通过有效的沟通,可以更好地了解患者的病情和治疗方案,提高护理质量;同时也可以与同事、医生以及其他医务人员建立良好的合作关系,共同为患者提供优质的医疗服务。

(张瑞星　黄彩辉)

本章小结

本章主要介绍了沟通和护理人际沟通的基本概念,如沟通、沟通能力、有效的沟通、护患沟通、医护沟通、护际沟通、团队沟通、护理人际沟通,并介绍了护理沟通技巧的分类。

复习思考题

1. 简述工具性沟通和情感性沟通的作用。
2. 患者的信息需求有哪些?
3. 简述护患沟通的目的和内容。

第二章 人际沟通的相关理论

> **学习目标**
>
> 知识目标：①解释人际沟通、人际关系、人际认知的概念。②描述人际沟通的基本要素。③分析人际沟通的层次。④列出人际沟通的影响因素。⑤分析人际认知的心理效应。⑥说出人际认知的内容及人际交往的动机与需求。⑦描述人际关系的特征、发展阶段。
>
> 能力目标：运用人际关系基本理论和人际关系发展策略，建立和完善人际关系。
>
> 素质目标：在日常工作和学习中将理论联系实际，认识到人际沟通的重要性，树立主动沟通、终身学习的意识。

第一节 人际沟通概述

人际沟通是建立人际关系的基础和前提，是建立和改善人际关系的重要手段。医学模式转换后，沟通既是一种工作手段，也是临床护理实践中重要的工作内容，良好的人际沟通能力是当今护理工作者必须具备的基本能力。

一、人际沟通的含义

1.人际沟通(interpersonal communication) 是指人与人之间通过语言或非语言媒介传递和交流信息的过程。通过人际沟通，可以交流思想、沟通感情、协调关系、传播知识。在人际沟通中人是主体，信息的传递是核心，双方的双向互动是有效沟通的保障，准确表达和理解信息是关键。正确掌握人际沟通的概念需要明确以下几点：①人际沟通中要求准确传达和理解各种信息。②人际沟通的目的是影响他人的认知和行为以及建立一定的人际关系。③人际沟通是一个双向、互动的反馈和理解过程，传递和交换的主要内容是各自的意见、观点、思想、情感和愿望。

2.人际沟通的特征

(1)互动性：人际沟通是一个相互影响、相互作用的过程，不同于通信设备之间简单的信息往复，人际沟通的双方都不断地把自己对信息的理解反馈给对方，并积极关注对方的反馈，几乎同时充当信息发出者与接收者。护士在进行健康教育时，在传递知识的时候要注意患者的反馈。

(2)目的性：人际沟通的目的是改变对方的态度和行为，是一个沟通者对另一个沟通者的心理作用的过程。人际沟通的双方都有着明确的目的，都有自己的动机、目的和立场，对自己发出的信息会产生何种反馈有所期许和判断。

(3)符号共识：沟通双方要使用他们都熟悉的同种语言进行沟通。所以在临床工作中，护士的语言要通俗易懂,便于患者理解。

(4)情景性:人际沟通总是在一定的交往情景下发生的,其效果受到诸多情景因素的制约,如时间、空间、自然条件、有无其他人在场等。

(5)关系性:人际沟通过程不仅涉及沟通内容,也体现沟通双方的关系。一是表现为双方的情感,二是表现为谁是关系的控制者。

二、人际沟通的基本要素

人际沟通是一个动态、多维的复杂过程,包括以下基本要素(图2-1)。

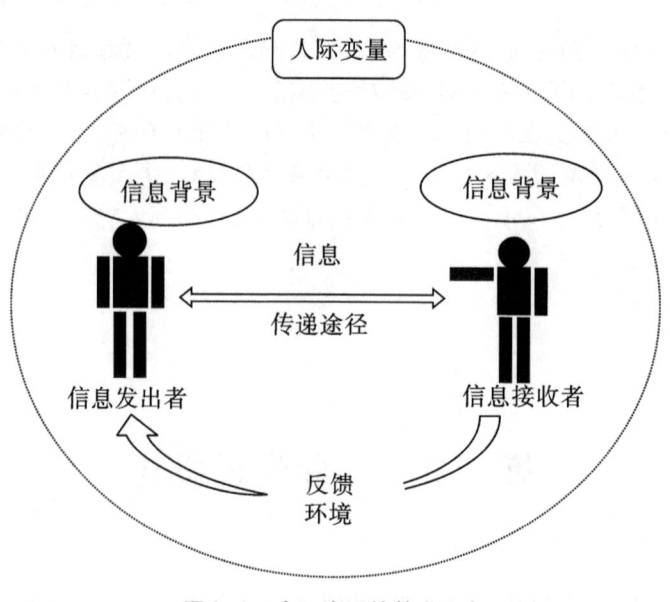

图2-1 人际沟通的基本要素

1. **信息背景(information background)** 是引发个体进行沟通的刺激或理由,包括各种生理、心理、精神或物质环境等因素,如"需要讨论的事物、互动发生的场所"。信息背景反映在沟通者的头脑中,刺激沟通者产生沟通的愿望和需要,这种愿望和需要可能是清晰的,也可能是十分模糊的,客观存在的刺激是产生沟通的前提和依据,一个信息的产生,常常受到信息发出者过去的经验、对目前环境的感受以及对信息发出后产生的后果的预测等影响,这些都是信息的背景因素。

2. **信息发出者(message sender)** 是指发出信息的人,也称信息来源。信息发出者将所要传递的信息转换成语言、文字、符号、表情或动作,实现信息符号化的过程即为编码(encoder),编码的过程要求信息发出者在充分理解自己想法的基础上,选择最为恰当的表达方式。

3. **信息(message)** 是指沟通时所要传递和处理的内容,即信息发出者希望传达的思想、观点、情感、意见、态度和指令等。信息具有一定的内容和意义,可能还带有背景因素的色彩及信息发出者的风格。信息通过一定的符号(语言、面部表情、手势、姿势、语调等)来表示,这些符号又按照一定的规则(如语法规则)组织,这种组织并能表达一定内容意义的符号称为代码。

4. **传递途径(channel)** 也称信道、传播媒介、传播途径,是指信息由一个人传递到另一个人所经过的渠道,包括视觉、味觉、听觉、嗅觉和触觉等多种方式,是信息发出者传递信息的工具或手段。沟通的途径要适合于传递的信息,应有助于使信息发出者表达的信息更清晰。科技的进步使得一个沟通渠道通常可以传递多种信息,如视频会议、直播课堂可以同步传输声音、文字、图像及数据等多种信息形式,极大地方便了复杂信息的传递。但在信息传递过程中,如果沟通渠道选择不当,沟通渠道超载或沟通手段本身出现问题,都可能导致信息传递中断或失真,有效的沟通离不开恰当的信息传递途径。人际交往中,信息往往是通过多渠道传递的,一般来说,沟通者使用的渠道越多,对方越能更多、更快、更好地理解信息。

5. 信息接收者(message receiver)　指接收信息的人。信息接收的过程包括接收、解码和理解三个步骤。信息接收者首先要处于接收状态,然后将收到的信息符号解码,即将符号信息还原为意义信息,变成可以理解的内容,最后根据个人的思维方式理解信息内容。信息接收过程的准确性,很大程度上取决于沟通双方在知识、经历以及社会背景方面的相似度,只有当信息接收者对信息的理解与信息发出者发出的信息含义相同或近似时,才能形成有效沟通。如果信息接收者错误地解释了信息发出者传递的信息,将导致无效沟通。

6. 反馈(feedback)　指信息由信息接收者返回到发出者的过程,即信息接收者回应发出者的过程。反馈可以是语言的,也可以是非语言的,或者两者兼有。反馈有利于了解信息是否准确地传递给信息接收者,以及信息的意义是否被准确地理解,是确定沟通是否有效的重要环节。信息发出后必然会引起信息接收者发生生理的、心理的、思想的、行为的改变反应,这些反应或改变又成为新的信息返回给信息发出者。人际沟通的过程中,信息发出者和信息接收者之间随时进行着角色转换,从而使人际沟通呈现出连续不断的过程,通过反馈信息发出者才能最终判断和确认信息传递是否有效,只有当发出的信息和接收的信息同时进行,才能形成有效沟通。一般情况下,面对面的沟通反馈较为直接和迅速,通过辅助手段进行的沟通,反馈环节容易被削弱。因此护士在工作中不能单纯依靠传呼器、监护仪等观察和了解病情,要加强病房巡视。

7. 环境(environment)　信息发出者和接收者相互作用的场所。沟通的环境应该满足参与者对物理或情感上舒适及安全的需求。噪声、温度过高或过低、存在使人分心的事物以及缺乏隐私的空间,容易使人产生混淆、紧张和不适而影响沟通。噪声是指妨碍信息沟通的任何因素。噪声分为:①外部噪声,来源于外部客观环境中的干扰因素。②内部噪声,来源于沟通双方,如沟通者注意力不集中、情绪状态不佳、文化背景差异较大等。③语义噪声,来源于人们对于词语、文字或图片信息反应的差异。如人们对方言和图片理解的偏差等。噪声可以出现在沟通的各个环节,并有可能造成信息传递过程中的损耗或失真。

8. 人际变量(interpersonal variables)　是影响信息发出者和接收者双方的因素。包括感知、教育和生长发育水平、社会文化、直观和信念、情绪、性别、角色和关系以及身体健康状况等。同样的信息,向两个不同的个体发送,可能出现不同的解释。

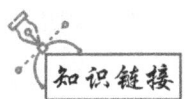

人际沟通中的信息失真

人际沟通的基本要求是要保持信息在沟通过程中的真实性。在信息传递的过程中,由于信息接收者的加工和转换,容易使沟通前后的信息不完全一样,当这种不一样表现在信息的含义上,导致沟通功能和结果受影响,就成为信息失真。信息失真主要表现为添加、省略和改变三方面。信息失真主要有以下几种原因:第一种是信息接收者为了某种企图故意夸张、削弱或改变信息内容的意义导致的信息失真。第二种是由于信息接收者个人的态度、经验、期待等不同,对信息的理解、知觉又带有一定的选择性和倾向性,容易按照自己的理解进行传递,造成信息失真。第三种是由于信息接收者遗忘导致的信息失真。

三、人际沟通的类型

(一)按照沟通媒介分类

按照沟通媒介分类分为语言沟通和非语言沟通。

1. 语言沟通　语言沟通是以语言文字为媒介的一种准确、有效、广泛的沟通形式,如交谈、开会、讨论、专题演讲等。根据语言的表达形式,又可分为口头语言沟通与书面语言沟通两种形式。口头语言沟通方式灵活,反馈快而直接,随时随地都可以进行,是日常生活中最常见的沟通形式。书面语言沟通是借助于书面的文字材料实现的沟通,沟通准确、详尽,不受时空的限制且容易保存。沟通的过程是一种信息相互传递的过程,而所有的信息传递几乎都需要语言做媒介,所以语言交流是语言沟通的基础,是非常重要的沟通方式。

2. 非语言沟通　非语言沟通是以某些非语言媒介,如表情、手势、眼神、触摸、空间和类语言实现的沟通形式。"含情脉脉""怒发冲冠""此时无声胜有声"就是非语言沟通的生动体现。非语言沟通和语言沟通常常同时进行,非语言性沟通可以补充、加强语言性沟通所表达的意思,尤其表达语言不能表达的思想和情感,因此更加普遍、生动、丰富,也更容易被对方理解。

(二)按照沟通意识分类

按照沟通意识分类分为有意沟通与无意沟通。

1. 有意沟通　带有一定目的而进行的沟通是有意沟通。如打电话、谈话等。

2. 无意沟通　进行信息交流的双方,并没有意识到沟通的发生,这种沟通就是无意沟通,如护士白天巡视病房发现患者睡着时,会不自觉地放轻脚步、压低谈话的声音。

(三)按照沟通渠道分类

按照沟通渠道分类分为正式沟通与非正式沟通。

1. 正式沟通　是指通过正式的组织程序,按组织规定的渠道进行信息交流。如传达医院会议精神、汇报工作、给患者做规范的健康教育等。正式沟通渠道固定,传递信息准确,受重视程度较高,信息的权威性和约束力都较强,但是沟通速度慢,互动性不足,沟通中双方常常试图掩饰自己的缺点,表现出符合社会规范的优点。

2. 非正式沟通　是指正式渠道以外的信息交流。没有明确的规范,不受正式组织的约束,不受时间与场合的限制,没有固定的传播媒介。如小团体私下评论、发布小道消息等。沟通形式灵活,传播速度快,但不一定准确,沟通双方无须掩饰自己,行为举止更接近本来的目的。当然护士在临床工作中也存在有益于患者康复的非正式的健康信息沟通。

(四)按照沟通流向分类

按照沟通流向分类分为纵向沟通与横向沟通。

1. 纵向沟通　是指沿着组织的指挥链在上下级之间进行的信息传递,又可分为上行沟通和下行沟通两种形式。下行沟通是指上级机关按照隶属关系自上而下进行的沟通,主要用于上级对下级传达政策、下达目标和任务,提供关于组织程序和行为的情况,即"上情下达"具有指令性、法定性、权威性和强迫性的特点。上行沟通是指自下而上的信息交流,即"下情上达"也称反馈,具有非命令性,民主性、主动性和积极性的特点。

2. 横向沟通　是指在组织内部横向部门和人员间进行的信息传递,又可分为平行沟通和斜向沟通两种形式。平行沟通是指在组织内部同一层次的人员之间进行的沟通,具有非命令性、协商性和双向性的特点。斜向沟通是指组织内部的沟通双方既不在同一条指挥链,又不在同一层次时的沟通,具有协商性和主动性的特点。

(五)按照有无信息反馈分类

按照有无信息反馈分类分为单向沟通和双向沟通。

1. **单向沟通**　单向沟通是指一方只发送信息,另一方只接收信息而不向对方反馈信息的沟通过程。如报告会、看电视、浏览网页等。单向沟通具有接受面广、信息传递快、容易造成误解、不易反馈等特点。

2. **双向沟通**　双向沟通是指沟通双方互为信息的发送者和接收者。如交谈、讨论、健康指导等。双向沟通具有反馈及时、信息准确、增进感情、增强信息接收者的信心的特点。绝大多数的人际沟通为双向沟通。

(六)按照沟通目的分类

按沟通目的分类分为征询型沟通、告知型沟通与说服型沟通。

1. **征询型沟通**　是指以获得期待的信息为目标的沟通,常采用提问的方式进行。如护患之间以收集患者相关信息为目的的评估性交谈。

2. **告知型沟通**　是指以告知对方自己的意见、观点和资讯为目的的沟通,通常采用语言沟通的方式,如自我介绍或治疗护理方案说明等。

3. **说服型沟通**　是指以改变对方态度或行为为目标的沟通,常采用动之以情、晓之以理的方式进行,如健康教育、规劝、批评和调解等。

四、人际沟通的层次

鲍威尔(Powell)根据人际交往中双方的信任程度、参与程度及个人希望和沟通对方分享感觉程度的不同,把沟通分为五个层次。

1. **一般性沟通**　是沟通的最低层次,沟通双方仅涉及一些表面性的、肤浅的社交应酬性话题。这种谈话方式有利于短时间内打开局面和帮助建立关系,不需要深入思考,无须担心说错话,让人有安全感。护患之间如果长期停留在这个层面上,则不利于引导患者说出有意义的话题。

2. **事务性沟通**　适用于双方未建立起信任感时,仅限于陈述事实,不加入个人意见、感情及私人关系,不做任何评价,目的是将信息准确地传递给对方。护士运用这种沟通方式有利于了解患者情况,主要让患者叙述,最好不用语言或非语言影响患者陈述。

3. **分享性沟通**　是指沟通双方已经建立了一定的信任,彼此谈论看法,交流意见的沟通。希望与对方分享,以引起共鸣,进而获得认可或产生同情感。

4. **情感性沟通**　沟通的双方相互信任,愿意告诉对方自己的想法及对各种事物的反应,尊重彼此间的感情和分享感觉。这种分享是建设性的而且是有益健康的,通常在交往时间长、信任程度高的人之间才会进入该层次的沟通。

5. **共鸣性沟通**　是双方分享感觉的最高层次和最理想的境界。双方在沟通中达到一种短暂的、完全一致、高度和谐的感觉,甚至不用对方说话就知道他的体验和感受。也称为一致性沟通。这种感觉是短暂的,往往是达到第四个沟通层次即分享感觉的沟通以后就自然地发生了。

在护患关系中可以出现沟通的各种层次,但最重要的是在患者感到最舒适的层次时进行沟通,不要强求进入较高层次。护士要经常评估自己的沟通方法,以达到有效的沟通效果。

五、人际沟通的影响因素

人际沟通中,影响有效沟通的因素既有来自信息发出者和接收者的个人因素,也有沟通时的环境和沟通发生时的组织与媒介因素。

(一)个人因素

1. 生理因素 影响沟通的生理因素包括：永久性生理缺陷如弱视、聋哑、盲人、痴呆等；暂时性的生理不适如疼痛、饥饿、疲劳等；护士在沟通时注意评估这些生理因素的影响，遇到特殊疾病状态的患者，如气管插管不能正常沟通者，可以使用画板或唇语等特殊方式进行沟通。

2. 心理因素 人际交往中，沟通往往受到人的认知、个性、情绪等多种心理因素的影响。

(1)情绪因素：各种情绪都可对沟通的有效性产生直接影响。轻松愉快的情绪能增强个体的沟通兴趣和能力；生气、焦虑等消极情绪可干扰个体传递或接收信息的能力。沟通者处于不良情绪状态时，常常会对信息的理解"失真"。愤怒、激动状态下，沟通者容易对沟通信息表现出淡漠、迟钝的反应。护士要及时发现隐藏在患者心灵深处的情感，同时学会控制自己的情绪，确保有效沟通。

(2)个性因素：个性是影响沟通的重要因素。一般来说，性格热情、直爽、健谈、开朗大方、善解人意的人易于与他人沟通，性格孤僻、内向、固执、冷漠、狭隘、自我为中心的人较难与人沟通。作为主动的沟通者，护理人员应对人的性格类型有一定的认识，不断纠正影响沟通的个性心理。

(3)认知因素：认知是个体对发生在周围环境中的事件所持的观点，个体的经历、受教育程度和社会环境都影响认知的深度、广度和类型。一般来说，知识面广、认知水平高、社会经历丰富的人，比较容易与各种认知范围和水平的人进行沟通。护士在沟通时，要充分考虑对方对医学知识的认知水平，避免使用难懂的医学术语。

(4)态度：态度是影响沟通行为的重要因素，积极、诚恳、热情的态度有利于沟通的开始和深入。

3. 社会文化因素 包括知识、信仰、价值观和习俗等，它规定并调节着人们的行为，对人际沟通也产生深远的影响。

(1)价值观念：价值观念是人们用以评价现实生活中的各种事物、指导行动的根本观点。价值观念不同，对事物的态度和反应也不同，对问题的判断会产生较大差异。正所谓"道不同不相为谋"。

(2)文化习俗：不同文化传统影响着人们的沟通方式。文化传统相同或接近的人容易建立相互信任的沟通关系。沟通双方存在文化差异时，理解并尊重对方的文化传统有利于沟通的进行。

(3)社会角色：不同的社会关系有不同的沟通模式，使用社会认可的沟通模式才能进行有效沟通。护士在与患者交流时，大方得体、稳重而不刻板、理性而不冷漠、热情而不随意的沟通行为更能获得患者的认同和接纳。

4. 语言因素 语言文字的表达范围和人们对语言的使用能力都具有一定的局限性，同一事物、同一意思会有诸多表达方式，同一种表达方式有时有着诸多意义。在护患沟通中，护士的语言既可以减轻或消除痛苦，也能引起和增加患者的痛苦，加重病情，因此使用语言技巧，注意语音、语法、语义、语词结构、措辞及语言的表达方式，准确、恰当地传递语言信息，非常重要。

5. 信息内容 信息内容与个体利益相关或价值观一致时容易沟通，好消息比坏消息容易沟通。一般情况下人们对人的问题最有兴趣，其次是事，再次是理论。

(二)环境因素

1. 物理环境 指沟通场所环境的安静程度、光线、温度、距离等。

(1)噪声：安静的环境是保证口头语言沟通的必备条件。与沟通行为无关的谈笑声、电话铃声、门窗开关撞击声、医疗器械的报警声等都属于噪声，这些噪声可以造成信息传递过程中的失真，或引发沟通者的烦躁心情。因此在护患沟通前要尽量排除噪声，创造一个安静的环境，以达到有效沟通的效果。

(2)距离：沟通者之间的身体距离反映了沟通双方关系的亲疏远近，影响沟通者的参与度和沟通过程中的气氛。合理的距离内，容易形成融洽合作的气氛，沟通距离较远时，容易形成防御、敌对或相互攻击的气氛。护患沟通中,要注意保持恰当的距离,既让患者感到亲切,又不会造成心理压力。

(3)舒适度:光线昏暗时不利于看清对方的表情;湿度过低或过高、房间内气味难闻时都会影响沟通者的注意力。同时要注意色彩。

2. 心理环境　指沟通双方在信息交换时是否存在心理压力。沟通环境要注意私密性和隐私保护。沟通内容涉及个人隐私时,若有无关人员在场,会影响沟通的深度与效果,此时护士应尽量选择无人打搅的房间,或请其他人暂时离开,或注意压低说话的声音,解除患者顾虑,保证有效沟通。

(三)组织因素

信息每多传递一次,就存在多丢失一分的可能,因此组织的层次越多,失真的可能性就越大。传统的组织结构中,信息多为由上至下单向进行,对于由下而上的反馈建议等沟通途径重视不足,常常出现信息传递或反馈不全面、不准确,下级对上级的决策不理解或不感兴趣、上级无法接受下级的意见和建议的现象。所以需要减少组织层次和传递信息的环节、增加沟通途径、通畅沟通渠道,确保沟通内容准确无误。

案例 2-1

李先生,男,57 岁,有冠心病史,与他人争吵后自觉心前区剧痛而急诊入院,入院后心电图检查提示急性前壁心肌梗死。入院时表情痛苦,面色苍白,四肢寒冷,脉搏细弱,血压偏低。患者家属在病房外焦急地议论等待,走廊上十分嘈杂。护士小马负责接诊患者,她想详细了解患者的情况,以便制订符合患者情况的护理计划。

请回答:结合案例分析,哪些因素会影响护士小马在与李先生的沟通过程?

第二节　人际关系的理论基础

问题与思考

小芳是一名实习护生,她对自己的职业充满热情,希望通过提供高质量的护理服务来帮助患者。但是她感到自己的意见和建议会被患者忽视或质疑,而且患者不太愿意让她进行静脉输液的操作,导致她对自己的能力产生怀疑,这让她感到困惑和不知所措。

思考:如果你是小芳,怎样才能改变目前的困境呢?

一、人际关系的概念

人际关系有广义和狭义之分。广义的人际关系是指社会中所有人与人之间的关系以及关系的一切方面,包括经济关系、政治关系、法律关系等。狭义的人际关系是人们在社会生活中,通过相互认知、情感互动和交往行为所形成和发展起来人与人之间的相互关系。人际关系的本质是人与人之间通过交往与相互作用形成的直接的心理关系,反映了个人或群体满足其社会需要的心理状态,它的发展变化取决于双方社会需要满足的程度。

相互认知是建立人际关系的前提,情感互动是人际关系的重要特征,行为交往则是人际关系的沟通手段。人际关系既是一种物质关系,也是一种精神关系,表现为人与人之间的心理关系和距离。

二、人际关系的特点及行为模式

(一)人际关系的特点

1. 互动性　是指人们在精神及物质交往过程中,心理和行为方面的交往特征。人际关系是在个体直接的交往互动过程中形成的一种关系,关系中的人能够切实感受到它的存在,并依据不同的人际关系引起相互接近、吸引或排斥的情感体验。

2. 心理性　人际关系反映的是人与人之间的心理距离,这种心理距离由个体对社会需要的满足程度决定。如果交往双方都获得了各自社会需要的满足,相互之间就能产生人际接近或友好的心理关系,反之,就会产生疏远或敌对的心理关系。

3. 明确性　确立人际关系后,个体在人际关系中的角色就明确了,各自会依据自己的角色选定适当的交往行为。一个人可能会同时充当不同的角色,存在多种的人际关系。但在与某人的关系中往往只能充当或主要充当一个角色,依据一种准则行事。如一个人在家庭中是儿子或女儿,夫妻关系中是妻子或丈夫,在工作岗位上是护士,在朋友关系中是朋友,无论是家庭、夫妻、工作或朋友关系中他都只能充当一个角色,按照一种准则行事。

4. 阶段性　人际关系的发展按照一定的顺序和阶段进行。交往过程中,人们的人际关系一般先从注意阶段开始,向彼此吸引阶段、相互适应阶段、相互依附阶段过渡,最后进入稳定阶段,或是恶化阶段。这种阶段性是客观存在且不可逾越的。如果在初次见面时就询问对方的隐私问题,会引起对方的不安甚至反感。

5. 动态性　人的生命过程中不断发生着人际关系的变化,表现在性质、形态、交往模式等方面。因此要用发展变化的眼光看待人际关系,正确分析和评估人际关系变化发展的可能性,不断调整人际关系向预想的方向发展,优化人际关系。

6. 复杂性　人际关系的复杂性体现在以下方面。①人际关系角色的复杂性,即同一关系主体会表现出不同的人际角色,不同的人际角色会形成不同的人际关系。②人际关系构成要素的复杂性,包括交往动机、交往媒介、交往方式、交往频率以及交往的时间、地点、环境、内容、效果等。③人际关系具体表现的复杂性,人际关系作为社会关系的一部分,受到生产关系和其他社会关系的影响,处于关系中的人会根据自身不同的社会背景来体验不同的人际关系。

(二)人际关系的行为模式

人与人之间心理距离的体验必然影响个人的行为,一定的人际关系会表现出一定的人际行为模式,一方的行为表现会引起对方相应的行为反应,人际关系的状况是通过人的行为活动表现出来的,人们在交往中一般遵循交换的规律,奉行互惠的原则,人与人之间的关系正是建立在相互受益和满足需要的基础上。

1. 李瑞的人际关系行为模式　美国社会心理学家李瑞(T. F. Leary)研究了几千份人际关系报告后,提出了八种人际关系行为模式。

(1)管理-服从型:一方发出管理、指挥、指导、劝告、教育等行为,引起对方尊重、顺从等反应。

(2)支持-接受型:一方发出帮助、同情、支持等行为,引起对方接受、信任等反应。

(3)同意-协作型:一方发出同意、友好、合作等行为,引起对方温和、协作等反应。

(4)信任-帮助型:一方发出信任、赞扬、尊敬、求援等行为,引起对方帮助、劝导等反应。

(5)服从-控制型:一方发出礼貌、害羞、服从等行为,引起对方骄傲、控制等反应。

(6)反抗-惩罚型:一方发出反抗、怀疑等行为,引起对方敌对、拒绝、惩罚等反应。

(7)攻击-敌对型:一方发出不友好、惩罚、攻击等行为,引起对方敌对、反抗等反应。

(8)炫耀-自卑型:一方发出拒绝、炫耀、夸大等行为,引起对方不信任、自卑等反应。

人际关系受多种因素的制约,尤其是个性特征和情境的影响,因此这种人际关系行为模式的分类仅为粗略的归纳,实际生活中很少存在单纯的人际关系行为模式。

2. 霍尼的人际关系行为模式　美国社会心理学家霍尼根据交往双方的相互关系状况,将团队人际关系的行为模式分为三类。

(1)谦让型:具有"朝向他人"的行为特征。这种人遇到任何人都在想"他喜欢我吗",然后尽量去投其所好,去讨人喜欢。这类人际关系行为模式适合社会工作、教育和医务工作。

(2)进取型:具有"对抗他人"的行为特征。这种人喜欢挑战,与他人交往时常常考虑的是对方对自己是否有用,或对方能力的大小。这类人际关系的行为模式适合商业、金融、法律工作。

(3)分离型:具有"疏离他人"的行为特征。这类人常常考虑的是别人是否会干扰自己,总是与他人保持距离。这类人际关系的行为模式适合从事艺术和科研工作。

三、人际交往的动机与需求

需要是指环境与个体之间出现某种生理或心理的不平衡时,为了恢复平衡而产生的心理活动。是个体为了生存和繁衍种族所必需的客观条件在人脑中的反应。动机是激励人去行动的主观原因,是个体发动和维持其行为,并使行动朝向一定目标进行的一种心理状态。动机是促使人们去行动的动力,这种动力以人的需要为基础。

(一)人际交往的动机

人类的交往过程是一个复杂的过程,由于人的需求动机不同导致了人际交往的复杂性和多样性。人际交往动机是推动人们人际交往活动的直接原因。人际交往的动机包括亲和动机、成就动机、赞许动机。

1. 亲和动机　是指个体与他人结群、交往并希望有人陪伴的内在需要。亲和动机出于人的本能,是人类长期进化形成的一种集群习性,社会交换理论认为人际交往最基本的动机是为了从交往对象那里满足自己的某些需求,进行物质、精神和心理财富的交换。每个个体自觉不自觉地都要与他人亲近、交往,以获得安全感。人们在进行社会交换时,对一个人的喜欢与否,取决于对付出的成本和获得的收益的判断,当人际交往中得到的报酬超过成本时,会更喜欢与该人交往。经受病痛的人特别渴望与人亲近,向人倾诉,不仅是解除疾病痛苦的需要,更是为了满足心理渴求与他人亲近、得到同情并有人陪伴的亲和动机。

2. 成就动机　成就动机是指个人专注于自己认为重要的工作,并且愿意全力做好这一工作的心理倾向。每个人都有展示自我,创造性地完成工作任务的愿望,希望在同类人群中表现得出类拔萃。个体往往通过自身与他人的比较来确定自己的价值,评价自己的成就。当人们对自己的态度或意见的正确与否缺乏判断标准时,往往会将周围人的态度、意见或行为作为暂时性的判断标准,以使自己的认知与周围人保持一致。当社会团体内的态度和意见出现不一致时,容易导致团体活动产生盲目性。因此,为了维护和发展有效的团体活动,必须在团体内开展人际交往,使团体活动协调有序。

人际交往的过程在某种程度上是个体认识或证实自己进而表现自己的过程,个体通过社会交往中各种角色扮演完成自我实现。因此在人际交往中要利用成就动机,主动与他人交往,不断提高和完善自我。

3. 赞许动机　赞许是交往的目的,在交往中期望得到对方的鼓励和赞赏,从而获得心理上的满足。社会学家尔文·戈夫曼在自我呈现理论(theory of self-presentation)中说明了人际交往中的赞许动机。人们通常在不同的人际交往和公众面前,运用多种方式来塑造和展现自己的外在形象,希望留给他人一个可接受的角色形象,同时希望对方做出相应的报答行为,每个人都试图在社会情境中保持适当的形象,以求得到肯定的评价,从而实现自我统一性的协调发展。社会生活也要求每个社会成员通过合适的自我呈现,给他人一个可接受的角色形象,以使人与人之间的关系更加和谐。每个人都可能通过多种方式(包括有意地和无意地)来控制别人对自己的印象、自我呈现的范围和策略,期望在社会活动中通过适当调节来保持良好的形象。例如明星时常会在微博上晒出自己捐资慈善的金额来赚取更多的人气,普通人喜欢在朋友圈发送自己的各种靓照,以求更多的点赞。懂得自我呈现的人会管理和控制自身的语言和非语言行为,做出与情境一致的反应,这种人会随情境变化而变化;不能很好地呈现自我的人,不太会随着情境的变化做出不同的反应。

(二)人际交往的需求

美国心理学家马斯洛指出,如果一个人被别人抛弃或拒绝于团体之外,会产生孤独感,精神就会受到压抑,严重者还会产生无助、绝望的情绪,甚至自杀。他的学生舒茨在人际关系三维理论中提出,人际需求包括三个向度:被包容的需求、支配的需求和情感的需求,同时呈现两种行为表现,即主动型人格特质和被动型人格特质的行为表现。根据三种需求和两种行为表现,把人际交往行为分为六种类型的人际关系倾向:包容—主动、控制—主动、感情—主动、包容—被动、控制—被动、情感—被动。

由于每个人都期望得到别人的支持、帮助及信赖,因此都具有建立和谐人际关系的愿望及需求。这种需要是建立心理相容性人际关系的基础及内在动力。

1. 包容的需求　即个体想要与他人建立并维持人际关系的欲望,并基于此动机产生的各种与人交往的行为。其行为特征是沟通、协调、融洽、参与、与人接触,这种行为对他人有很强的感染力。与此动机相反的人际关系特点是孤立、排斥、退缩、疏远、避免与他人建立关系、拒绝融入群体、不参加或介入别人的活动。

2. 控制的需求　即个体希望用权力的方式与他人建立并维持人际关系的欲望。其行为特征是运用权力和权威去超越、控制、支配与领导他人。缺乏这种需求的人表现为顺从、受人支配、追随别人。控制的需求是每个社会成员都共有的,并非身居高位的人才有的心理需求。

3. 情感的需求　即个体希望在感情上与他人建立并维持良好关系的欲望。其行为特征是对他人表示喜爱、亲密、友善、同情、热心等。缺乏这种需求或动机的人则表现为厌恶、憎恨、冷淡,避免亲密人际关系,或表面上友好、内心希望与他人保持一定的心理距离并希望对方也这么做。

四、人际关系基本理论

(一)人际认知理论

1. 人际认知的概念　人际认知(interpersonal cognition)是个体对他人的心理状态、行为动机和意向做出的理性分析和判断过程,包括感知、判断、推测和评价等一系列心理活动过程。人际关系的建立是以人际认知的结果为基础,人际交往的认知过程中存在一定的偏差,从而形成了不同的人际关系。

2. 人际认知的内容　人际认知包括对自我的认知、对他人的认知和对人与人相互关系的认知。

(1)自我认知:是对自己生理、心理、社会活动及自己与周围事物关系的认知。"人贵有自知之明",在人际交往时,首先要客观地认识自己,对自己做出准确的评价,才能确定自己在交往中的位置。形成自我认知的基本途径是从社会交往中认识自己,通过比较发现自己的长处和短处,同时获得他人对自己的评价,不断完善自我认知。

(2)他人认知:是指对交往对象的认知。包括五个方面的内容。一是对他人情感的认知,即通过他人的面部表情、姿势动作和语音语调等直接获得交往信息。二是对他人情绪的认知,即对他人心境、激情和应激等三种心理行为的认知,其中,心境能够长久地、微弱地影响人的整个心理活动的情绪状态,对心境的认知最为重要。三是对他人能力的认知,即对他人的思维、学习、工作、组织、生活、交际、创造、应变等能力的认知。四是对个人倾向的认知,即对他人需要、动机、兴趣、理想、信念与世界观的认知。五是对他人个性特征的认知,即对他人的气质、性格和智力等方面的认知。

(3)人际环境认知:是指对交往的环境、自己与他人关系及他人之间的关系的认知。个体据此判断自我和他人。

人际认知的过程是一个相互感知的过程,人们依据自己的动机、价值观去感知他人,同时观察他人对自己的看法和态度,并据此来修饰自己的行为。对人际环境的认知是以自我认知和他人认知为基础,然后再判断相互之间的关系,决定是否继续交往,如何发展关系及发展前景如何等。正确认知人际环境,是协调人际关系的必要条件。

3. 人际认知的特征

(1)知觉信息的选择性:每个人在交往的过程中都会通过自己的外表、神态、语言、能力、行为等方面的特征,向别人传达自己的个人信息,交往的对象会对这些信息进行加工后,形成对他人的印象。因此某些个人特质更容易被他人所感知。

(2)认知行为的互动性:人际认知是认知者和被认知者的互动过程,被认知者通过对自己的修饰、言谈、举止的选择,来改变认知者对自己的印象。这种有意控制他人对自己形成各种印象的过程,称为"印象管理"。

(3)印象形成的片面性:交往过程中双方的认知受到许多复杂因素的影响,如环境、主观感受、文化背景、当时的心理状态等,因此对他人的总体印象总是在有限的资料基础上形成的,人们往往根据交往过程中获取的零散信息,形成对他人的片面性印象,即从某一个方面来看待或评价他人,导致认知发生偏差。

4. 人际认知偏差　人际交往过程中,个体的认知受到许多因素的影响,在有限的信息基础上形成对他人的总体印象,因此对他人的认知可能出现偏差。

(1)首因效应(first-impression effect):首因即最先被反映的信息。两个素不相识的人第一次见面时所形成的印象叫作第一印象。第一印象是指双方在初次见面时根据对方仪表、风度、言谈举止等外显行为综合判断后形成的最初印象,即"先入为主"。在信息呈现过程中,首先呈现的信息比后来呈现的信息在印象形成中占用更大的权重,即为首因效应。外表和身材是影响首因效应的主要因素。首因效应往往成为双方是否继续交往的根据。

(2)近因效应(recent-impression effect):是指获得的最新信息对印象形成的强烈影响。在最初获得的信息与最后获得的信息之间有较长时间间隔,或在间隔时插入其他的与形成印象无关的事情,会削弱首因效应的作用而显示出近因效应。近因效应的作用与人际交往的时间和熟悉程度有关,陌生人初次接触时,首因效应起的作用更大一些,交往增多逐渐熟悉时,近因效应可能影响更大,即"日久见人心"。

(3)晕轮效应(light circle effect):也称光环效应,是指人际交往中对一个人的某种人格特征形成印象后,依此来推断此人其他方面的特征,出现美化或丑化交往对象的印象。晕轮效应具有很强的主观性,是印象形成过程中一种夸大的感觉和看法。

(4)刻板印象(social prejudice effect):是指在某个社会文化环境中对某一社会群体形成的一种固定、简单而概括的看法。如认为护士温柔、有爱心,知识分子书生气十足,商人都很精明,农民缺少文化等。社会固定印象在同一社会文化中有很大的一致性,所以包含一定合理性和真实性的成分,能为人们迅速适应社会环境提供便利,但是其固定的惯性思维容易产生偏见,影响对人或事物判断的准确性。

(5)投射效应(projection effect):是指个体在对他人形成印象时,总是倾向于将自己的感情、意志、特性等投射到他人身上并强加于人,即以自己的认知标准去衡量别人。投射效应在任何人内心中都存在,可能是无意的,也可能是有意的,成为阻碍人们有效接收他人观点、想法、意见和行为的最大障碍,在人际关系中要尽量克服投射效应。

(二)人际关系PAC分析理论

人际关系PAC分析理论也称相互作用分析理论,由加拿大社会心理学家艾瑞克·伯恩于1064年提出,该理论源于弗洛伊德的心理"自我意识状态"理论。认为每个人在心理及性格上有三种自我状态:父母自我意识状态(parents ego state)、成人自我意识状态(adult ego state)、儿童自我意识状态(child ego state)。这三种状态是一个人在其成长过程中逐渐形成并成为其心理结构的组成部分。

1. 父母自我意识状态　处于父母自我意识状态的人常以父母对待子女的态度及行为来表现自己,特征是权威性和优越感。行为表现为凭主观印象、统治、命令、独断专行、滥用权威。特有的语言是"你应该""你不能""你必须"等。

2. 成人自我意识状态　处于成人自我意识状态的人能以客观及理智的态度对待事物,来表现自己,特征是注重客观事实和理智分析。行为表现为以客观的态度面对现实,待人接物冷静,慎思明断,能冷静而合乎逻辑地分析情况,尊重他人,明确自己行为的后果。特有的语言是"我的想法是""这可能是"。

3. 儿童自我意识状态　处于儿童自我意识状态的人具有儿童样的冲动。行为表现为无主见、好奇、冲动、遇事退缩、感情用事、容易激动愤怒。特有的语言是"我猜想""我不知道"。

虽然每个人都具有三种不同的人格意识状态,但在交往过程中都表现出一种主导状态的人格意识。人与人相互作用处于平行的心理状态时,如父母—父母,成人—成人,儿童—儿童,对话会无限制地继续下去。如果遇到相互交叉作用,出现父母—成人,父母—儿童,成人—儿童状态,人际交流就会受到影响,信息沟通就会出现中断。在人际交往过程中,要了解双方的心理状态和行为动机,分析心理意识状态,以利于改善人际关系。

(三)人际关系心理方位与心理距离学说

1. 人际关系心理方位学说

(1)心理方位的概念:人际关系的心理方位是人际交往双方在互动过程中产生的心理上的主导性及权威性的程度,是评价及衡量人际关系的基本指标之一。心理方位包括心理差位和心理等位两种关系状态,心理差位关系是指一方从心理上具有主导性和权威性,彼此之间有心理上的上下之分;心理等位关系是指交往过程中没有心理上的上下之分的关系。

(2)心理方位的基本类型:包括以下三种。①按照心理方位的确定方式分为法定权威型和精神权威型,法定权威型中交往双方心理方位关系的因素是社会地位或角色关系,属于外因性因素,不一定得到对方的心理认可;精神权威型中交往双方心理方位的因素是双方心理上的共同认可,属于内因性因素。②按照心理方位的表现形式分为外显型心理方位和内隐型心理方位。外显型心理方位中,交往双方的角色行为有明显的上下位之分,且在公开场合承认彼此的心理差位关系;内隐型心理方位中交往双方角色行为表现不明显,外人难以分辨。③按照心理方位确定的时间可分为始定位型心理方位和渐定型心理方位。始定型心理方位关系在双方最初建立人际关系的时候就确定了心理方位关系,并随交往过程逐渐加深可能会发生改变;渐定型心理方位关系中交往双方最初没有确定心理方位,在人际互动过程中逐渐确立、并形成固定的模式。

2. 人际关系心理距离学说

(1)心理距离:是指个体对另一个体或群体亲近、接纳或难以相处的主观感受程度。表现为感情、态度和行为上的疏密程度。密者心理距离近,表现为正性人际关系,相互亲近、接纳、认同。疏者心理距离远,表现为负性人际关系,相互疏远、排斥。

(2)心理距离的规律:人际关系的心理距离遵守一定的规律。①双向距离不等值的规律,由于人际交往的双方在社会文化、个人背景及个性特征等方面存在差异,而且双方对心理距离的认知具有主观性,因此人际交往的双方对心理距离的认知可能不会绝对相等,这也是引起人际冲突的主要原因之一。②认知距离与实际距离不等值的规律,认知距离是个体对人际关系心理距离的认知,这种主观判断与推测可能与实际距离存在偏差,偏差越大越可能引发个体的心理失衡,造成人际冲突。③基础距离与即时距离不等值的规律,基础距离是双方在长期交往中形成的心理距离,即时距离是双方在某一时刻或某一特定人际互动过程中产生的心理距离。基础距离越近,即时距离的调节越迅速,但是在一段时间内多次增大即时距离的事件,也会影响双方的心理距离。

(四)人际吸引理论

1. 人际吸引的含义　人际吸引也称人际魅力,是人与人之间产生的彼此注意、欣赏、倾慕等心理上的好感,从而促进人与人之间的接近以建立感情的过程。人际交往是社会行为的基本形式,也是人际关系产生的基础,而人际吸引则是人际交往的第一步。

2. 人际吸引的过程　人际吸引包括注意、认同、接纳和交往四个过程。

(1)注意:是指对某一交往对象进行人际感知后,注意到对方的存在,并对其产生一定的兴趣并加以关注的过程。注意包含对交往对象的注意、抉择和准备初步沟通等多方面心理活动。注意先从缩短双方的距离开始。

(2)认同:是指与选定的对象进行进一步的深入交往,接纳和内化交往对象的行为及表现,并给予对方积极和正面的评价。认同可以缩短双方的心理距离。此阶段可以与对方建立真实的情感联系,而不是仅仅停留在一般的交往模式中。

(3)接纳:是指情感上与对方相容,常以喜欢、关心、好感等形式表达与对方的情感联系。从这一阶段开始,双方关系的性质开始出现实质性变化,人与人之间的安全感得到确定,谈话开始涉及与自我相关的内容,并带有一定的情感,人们会相互提供真实的评价性的反馈信息,提出建议,彼此进行真诚的赞赏和批评。该阶段双方关系如果破裂,会给人带来一定的心理压力。

(4)交往:人际吸引后必然导致双方的交往互动,在互动的过程中进一步发展。交往初期双方尽力约束自己,努力通过行动显示自己的诚意,表示自己愿意与对方真诚相处。随着交往水平的不断提高,双方的关系便发展到心理上相互依赖的高级阶段,形成了良好的关系,相互间的吸引力进一步增强,导致双方心理上发生重要的改变,开始将对方视为知己,愿意与对方分享信息、意见和情感。

3. 人际吸引的规律　人际吸引是指个体之间在情感、认知和行为层面上的相互吸引。它涉及人们为什么会喜欢某些人而不喜欢其他人,以及这种吸引力如何影响人际关系的形成和发展。人际吸引包括情感吸引、认知吸引和行为吸引。情感吸引是指个体在情感层面上对他人的喜欢或爱慕,这可能基于对方的外貌、性格、才能或其他个人特质。认知吸引涉及个体对他人的认知评价,如认为对方聪明、有趣或有共同的兴趣和价值观。行为吸引是指个体在行为层面上的相互吸引,如通过互动和沟通建立的联系,以及在共同活动中的合作和协调。研究发现人际吸引受价值观、信念、个性心理特征、空间等多种因素的影响。以下是对人际吸引的规律的概括。

(1)相近吸引:由于时间及空间上的接近而产生的吸引。时间和空间上的接近使人们有了继续交往的机会,并在交往的过程中彼此更加熟悉,从而建立起一定的友谊或其他的人际关系。俗话说的"近水楼台先得月""远亲不如近邻"都说明了时空上的接近是人际吸引形成的重要因素。

(2)相似吸引:彼此间以相似或一致的个性特征(如态度、信仰、兴趣、爱好等)为基础形成的人际吸引。如"同病相怜""志同道合"就说明了相似的人容易结交成友。

(3)互补吸引:交往双方的彼此需要或个性互补时形成的人际吸引。交往双方在互动过程中可以彼此满足对方的需要,有助于双方建立良好的人际关系。互相补偿的范围包括能力特征、人格特征、需要利益和思想观点。

(4)相悦吸引:是指人们都喜欢那些同样喜欢自己的人,这就是古人所说的"爱人者,人恒爱之;敬人者,人恒敬之"的心理机制。人们都愿意被人肯定、接纳和认可,因此更喜欢那些对自己的喜欢不断增加的人,但不喜欢那些对自己的喜欢不断减少的人。

(5)敬仰吸引:是指一个人在能力、特长、品质等某些方面比较突出,或社会知名度较高,而引起他人的仰慕,产生的人际吸引,如球迷对球星的爱慕。高尚、待人真诚、热情等良好的个人品质,会使人产生钦佩感、敬重感和亲切感,从而产生人际吸引力。

(6)仪表吸引:仪表包括先天的外貌和后天获得的气质、打扮、风度等,在一定程度上反映人的内心世界。受首因效应的影响,美的外貌、风度能使人感到轻松愉快,能对他人产生很强的吸引力,这就是仪表吸引。同时美好的仪表还可以产生晕轮效应,人们往往情不自禁地对美貌者做出积极的判定,也同样具有很强的吸引力。语言美和气质美比外貌美更能产生美感。仪表是人的外表,主要包括相貌、服饰、仪态、风度等。

案例 2-2

护生刘洋来到某医院实习。第一天上班,她穿戴整齐,比上班时间提前了 15 min 到岗,见到科室的工作人员,不管是医生、护士还是护工,她都礼貌地主动问好。在带教老师的带领下进入病房后,她主动微笑着与患者打招呼。虽然她操作还不熟练,动作不够准确,但她非常认真地做着每一件事;操作完成后就到病房巡视,主动询问患者有什么需要帮助。整整一天,她一刻也没闲着,给老师们留下了深刻的印象。因此,在实习情况汇报会上,老师们特意表扬了她。

请回答:护生刘洋运用了什么理论来建立良好的专业性人际关系?走上工作岗位后,你准备怎样提高自己的交往能力?

五、人际关系的形成与发展

不同学者对人际关系的发展有不同理解。

(一)人际关系发展状态学说

美国心理学家乔治·莱文格(George Levinger)和雅普·斯诺克(Jaap D. Sneok)在1972年提出了相互依赖模型(model of interdependence),认为人际关系从完全无关到亲密关系要经历一系列的发展过程,并以人际关系状态图(图2-2)直观描述了各阶段递进的状态和交往深度。

1. 零接触状态　交往双方没有明确意识到对方的存在,彼此之间毫无关系。

2. 开始注意状态　交往中的一方开始注意到另一方,或双方相互注意到对方的存在,形成印象或态度,但尚无交往。

3. 表面接触状态　交往中的一方或双方受对方的吸引,主动接近对方,通过直接接触形成表面接触的人际关系,但尚无任何情感卷入。此状态是双方的"第一印象",对人际关系能否建立及发展具有十分重要的意义。

4. 情感卷入状态　交往双方开始进行情感交流,发现共同的心理领域且彼此相互感知,表达并分享彼此的感觉、情感及愿望。按照情感融合的程度,可分为三种状态。

(1)轻度情感卷入状态:交往双方共同的心理领域范围较小,有一定的心理距离,情感联系处于较低水平,彼此沟通的内容仅限于个人的兴趣爱好等较浅层次的内容。

(2) 中度情感卷入状态：交往双方共同的心理领域范围较大，心理距离不断缩小，情感联系及融合逐渐扩大，开始分享彼此的私人信息、意见及情感等深层次问题。

(3) 深度情感卷入状态：交往双方共同的心理领域大于相异的心理领域，心理距离不断接近，情感高度融合，具有高度一致的感觉，无需任何语言就能完全理解对方的体验及感受。

人际关系的发展虽然是一个渐进性过程，但在任何阶段都可能发生停滞。现实生活中的人际关系多停留在中度情感卷入状态往复循环，只有极少数能够达到深入情感卷入状态。

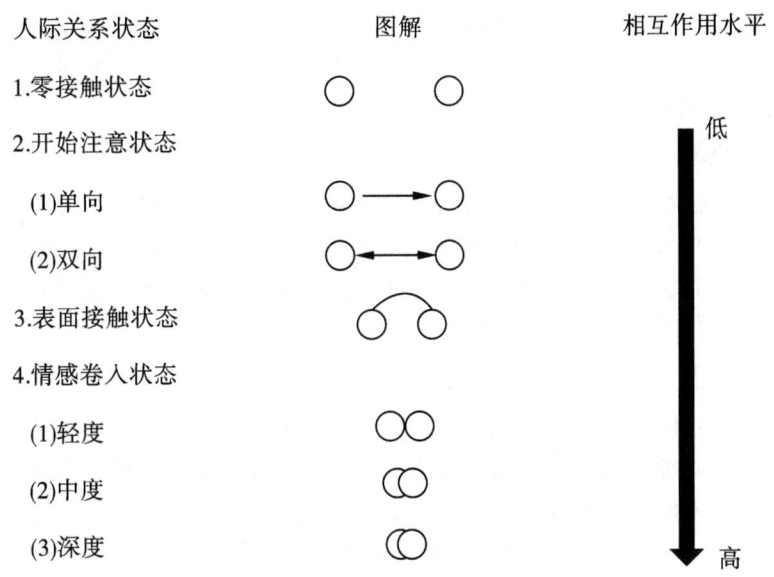

图 2-2 人际关系状态及其相互水平

(二) 人际关系的恶化过程

美国人际传播学者朱迪·皮尔逊（Judy C. Person）认为人际关系的恶化是冲突、内耗及侵犯的结果，根据冲突及内耗的性质及程度，可以将人际关系的恶化过程分为分歧、冷漠、疏远及终止四个阶段。

1. 分歧阶段　此时交往双方的共同情感逐渐消失，差异逐渐显性。人际关系发展的任何时期都可能存在着个体间的差异。当人际关系处于上升阶段时，双方的差异或分歧会被忽视或忽略，到一定程度后个体的属性表现出来，双方的差异会逐渐显现而导致分歧。

2. 冷漠阶段　此时交往的一方或双方表现冷漠，将彼此的关系视为负担，心理上出现压力感，伴随着交往过程出现一系列痛苦的情绪体验。

3. 疏远阶段　此时双方互相回避，逐渐疏远，对双方的关系感到反感甚至厌恶，导致人际关系恶化。

4. 终止阶段　人际关系进一步恶化，双方完全失去联系，一想到双方的关系就会产生负性情绪，千方百计终止人际关系。

六、建立良好人际关系的策略

(一) 重视印象管理

由于交往中存在首因效应和晕轮效应，所以在初次交往中必须重视印象管理的作用。印象管理（impression management）是指有意识地修饰、选择适当的言辞、得体的表情和动作，主动而适度地展示自己的形象,使自己在别人的心目中形成良好的第一印象。在与人交往时,要根据对方的特征、交往的目的和交往的情境,选择合适的装束,有些情况下甚至要事先根据交往对象的知识、言辞、表情和动作做一番必要的准备,以保证交往活动顺利进行,给对方留下一个美好的印象。

(二)主动提供帮助

社会交换理论揭示了人际交往的基本动机是满足自己的某些需求,只有当一种人际关系对人们有帮助时,他们才愿意试图去建立和维持人际关系。这里的帮助既包括情感上的支持、对痛苦的分担、对观点的赞同及建设性的建议等,也包括解决困难和提供物质支持。以帮助为开端的人际关系,不仅容易形成良好的第一印象,而且可以迅速缩短人与人之间的心理距离,迅速建立良好的人际关系,"患难之交"就是最好的证明。

(三)关注对方兴趣

根据接近吸引的规律,交际时必须寻找双方的共同点。交往双方往往出于不同的情感和理解,有不同的兴趣和关注中心,只有当双方的兴趣和关注点会聚在一起时,才能起到有效沟通和加强相互关系的作用。兴趣和关注点的会聚是一个渐进的过程,需要双方将注意力投向对方,而不是只集中到自己身上,必须顾及对方的兴趣,为听者着想。

(四)肯定对方价值

人类普遍存在着自尊和得到他人肯定的需求,每个人都有强烈的自我价值保护倾向,当人们的自我价值面临威胁时,心理上就会处于强烈的自我防卫状态,这是一种焦虑状态,与人们的不愉快情绪直接关联。因此,人们对否定自我价值的人,有着强烈的排斥情绪。称赞是对他人的肯定,是对个人价值的发现和承认。选择恰当的时机和合适的方式表达对对方的赞许是增进彼此感情的催化剂。

(五)经常互致问候

人际关系是以情感为纽带的,双方之间的交往是维持和增进情感联系的手段,"远亲不如近邻"就说明了这一点。彼此间经常地交往对维持和密切人际关系至关重要。交往的方式可以是多种多样的,节假日、生日时的问候和拜访是一种最常用的方式。

(黄彩辉　胡健薇)

本章小结

本章围绕人际沟通及人际关系相关理论介绍了人际沟通、人际关系、人际认知、人际吸引、人际关系的建立和发展等内容。其中人际沟通的基本概念和分类、基本要素、影响因素以及人际认知的偏差和人际吸引的规律是重点内容,需要认真学习和领会。

复习思考题

1. 人际沟通的构成要素包括哪些?
2. 请分析"一美遮百丑"如何反映人际偏差。
3. 举例说明人际吸引的规律。
4. 简述首因效应的基本内容,如何将这一理论应用于护理实践?
5. 简述人际交往的动机和需求是什么。

第三章 语言沟通与非语言沟通

学习目标

知识目标：①解释语言沟通和非语言沟通的概念。②说出语言沟通的类型和非语言沟通的主要形式。③描述语言沟通的原则。④阐述语言沟通及非语言沟通的特点。

能力目标：在沟通过程中运用语言沟通及非语言沟通的技巧。

素质目标：具备与患者主动沟通的爱伤观念；具备人文关怀精神。

第一节 语言沟通

问题与思考

临床护理工作中，很多护患纠纷源于护士与患者沟通时的措辞不当，我们如何避免此类情况的发生呢？

众所周知"语言是人类最重要的交际工具"，护士在为患者提供护理服务时，用语言与患者沟通的机会最多。医学之父希波克拉底曾说过："医学有两件东西可以治病，一是语言，一是药物。"由此可见医护工作中语言沟通的重要性。

一、语言沟通概述

（一）语言沟通的概念

语言是人类文明的体现。《现代汉语词典》对语言的解释是："语言是人类所特有的用来表达意思、交流思想的工具，是一种特殊的社会现象，由语音、词汇和语法构成一定的系统。"语言是人们交流信息、思想和情感的重要载体。信息必须借助一定的符号代码来实现其被传递与沟通的目的。语言就是承载这些信息的最重要的符号代码。

语言沟通（verbal communication）是指沟通者出于某种需要，以语言文字符号为载体，通过口头语言或书面语言实现传递信息、表达情感、交流思想的社会活动。

（二）语言沟通的原则

1. **科学性**　由于护士在与患者进行语言沟通时的内容多涉及患者的生命健康，所以要求护士的语言要具备科学性。护士语言沟通的基本要求如下。

(1)沟通时所引用的例证或资料必须有可靠的科学依据,不能把民间流传的偏方或效果不确定的内容引入交谈过程中。

(2)在沟通过程中,用语一定要科学严谨,既不歪曲事实,也不要为了给患者希望而夸大治疗的效果。

2. **尊重性**　彼此尊重是人际沟通的重要前提。尽管护士与患者拥有的医学知识水平不同,但在人格上处于平等地位。患者首先是人,其次才是患者。因而在交谈时切不可伤害患者的尊严、侮辱患者的人格,须平等对待每一位患者。对老年患者、传染病患者、精神疾病患者等比较特殊的对象,更要加以重视。

3. **目的性**　语言沟通是一种有目的、有意识的沟通活动。护士在与患者或患者家属交谈时,询问情况、说明事实、提出要求都是为了实现一定的护理目标。护患沟通时只有目的明确、有的放矢,才能实现有效的沟通。如护士面对咳痰困难的患者说:"王女士,我看您有痰咳不出来,很不舒服。我帮您拍拍背吧,这样痰液松动就容易咳出来了。"

4. **礼貌性**　使用礼貌的语言和行为是语言沟通最基本的原则。护士在语言沟通时使用礼貌用语不仅能反映自身的素质修养,还可以让患者感受到护士对他们的体贴和关怀,使患者愿意更好地配合治疗。如护士工作时要做到有"七声",即"患者初到有迎声、进行治疗有呼声、操作失误有歉声、患者配合有谢声、患者询问有回声、接听电话有问候声、患者出院有送声"。这些和睦、融洽的语言可以促进良好的护患关系,有利于患者的康复。

5. **真诚性**　真诚的言行可以化解冲突和对立,真诚的关怀可以消融怨恨和不满。护士应全身心地投入为患者服务的护理工作中去。在患者经受病痛折磨之时,护士能够理解患者,用真诚的语言和态度让患者敞开心扉、畅所欲言。

6. **通俗性**　沟通双方应根据沟通对象的认知水平和接受能力,运用形象生动的语言和浅显、贴切的比喻循序渐进地传递信息。护士与患者沟通时,应尽量使用通俗的口头语言,忌用医学专业术语或不通用的省略语。

7. **委婉性**　在沟通过程中,为了使对方更易于接受自己的意见,有时应选择委婉的方式表达语义。医护人员在和患者沟通诊断结果、治疗方案时,需要表述谨慎;在谈及死亡时,需要尽量避免使用可能会刺激患者或患者家属的语言。

8. **规范性**　在语言沟通的过程中,要符合语言的基本规范。护士与患者进行沟通时,应做到语法规范、语义准确,表达清晰易懂、简洁精炼,兼具系统性和逻辑性。

(三)语言沟通在护理实践中的意义

1. **有利于加强护理人员与患者之间的理解,减少护患冲突**　良好的语言沟通能使沟通双方的思想和情感得以充分地交流,从而增进彼此间的理解和信任,促进人际关系的和谐发展。在护理实践中,护士若能从真心实意关爱患者的角度出发,灵活运用各种语言沟通技巧,就可与患者及其家属建立起相互信赖的关系,减少护患冲突的发生。

2. **有利于获取有效信息,提高护理效果**　获取和分享信息是沟通的主要目的之一,语言沟通能够更直接、更迅速、更广泛地获取信息,以便能及时完成信息的传递、交换及反馈。护士通过良好充分的语言沟通可以获取患者全面的疾病信息,准确了解患者的健康状况,从而作出精准的护理诊断并制订行之有效的护理方案。此外,良好的语言沟通可以让患者更加积极地配合护理工作,促进患者康复。

3. **有利于促进患者的心理健康**　良好的语言沟通有利于充分表达双方内心的情感。患者在沟通时,能够将焦虑、紧张、郁闷、恐惧等情绪进行释放,缓解心理压力,获得精神上的慰藉,表现出良好的心理状态。

二、语言沟通的类型

语言沟通主要分为口头语言沟通、书面语言沟通、电子沟通,具体表现为人际沟通中的听、说、读、写行为。

(一)口头语言沟通

1. 口头语言沟通的概念　口头语言沟通是人们利用有声的自然语言符号系统,通过口述和听觉实现信息交流的过程。口头语言沟通的形式包括交谈、演讲、汇报、电话、讨论等,是使用范围最广、频率最高的沟通方式。

2. 口头语言沟通的特点

(1)情景性:口头语言的表达和理解往往依赖于特定的情景。现场的人物、场景、氛围等因素都会影响口头语言的含义,沟通双方会根据当时的情景和对方的反应随时调整。例如,礼堂或会议室对演讲来说是一个好地方,但不适合进行护患交谈。

(2)直接性:在所有的沟通中,口头语言沟通具有传递信息量大、速度快、反馈及时的特点。口头语言沟通一般是面对面的互动,能在最短时间内传送信息,双方通过听觉、视觉获取语言声音、体态语等信息,并可在最短时间内得到对方的回复,以确定沟通是否成功。如果接收者对信息有疑问,迅速的反馈能使发送者及时检查并进行修正、补救。这就要求沟通双方对信息有很强的敏感性和反应能力,随时作出判断,补充信息或根据情况改变沟通内容和沟通方式。例如:

患者:"我每次都是白天不疼,晚上疼(指胸口),后背也疼。"

护士:"是放射性疼痛吗?"

患者:"不知道。(茫然的表情)"

护士:"胸口疼的时候腰背也疼吗?这两个地方的疼痛有没有关系呢?"

患者:"有关系,相互拉扯着疼。"

由于护士习惯性地使用了医学专业术语"放射性疼痛",患者虽然接收到这个词语,但却不能理解这个词语的含义,所以护士观察到患者的体态语和接受词语的反馈后,及时变换问句,确保了沟通顺畅。上面的会话例子还说明,口头沟通的直接性还表现为语言与思维同步,所以口头沟通受个人情绪的影响较大。

(3)灵活性:形式灵活是口头语言沟通的另一个突出特点。口头语言沟通既可以是两人之间的交谈,也可以是小组讨论或辩论;既可以是正式的会谈,也可以是非正式的聊天;既可以是有备而来,也可以是即兴发挥。除此之外,灵活性还表现为句式简单化、表达多样化。非正式交谈的灵活性尤其突出,如话题不固定甚至语言不连贯,常常以口语化的语言表达为主,没有严格的语法限制,因此有时使用双方熟知的俗语更能增强双方的情感和沟通的融洽。此外,口头语言沟通的灵活性还表现为沟通过程中多种沟通方式的并存。

与其他沟通形式相比,口头语言沟通的主要缺点是沟通信息难以长期留存;信息传递过程中易受客观环境的干扰;对于不擅长表达的人而言也较为不利。

3. 护患口头语言沟通时应注意的问题

(1)发挥语言的积极作用,避免阻断沟通的语言行为:常言道"良言一句三冬暖,恶语伤人六月寒",护士应避免言语不当伤害患者。在工作时护士应注意以下几点。①不能回避患者的问题,比如对患者的提问不耐烦、置之不理或把患者的疑问转介给其他医务人员。②不能对患者使用训斥、指责、讽刺或谩骂等侮辱性语言。③不能在患者谈话时随意插话,改变话题。④不能在患者没有心理准备的情况下直接告知坏消息。⑤不能在患者面前窃窃私语,引起患者猜疑。⑥不能将自己的不良情绪向患者宣泄。护士应善于运用安慰性、鼓励性、解释性、劝说性的语言,促进患者的身心健康。

(2) 根据患者的情况采用不同的沟通技巧:对于等待时间过长引起焦虑的患者,护士可利用其等待就诊的时间进行健康咨询和宣教;遇到烦躁和愤怒情绪的患者时,护士要理解和接受患者的宣泄,保持冷静,认真倾听,耐心解释,尽量疏导患者的不良情绪。对于持续处于情绪激动状态的患者,护士应暂时回避,避免直接与之发生冲突,给患者一个安静的发泄空间。总之,针对患者的不同情况,护士可以应用多种沟通技巧与患者沟通交流,比如主动式倾听、有效提问、沉默、表达看法与建议、幽默、拒绝等。这些沟通技巧将在本书后续章节中进行详细介绍。

(二)书面语言沟通

1. 书面语言沟通的概念　书面语言沟通是指人们在互动交流中,以书面文字的形式进行传递信息、交换思想和交流情感的过程。书面语言沟通是在口头语言的基础上形成的,是一种较为正式的语言沟通类型,具有一定的格式和书写规范,是护理工作的重要内容。常用的形式包括通知、公告、报告、协议书、备忘录等。

2. 书面语言沟通的特点

(1)规范性:书面语言沟通属于正式沟通,须使用规范的书面语言;书写格式亦有一定的要求,须按规定的文体格式排版;沟通内容要求完整、准确、清晰,具有逻辑性和严密性。书面语言的规范性能确保沟通的顺利进行,因此一些复杂和困难的信息沟通常采用书面沟通的形式,如声明、通告等。正式场合中各种文件、法规或契约都是以书面文字的形式进行记录和保存。在护理工作中,患者的护理文件记录也是要求以文字的形式体现出来。

(2)准确性:由于书面语言沟通的信息发出者可以在发送信息前反复思考,斟酌字句,减少信息的错误,所以书面沟通一般能做到语言表达准确严谨,信息全面具体。此外,书面语言沟通通过附加表格、图片或图表等形式,使传达的信息直观形象,有利于信息接收者全面接收信息,减少或避免了口头沟通过程中接收者不易记录完整信息的现象。

(3)保存性:书面语言沟通的内容具有可多次读取的特征,由于书面文本可以复制,并能够同时发送给许多人,因此书面沟通传达的信息容易被记录、扩散和传播。在书面方式传递过程中不容易发生信息丢失或失真现象,便于保存、查阅和引用。护理文件就是对护理工作过程中书面沟通信息的记录和整理。

(4)间接性:书面语言沟通是间接的单向沟通,信息发出者和接收者借助文字来传递和接收信息。虽然沟通者可以通过对词语的仔细推敲,不断修改,力求表达得更加准确、细致,但这也是书面语言沟通时信息传递和反馈慢于口头沟通的原因之一。

(三)书面语言沟通在护理工作中的应用

书面语言沟通是护理工作中的重要沟通手段,贯穿于护理工作中的各个环节。患者初入院时收到的入院须知可以帮助其尽快了解病区的基本情况;院内展示的健康教育板报、宣传栏可以帮助其了解疾病相关的预防、保健和康复知识;诊疗过程中各种知情同意书、协议书可使患者及家属知晓疾病的诊断、治疗、重要检查的目的及可能引起的严重后果等。这些都是使用书面语言进行的护患沟通过程,护士通过精练的文字帮助患者迅速掌握内容要点。护理人员之间书面语言沟通则主要体现在护理文件记录等方面,根据内容和特点的不同,可分为以下三种类型。

1. 护理记录　护理记录是护理人员使用频率最高的一种书面语言,是护士对患者进行病情观察、执行医生医嘱、评价护理措施效果的原始记载,是临床护理工作的重要组成部分。患者的各类信息以书面语言的形式进行记录,并被完整而清晰地保存下来。不同班次的护理人员通过查看护理记录,可以及时准确地了解患者病情的发展变化、护理措施及各种治疗的效果。护理记录不仅是对患者正确诊疗和护理的依据,同时也是重要的法律文书,记录应及时、准确、清晰、完整。

(1)护理表格:护理表格包括体温单、医嘱单、床头卡、检查申请单及报表等,是医院医疗文件的组成部分。护士使用文字和符号在固定的表格中填写相应的内容。

(2)各项护理记录:是护理人员常用的护理文件,以简明扼要的文字书写,涵盖特别护理记录单、一般护理记录单、病室交班报告等。一般护理记录也常采用表格的形式,但与护理表格不同,护理记录往往需要使用完整的句子,甚至段落进行描述。书写护理记录时要求时间明确、内容连贯、重点突出、用词精确。

2. 护理应用文　护理应用文是处理实际事务性工作的实用性文体,有惯用的格式和写作方法。护理管理应用文写作是护理管理人员的一项必备技能。正确书写和使用护理管理应用文件可以提高护理工作效率、推动护理工作进程和提高护理管理工作质量。护理管理应用文件包括护理工作计划、工作简报、规章制度、请示报告、通知等。

3. 护理论文　护理论文是以护理科学及相关学科理论为指导,经过科研设计、实验、观察获取第一手资料,经归纳分析撰写的护理科技文章。护理论文有鲜明的专业特点及规范,是对护理问题的研究及其结果分析的深入阐述,写作时要符合科研论文的基本形式和内容要求,力求用词准确、严谨、精练。

(四)护理书面语言沟通中的常见问题

1. 护理书面记录中的语言问题　护理书面记录的基本要求和内容格式可参见《基础护理学》教材的相关章节。从语言表达的角度而言,常见的问题主要有以下三类。

(1)内容方面的问题:主要表现为因抓不住患者的主要症状和体征导致重点不突出,各个班次记录的内容衔接不上致使缺乏连贯性。这些是护理记录书写中最突出、最常见的问题。

(2)语法修辞方面的问题:主要表现为语法使用不规范导致句子产生歧义;词语搭配不当产生逻辑错误或语意偏差;省略患者或护士等行为主体,导致行为主体不明。如"遵医嘱吸氧"一句中,遵医嘱的行为主体是"护士",吸氧的行为主体是"患者",该句省略了两个行为主体,其规范表述应为"遵医嘱给患者吸氧"。

(3)书写方面的问题:主要表现为错别字、异体字、自创简化字,医学术语使用不当,乱用简称和符号等。如把"阑尾"写成"兰尾","烦躁"写成"烦燥","精神分裂症"写成"精分","肺动脉"写成"肺A"等。

2. 护理记录中的相关法律问题　随着《医疗事故处理条例》《护士条例》《护理文书书写规范及管理规定》等相关法律法规的颁布实施,以及医疗事故诉讼中举证责任倒置原则的实行,护理病历被赋予了新的内涵,成为处理医疗纠纷的法律依据之一。护理记录作为护理病历的重要组成部分,在医疗纠纷责任认定中意义重大。由于多种因素的影响,护理记录中往往存在着诸多隐患,一旦发生医疗纠纷,就会在举证时使医院处于不利境地,主要表现为以下问题。

(1)记录不真实:指同一时间对同一事件的记录内容存在差异。如患者的心电图提示心动过速,心率为108次/min,但同一时间点的护理记录单上书写的内容为"心率75次/min"。发生医疗纠纷记录被封存后,这就将成为对医院不利的证据。

(2)医护记录不一致:医疗记录和护理记录内容不一致,甚至相互矛盾。这可能源于医护双方收集资料时信息来源有误差,或护理人员沟通不畅,具体表现为抢救用药时间、患者病情变化及死亡时间记录不一致。此外,因护士工作马虎,记录不认真导致,如误将药物剂量中的"g"与"mg"混淆。这种护理记录若出现在法律诉讼中,可导致护理记录的可信度降低,给医院增加解释澄清的难度。

(3)记录不完整:多由护士护理记录不连贯导致。如护理记录中记录了患者病情变化,却未记录相应的护理措施;患者有不适报告医生后,未进行特殊处理,也没有记录"已报告医生"字样等。

如果出现医疗纠纷,这种关键信息的遗漏,可能被认定为病情观察或处理不及时,对患者的治疗产生不利影响。

(4)记录不准确:护理记录中护士描述病情时仅凭主观判断和估计,记录不准确不具体。此外在书写过程中,出现错字时,在修改时必须符合法律要求,原字迹须清晰可辨。

(5)记录缺少签字:主要体现为患方签字手续和护士签名的缺失。当患者拒绝检查、重症患者家属拒绝抢救等情况发生时,若未能请患者或家属及时签字,一旦患者出现不良后果,患者或家属如果否认自己的行为,将给举证带来困难。此外,在实习期间的学生因没有护士执业资格,书写的护理记录必须由其带教老师进行审阅签名,否则可能受到法律上的处罚。

护理人员必须严格遵守法律法规及各项护理规范,增强工作责任心,克服护理记录书写的随意性,加强书面语言训练,提高护理记录的质量。

三、电子沟通

(一)电子沟通的特点及重要性

电子沟通是以计算机技术与电子通信技术组合而产生的信息交流技术为基础的沟通方式。它是随着电子信息技术的兴起而发展起来的新型沟通形式,涵盖电话、电视、传真、电子邮件、即时通信工具等。与传统的沟通方式相比较,电子沟通不仅具备传统语言沟通的优点,还拥有传递速度快、沟通范围广、信息容量大、成本低和效率高等优点。然而电子沟通也存在一定的局限性。在面对面沟通时,人们可以通过语言和肢体语言完整地表达自己的情感和态度,但在电子沟通时,有时可能会忽略这些非语言因素,致使个体之间情感、表情和肢体语言的交流缺失。此外,在某些网络交流场景中,沟通者甚至无法获知对方的真实身份。电子通信技术的发展改变了人们的沟通模式。目前网络沟通正逐渐取代传统沟通模式。

(二)护理工作中的电子沟通

随着信息和通信技术的发展,护理信息学应运而生。美国护士学会明确指出,所有护士都应该具备运用电子沟通进行信息交流的能力。目前计算机在护理工作中已得到广泛应用,从早期的医院信息系统(hospital information system, HIS)到现在的护理信息系统(nursing information system, NIS),护理人员可以使用计算机完成各种护理记录。部分医院还建立了以护理程序为框架的计算机信息系统模型,实现了护理记录的规范化、自动化和智能化,极大地提高了护理工作效率。在临床护理工作中,医院广泛使用护理移动查房PDA(个人数字助理,又称为掌上电脑)和网络化医嘱处理系统,通过医院的信息网络与药房、患者结算中心等相关部门相连,完成患者的医疗计费、用药申请、药房摆药发药以及护士执行等事务,从而提高了患者安全水平和护理工作质量。在延续性护理中,电子沟通使得护理人员的服务范围从院内延伸到院外。利用相应的手机软件,护理人员能够对患者进行随访,开展远程护理评估,提供健康指导和康复训练,提高了患者的依从性。在护理教育中,借助虚拟仿真教学系统,学生可以模拟真实的护理操作场景进行反复练习,并接受教师的评估和指导。在护理信息传播过程中,相关护理机构通过网络平台,及时向护理人员传播最新的护理理念和护理技术。综上所述,电子沟通将单纯的临床护理实践扩展到护理管理、教学、科研等各个领域,受益人群也从门诊和住院患者扩大到全社会。

案例 3-1

刘护士性格开朗、直爽健谈,在校学习期间成绩优异。毕业后,她入职了一家医院的内分泌科。工作中,刘护士特别喜欢和患者沟通交流。有一次,在对一位已经住院两周的糖尿病患者进行健康宣教时,刘护士查看患者的检测数值后,直接对患者说:"你的情况不太理想啊,血糖一直都控制得不好。"患者听了之后没说什么,但在后续几天的治疗过程中,患者配合治疗的积极性明显降低。

请回答:刘护士在与患者的沟通中出现了什么问题?

第二节　非语言沟通

问题与思考

一位急性胆囊炎发作的患者急诊入院,被推进病房时面色苍白,大汗淋漓,神情痛苦。此时,护士甲面带微笑地对患者家属说:"请不要着急,我马上通知医生来为患者检查。"说完不慌不忙地走了出去。护士乙半靠着椅子,冲着患者说"她去叫医生了,等着吧。"而护士丙则忙着书写护理病历,连头都未抬起。

思考:
(1)护士们在接待患者时,运用的非语言沟通形式有哪些不妥?会造成什么样的后果?
(2)如果你是值班护士,面对这种情况会采取怎样的行为?

语言是人际交往中重要的沟通媒介,但并非唯一的沟通形式。在人际沟通的实践过程中,除语言之外,人们更多地运用非语言沟通来传递信息,表达自己的情感和态度。在日常护理工作中,非语言行为也是护士和患者进行有效沟通的重要方式。

一、非语言沟通概述

(一)非语言沟通的概念

非语言沟通是指借助语言文字以外的符号,以仪表、服饰、表情、姿态、动作、距离等非语言信息作为沟通载体而进行的信息传递过程。

非语言沟通在人际沟通中具有辅助表意、补充说明、强化感情等作用。有了非语言沟通的融入,交际语言才会生动活泼、声情并茂。美国著名的心理学家艾伯特·梅拉比安曾经提出过这样一个公式:交际双方信息相互接收的效果=表情(55%)+语调(38%)+语言(7%)。由此可见,非语言沟通具有不可替代的地位。

(二)非语言沟通的特点

1. **广泛性**　非语言沟通的使用范围极其广泛,人们无时无刻不在使用。这是因为非语言沟通是个体在成长过程中自然获得的一种能力。比如几个月大的婴儿就可通过表情、肢体活动来传达自身的需要及情感。国际社会为了便于交流,也广泛使用一些约定俗成的非语言符号,以便不同文化、不同民族的人们相互理解。例如在机场,工作人员通过特定的手势引导旅客前往登机口,旅客能迅速领会其含义。

2. **持续性**　非语言行为是一个连续不断的过程。只要人们处于彼此的感知范围内,就会时刻传递各种信息,包括仪表、空间位置、语气、姿势等。这些都对接收者理解信息的过程产生影响。比如在会议中,即使参会者没有发言,但其坐姿、眼神交流等非语言行为也在持续传达着其态度和专注度。

3. 真实性　在沟通过程中,语言是经过大脑加工后表达出来的,可受意识的控制和掩饰。而非语言行为更多是无意识的,源自内心深处,极难压抑和掩饰,所以非语言信息通常体现一个人的真实情感。当语言信息与非语言信息出现矛盾时,人们可通过非语言信息来判断对方的真实意图。如一位患者嘴上说自己不担心病情,却不停搓手且眼神游离,这表明他内心其实充满焦虑。

4. 模糊性　语言沟通可以清晰明确地表达意思和传递相对复杂的思想。非语言沟通传递的信息往往是含蓄朦胧的,一种行为举止可能蕴含着多种情绪。如流泪可能是悲伤的表现,也可能是感动或兴奋激动的表现。就像一位患者在康复出院时流泪,可能是出于对医护人员的感激,也可能是对住院经历的感慨。

5. 生动性　相较于语言沟通,非语言沟通的抽象程度较低,能够让人直接感知。因此,非语言沟通能更生动地表达人的思想感情。患者痊愈出院时紧握医护人员的双手,即使没有说话,感激之情也显而易见。又比如,护士轻轻抚摸患儿的额头,传递出的关爱比单纯说"我关心你",更能让患儿和家属感受到温暖。

6. 差异性　尽管非语言行为具有一定的通用性,但在很大程度上会受到种族、地域、历史文化、风俗习惯等因素的影响,存在较大的差异;在沟通的表现形式和表达内涵上都体现了各自的文化特色。比如在表示赞同时,美国人是点头,而希腊人却是摇头。所以不同民族、不同文化背景的人在一起交谈时,要充分了解对方非语言行为的含义,才能确保沟通的顺利进行。

(三)非语言沟通的作用

1. 表达情感　非语言行为是人们真情实感的自然流露,能够用来表达自己的愉快、悲伤、愤怒、失望及恐惧等多种情绪。在临床护理工作中,护士和患者的一个眼神、一个动作就能表达出他们的内心情感,如护士摸摸患儿的头表达对患儿的亲切友好、患者紧皱眉头表达痛苦和焦虑。例如,有一位老年患者,因为长期住院思念家人而情绪低落,护士发现后,坐在患者床边,轻轻握住患者的手,用关切的眼神看着患者,患者感受到了护士的关怀,情绪逐渐稳定下来。

2. 调节互动　非语言沟通具有调节沟通双方关系、传递互动的功能。大量的非语言暗示,如对视、点头、皱眉、降低声音、靠近或远离对方等,都在调节着双方的互动行为。比如护患沟通时,护士专注地倾听患者的讲话,适当以微笑、点头回应,这些非语言行为能鼓励患者继续倾诉;反之,频繁看表或向别处张望,则表示不耐烦或急于离开。沟通双方往往是依靠非语言行为来完成诸如此类的互动行为调节。例如,在一次护理查房中,护士向患者询问病情,患者在讲述过程中有些犹豫,护士微笑着点头,眼神专注地看着患者,患者受到鼓舞,更加详细地描述了自己的症状。

3. 获取信息　在人际沟通中,双方往往会通过对方的神态、表情、行为举止等非语言行为来获取有价值的信息。患者及家属通常会对医护人员的非语言行为特别敏感,会通过医护人员的非语言行为来判断医务人员对其病情的真实看法。同时,当患者的非语言行为表达的信息与语言信息不一致时,护士可结合非语言信息来作出综合判断。如一位患者在描述自己的疼痛程度时说不太疼,但护士观察到患者表情痛苦,身体微微蜷缩,就会进一步深入询问和检查,避免漏诊。

4. 显示关系　非语言沟通能够反映护患关系的状态,帮助人们在交流中明确确定相互关系。和蔼可亲的表情、温柔体贴的举动向他人传递了亲切友好的信号,而一副冷峻的面孔和生硬的语调则传达出冷漠与疏远。例如,新入院的患者看到护士热情的笑容和主动的引导,会觉得自己受到重视,从而对医院和医护人员产生信任感;反之,如果护士面无表情,对患者的询问爱答不理,患者就会感到不安和不满。

5. 补充替代　非语言沟通是语言沟通的补充和完善。在语言沟通无法准确表达信息的时候,非语言沟通可以增加、填补甚至代替语言，弥补语言信息的缺失和不足。如为患者指引道路时，护士可在口头描述的同时辅以明确的手势指向；不能说话的特殊患者可通过自身的动作向护士传递需求。比如，一位因喉部手术不能发声的患者，通过手指伤口部位，让护士明白患者是伤口疼痛，及时给予相应的处理。

总之，非语言沟通既可以替代语言直接传播交流信息，又可以辅助语言表情达意，使表达更加生动、深刻和准确。作为护理人员应格外注意自己非语言行为对患者心理和感受的影响，同时也要善于识别患者的非语言信息，从而建立良好的护患关系。

二、非语言沟通的主要形式

(一)仪表服饰

仪表、服饰是人们社会地位、文化修养、经济状况、精神面貌和审美情趣的外在体现。人们可以通过仪表、服饰表现自己和了解他人。护士通过职业仪表，展示护理专业独特的艺术美。在护理工作中，护士得体的仪表、服饰既能为患者带来视觉上的美感，也能为患者带来心理上的安全感与舒适感，这是护士尊重患者的直接体现。护理人员的仪表服饰应遵循干净整洁、端庄简约的原则。具体要求在后续章节中会有详细介绍。例如，护士穿着整洁的白色护士服，头戴护士帽，给患者一种专业、可靠的感觉；反之，如果护士穿着皱巴巴、有污渍的工作服，可能会让患者对护理质量产生怀疑。

(二)面部表情

在人际沟通中，面部表情最能直观地展示出人们的心理状态及变化过程，不仅能清楚地表达喜怒哀乐，也能感染他人。在诸多面部表情中，护士最常用的是微笑和目光。

1. 微笑　微笑是一种最常用、最自然且最易于被对方接受的面部表情。它既是护士良好形象的礼貌展示，也是护士对患者关怀、尊重的体现。护士的微笑应自然得体、亲切温暖、发自内心、展现真情。护患沟通中，护士运用微笑时应注意以下几点。

(1)真诚：真诚的微笑是内心真情的流露，是诚恳待人的表现。只有发自内心的微笑才能真正打动对方的心。

(2)自然：自然的微笑应是神情、心情、语言与笑容的和谐一致。虚伪、做作的笑容不仅不能打动对方，反之会引起对方的反感。

(3)适度：微笑应当适度。微笑的对象、目的及时间的长短要因实际情境而定。

(4)适宜：微笑应得体、适宜。不是任何场合都适宜微笑。如患者正遭受因疾病带来的身心痛苦时，护士不宜微笑，微笑应与患者当下的心情、处境相适宜。

2. 目光　目光凝聚着一个人的神韵和气质，人的一切情绪和态度变化都能从眼睛里表现出来。它能传递其他非语言行为难以表达的细腻、精妙的情感。沟通双方的眼睛相互注视是目光接触最主要的形式，而不同的眼神、注视的角度、视线的部位和注视的时间长短都会传递出不同的信息，目光往往很难被有意识的控制。

护患目光交流时，应注意以下几点。

(1)注视角度：沟通过程中，最理想的注视角度是平视，这能体现对交谈对象的尊重和护患关系的平等。护士可根据患者所处的位置和高度，灵活调整自己的注视角度，尽可能保持与患者目光平行，比如在为坐在轮椅上的患者服务时，护士要适当弯腰，平视患者。

(2)注视部位：注视对方的位置差异不仅反映出注视者的态度差异，也暗示着双方社会关系的不同。护患沟通时应将目光聚焦于患者双眼至嘴唇之间的区域，以此让对方感到亲切温和，营造一种融洽、和谐的沟通氛围。如果护士在沟通时，常将目光投向天花板或地面等患者以外的位置，易使患者产生被忽视、护士心不在焉的感受。

（3）注视时间：护士在与患者沟通时，注视时间应合理把控，一般而言注视患者的时长应占全部谈话时间的 1/3～2/3。长时间目不转睛地注视对方是失礼的行为。若沟通的对方是异性，每次目光对视时间则要少于 10 s。例如在与一位异性患者交流时，护士既要保持适当的目光交流以显示关注，又不能长时间对视让患者感到尴尬。

（三）姿势和体态

沟通中的姿势和体态是一个人精神面貌、素质修养的具体展示。护士的姿势和体态是护理活动中重要的非语言沟通方式之一。端庄稳重的举止、优美大方的姿态充分体现了护士良好的职业特点和素养。护士良好的姿态，有助于增强患者的信任感，使患者更好地配合治疗及护理，早日康复出院。掌握和运用护士的姿态语言，在护理工作中非常重要。姿态语言主要包括头语、手势语和身势语三种类型。

1. 头语　头语是以头部的活动来表达和传递信息的方式。头语能够简洁迅速地表达人们的意图和反应，用于强化或削弱他人的行为，常见形式有点头、摇头、昂头、低头、歪头、扭头、晃头等。头语使用时力度和幅度都应适宜，动作要清晰可见，防止引起误解或歧义。如某些患者无法用言语表达自己的需要和意图时，护士可通过观察其头部的活动来判断和解读患者传达的信息，进而提供标准适宜的护理。

2. 手势语　许多科学研究表明，手势语或许是人类最初的语言形式，有声语言是在手势语的基础上逐步发展形成的。人类超半数的感情信息是通过手部动作传递的，手势语成为表达人们内心世界的重要方式。手势语分为四种类型。

（1）指示手势，用于指示具体的对象或位置。

（2）情意手势，用来传递感情，使抽象的感情形象化、具体化。

（3）形象手势，用来模拟人或物体的高度、体积、形状等特征，使之更具具象性。

（4）象征手势，常用来表示某些抽象的概念。在不同的国家和民族，人们常用不同的手势表达同种含义或用同种手势表达不同的含义，因此护士在实际工作中运用手势要符合规范及沟通双方的文化背景，以免引起误会。

3. 身体姿势　身体姿势反映了一个人的修养和形象。随着人们交往深度的增加、谈话内容的变化、双方关系的改变以及对交谈内容的兴趣的不同，身体的姿势也会随之发生改变。比如交谈时一方身体前倾、手托腮等姿势表示其对谈话内容感兴趣。护士应正确使用站、坐、蹲、走等姿势，充分展现护士端庄、稳重、挺拔的"白衣天使"风采。护士姿态的具体要求详见后续章节。

（四）触摸

触摸是指人与人之间通过接触抚摸的动作来表达关心、理解、安慰、支持等情感和传递信息的一种行为语言。护士给予患者适当的触摸有助于增强患者的安全感与信任感，增加患者对抗疾病的信心。但是接触行为是较为亲密的动作，受一定社会规则和文化习俗的限制。因此，护士对患者的触摸要根据患者的性别、年龄、社会背景、关系亲疏、场合及触摸部位等多种因素而定。

1. 选择合适的时间　护士应正确把握触摸的时机，对于因疾病疼痛而哭泣的患者，护士可以轻拍患者的手或肩膀给予安慰和支持，但对于正在发怒的患者就不宜使用。

2. 选择合适的对象　护士可以触摸婴幼儿和老年患者来拉近护患的距离。一般而言，女性较乐于接受同性的触摸；而异性之间尤其是年轻异性，则要谨慎使用触摸。

3. 选择合适的方式　应根据沟通双方不同的关系程度、不同文化背景等因素选择合理的接触形式。如礼节性握手，适用于双方初次见面的社交场合；握手时轻拍一下对方手背或肩部表示双方关系较为亲密；双手紧握，甚至拥抱则说明双方关系特别亲密。

（五）空间距离

人与人之间存在基于个人空间需求而形成的空间距离。当人们处于不同的空间距离中,会有不同的感觉,产生不同的反应。

美国心理学家爱德华·霍尔将人际距离分为四个层次,即亲密距离、个人距离、社交距离和公共距离。亲密距离:一般为 0~0.5 m,适用于夫妻、恋人、父母子女以及极亲密的朋友之间。在护理工作中若需进入这个距离时,应向患者进行解释,以免引起患者的不安和紧张。个人距离:一般为 0.5~1.2 m,适用于熟人、朋友、同事之间,是护患关系较为理想的沟通距离。社交距离:一般为 1.2~3.5 m,适用于个人的社会交谈。如果患者为异性或敏感患者,采用这种距离可减轻对方的紧张情绪。公共距离:一般为 3.5 m 以上,适用于演讲、上课、做报告等,此距离不适合个人交谈。

在实际运用中,护士还需根据交往对象、交际场合、交际内容,灵活且适当地调整与对方的空间距离。

（六）时间的控制

时间是影响沟通是否有效的重要因素,掌握和控制好时间能够传递特定信息。行为主体往往根据自身对沟通的态度、所要达到的目的来选择沟通的时间点、次数的多少和间隔时长。比如约会中迟到,会使等待的人感到不高兴,而且易被视为不尊重对方或不礼貌的行为。在护理工作中,护患沟通也需控制在适宜的时间内完成。护士应把工作安排得井井有条,防止因工作延误或疏漏,影响患者的休息和康复。

（七）辅助语言

辅助语言又称副语言或类语言,是指有声却无固定含义的声音符号系统,包括发声系统的各个要素。辅助语言主要包括两类:一类是伴随有声语言而出现的声音特性,如音色、音量、语速、语调、停顿、重音等。二是功能性发声,如笑声、哭声、呻吟、叹息、咳嗽等。前者往往与常规语言同时发生,表现为常规语言的表达方式。后者可以单独使用,在具体的语境中有相对独立的语义。相比常规语言,辅助语言更加依赖语境。一旦脱离语境,辅助语言只剩下一些功能性的发声,是纯粹的语音形式而无确切的语义。由于辅助语言意义的不确定性,所以在交际过程中恰当地运用辅助语言能产生特殊的表达效果。如"我知道你想赶快好起来。"这句话,重音落在不同的词语上,句子的意思就会发生改变。在护理工作中,能够自然、适宜地运用辅助语言是实现良好护患沟通的重要方面。

三、护理工作中非语言沟通的技巧

（一）环境温馨整洁

医院建筑色彩具有心理暗示作用。医院墙壁大多采用白色以给人清洁、庄重的感觉;可根据科室类别,选择绿色、粉色或浅蓝色,营造温馨舒适的氛围。护士应及时更换污染的被褥和患者衣裤,整理病床单元以保持病室整洁。病室内应保持光线充足、定时通风换气、温湿度适宜。

（二）仪表服饰规范

护士的外在形象直接影响患者对医院的最初判断。良好的仪表给患者以信任感、安全感与被尊重感。护士在上班前,应整理好自己的衣着仪表,重视面部、头发等修饰整理,着装要整洁、庄重、大方、合体,禁忌浓妆艳抹、佩戴浮夸配饰、工作服脏污或缺少纽扣等。

（三）面部表情温和

医院就诊的患者病情不同,表情也各不相同。护士要细致观察患者的面部表情,为收集病情资料提供依据,及时洞察患者的心理变化;同时也要善于运用面部表情,增加护患之间的亲近感。一般情况下常以微笑示人,让患者感到友善、轻松和信任,有效拉近双方的心理距离,为进一步沟通打下基础。遇到急危重症患者抢救时,护士面部表情应专注严肃,避免微笑,患者痛苦时可通过皱眉等表情表达,同情与关切。

(四)目光热情亲切

护士要合理使用目光语,给患者正向的鼓励与支持。护士热情亲切的目光,能够使患者产生一种友善的感觉,从而唤起患者战胜疾病的乐观情绪,使患者主动自觉地配合治疗和护理。进入病房时,应环视病房内所有患者,和他们打招呼、问候,避免对特殊体貌或习惯欠佳的患者投以异样目光。禁忌斜视、俯视、虚视、眼皮低垂等不当目光行为,或只顾自己工作,不看患者。

(五)姿态稳重优美

护理工作中,护士的姿态力求端庄稳重、自然得体、优美大方。患者入院时,护士要起立迎接;护患沟通时,护士站立时全身要稳,坐位时应该端坐,身体略微前倾;核对患者信息时,护士须采取规范站立,上身略前倾,查看腕带时轻掀盖被,核对床尾卡时应下蹲;工作中,护士动作宜轻稳、注意保护患者的安全和隐私。在工作中切忌歪头斜肩、双手插兜、双腿叉开、手脚随意乱动、倚墙或靠墙等不良姿势,以免给人无精打采、自由散漫的印象。

(六)指示手势明确清晰

患者对医院的布局不清楚时,护士应根据个体情况使用语言和规范的指示手势,为其指明就诊路线,危重患者应陪同检查,以防意外发生。指引路线时,应注意掌心向上,手指并拢,同时面带微笑,目光注视患者。

(七)正确使用触摸

护士在为患者做治疗时,触摸难以避免,如为患者测量血压、脉搏、进行肌内注射、皮肤按摩、观察皮肤的弹性、温度、帮助患者翻身、叩背等,此时护士必须进入患者的亲密距离,应提前向患者作出解释和说明,使其有所准备并给予配合。

(八)合理运用空间效应

护患沟通中,护士多选择个人距离与患者进行交谈。当需要进行健康教育时,可选择社交距离或公众距离。对孤独自怜及异性患者,护士要有意识地控制和患者的距离,以防引起误会。

(九)合理安排时间

收集患者病情信息和进行健康教育,都需要一定的时间保证,护士应在充分了解病情后合理规划时间。比如收集信息一般安排在患者入院当天,患者进入病室休息片刻后进行;为病区多位患者进行健康教育时,由于涉及的人数较多,应选择下午或晚上,患者治疗结束之后开展。总之,注意考虑患者病情,把握好总体时间,既不能过长,以免超过患者身体承受能力,也不能过短,否则难以实现教育目标。

(十)正确应用辅助语言

护士运用优质的声音可以进一步增强沟通效果。护患沟通中护士应注意语音清晰、语调标准、音量、语速适中。避免过多的口头禅,如"知道吧""对吧"等,以及没有实际意义的单调声音,如"嗯""啊"等。这些都是影响人际交往的不利因素。

四、避免阻断沟通的非语言行为

护士在与患者沟通的过程中由于沟通时间不足、缺乏护患沟通技巧等原因,可能出现妨碍有效沟通的行为,这些有意或无意中采用的妨碍有效沟通的语言或非语言行为,即阻断沟通的行为。阻断沟通的非语言行为包括以下几个方面。

(一)面部表情失当

微笑通常传递着温暖和乐观的情绪,但在不适情境下微笑会令人产生不安。错误的目光投射方式、不雅的笑容、不符合个体文化背景的一切面部的表达方式都将对有效沟通产生阻碍。

(二)体态表现欠佳

沟通过程中身体姿势呈现懒散、过于拘谨、僵硬等状态都传递着不利于沟通的讯息。各种不稳重、不卫生、易于误解、失敬于人的手势,比如:双手乱动、在他人面前搔头皮、抠鼻子、掏耳朵、剪指甲、抓痒等也属于阻断沟通的行为。

(三)体触运用不当

若护士不能及时识别患者对体触的需求,患者便难以获得有效支持,进而阻碍情感沟通。生硬的抚摸行为可能会被误解为一种控制和敌对的信息。与沟通情境、双方关系及文化背景不符的体触会阻碍沟通的进行。面对情绪激动的患者时应避免使用体触。

(四)时空安排欠妥

护患沟通中,护士未经允许进入患者亲密距离内;护士未能注意到不同疾病的患者对身体距离的需求的变化,以及未考量文化差异对人们身体距离的影响,都会使患者感到不适。

(五)辅助语言不当

负面、威胁或攻击性的语音、语气和语调会阻碍沟通,因为它们可能会引起对方的防御或反感,从而使交流难以进行。有时候,使用口音、方言或俚语也可能会让对方理解困难,从而妨碍沟通。

案例 3-2

王某,女,56岁,大学教授,因心肌梗死入院半月有余,这天春光明媚、风和日丽。张护士来到床旁用手摸了摸患者的额头又触其腕部,测了脉搏,接着又测量了体温和血压,然后亲切地说:"王老师,您已恢复得差不多了,今天天气好,我扶您出去走走,这样更有利于病情的康复!来,让我帮您穿上鞋,梳理一下头发,然后一起到花园散散步吧"。患者面露感激之色:"不用不用,让我自己来,太谢谢张护士了。"

请回答:
(1)张护士运用了哪些非语言沟通技巧?
(2)这些非语言沟通技巧是如何起作用的?

(胡健薇)

本章小结

语言沟通和非语言沟通是人际沟通的重要沟通形式。良好的语言沟通艺术有利于增加护理人员与患者间的相互理解,减少冲突,有利于获取有效信息,提高护理效果。语言沟通包括口头语言沟通和书面语言沟通。非语言沟通形式多样且在人际沟通中具有辅助表意、补充说明、强化感情等作用。结合了非语言沟通的交际语言才会生动活泼、神情兼备。

通过本章的学习,学生能够体会到在护理工作中,护士应掌握语言沟通的原则、语言沟通和非语言沟通的主要形式,自觉养成正确使用非语言沟通的习惯和意识。学生能结合理论在实际情境中加强练习,提高沟通能力,形成良好的人际关系。

复习思考题

1. 语言沟通有哪几种类型?语言沟通时应该遵循哪些原则?
2. 非语言沟通有哪些形式?
3. 作为一名当代护士,如何合理运用非语言沟通技巧?

第四章 护理工作中的基本沟通技术

学习目标

知识目标:①列出影响表达看法与建议的因素。②阐述拒绝的技巧。③解释主动式倾听、沉默的概念。

能力目标:正确运用主动式倾听、开放式提问、幽默、表达看法的技巧进行护患间的有效沟通。

素质目标:能够清晰、准确、有效地表达自己的想法和感受,同时也要能够倾听并理解他人。

第一节 主动倾听

问题与思考

王先生,67岁,肺癌晚期患者。入院后家属要求对患者暂时隐瞒病情,与医护人员沟通后告知老人是肺炎。护士总是安慰他说:"您要配合医生治疗,很快就会好的。"住院2周后,护士小李给王先生输液时,王先生坐起来问小李:"我住院这么久,检查做了不少,药也没少用,也花了不少钱,咋还没有好,啥时候可能出院啊?"小李写着输液观察卡说:"您啥时候出院得听医生的,我们说了不算数,我先去给其他患者把针扎上,您先安心休息。"王先生叹了口气躺回床上,小李加快脚步离开了病房。

思考:如果你是小李,你会如何与王先生沟通?

良好的倾听技巧,是联络感情、满足他人心理需求必不可少的沟通手段。了解患者内心世界的第一步就是认真倾听。卡耐基曾经说过:"当对方尚未言尽时,你说什么都无济于事。"在陈述自己的主张之前,先让对方畅所欲言并认真倾听才是解决问题的捷径。

一、主动倾听的概念

(一)主动倾听

主动倾听(active listening)是指倾听者依据已有的知识和经验,主动从发言者话语中寻找所需信息,并予以确认的方法。沟通双方在彼此尊重和理解的基础上建立起和谐的人际关系,倾听者主动地从发言者话语中寻找信息,交流信息的同时进行情感的互动和交融。

(二)主动倾听的要素

1. 听到　听到是一个生理过程,是指声波传到耳膜引起振动后经听觉神经传送到大脑的过程,该过程受到很多因素的影响,包括倾听者的听觉水平以及背景噪声等。

2. 专注　专注是指集中注意力,不受其他声音以及事物的干扰,听清他人说的话、看清他人的非语言行为。倾听者在倾听过程中会根据自己的愿望、需求、欲望和兴趣等选择焦点,选择性地过滤掉一些信息。

3. 理解　倾听者不仅要理解对方讲话的内容,还要理解其声调、表情、体态等非语言行为的意义。

4. 回应　回应是倾听者对说话者表达的语言和非语言信息的反馈。倾听者对说话者给予清楚的反馈,有助于说话者重新评价自己的沟通。

5. 记忆　记忆是倾听者记住接收到的信息的一种能力。如果倾听者无法记住听到的信息,将枉费其在倾听过程中的努力,也会影响后续沟通的效果。

二、主动倾听的作用

倾听在沟通中的作用如下。

(一)获得信息的重要方式

古话说"听君一席话,胜读十年书",时刻认真聆听别人讲话的人,可在闲谈之中成为一个信息的富翁。倾听是获取信息最直接、最有效的办法。人们获取的信息有两种:第一种是直接信息,即说话者直接说出来的内容,如时间、地点、发生了什么事等。第二种是间接信息,如一个人的口头禅,可以体现出他是不是在伪装;当某个人想表达一个请求时,如果进行了太多的说明,往往反映出其内心的不自信。

(二)使倾诉者感受到被尊重

倾听是对人的一种尊重,是一种修养。每个人都有渴望被别人尊重的欲望,而倾听则可以满足别人被尊重的欲望。静坐聆听别人意见的人,通常具备丰富的思想内涵、具有谦虚柔和的性格,这种人在人群中最初可能并不引人注意,但事后往往会赢得人们的尊重与喜爱。

(三)真实地了解他人,增加沟通效力

人们在倾听的同时,可以静心观察对方的肢体动作及表情。有时肢体动作和表情可以表达出比说话内容更真实的信息。花一些时间去做一名倾听者,全身心地成为一个好听众,并适当给予一些反馈,不仅可以得到一个喜欢自己的朋友,而且可以养成一个冷静思考的好习惯,塑造一个健康的人格。

(四)帮助别人减轻心理压力

心理学研究显示,人们喜欢善听者甚于善说者。现实中,人们都非常喜欢发表自己的意见。所以,如果你愿意给他们一个机会,让他们尽情地说出自己的想法,他们会从内心深处产生一种愉悦感与满足感。他们会把这种心理上的满足感归因于与你的谈话,从而产生对你的好感。这种心理反应方式可以用海德的归因理论来解释。心理研究表明,人们对于心理医生的依赖,正是基于对倾听和诉说的需要。

三、影响主动倾听的因素

(一)客观因素

1. 沟通环境　环境可以干扰信息的传递过程,使信号产生消减或歪曲,并影响倾听者的心境。因此,将外界干扰降至最低,提供安静舒适的环境是保证有效沟通的必要条件。温度适宜、光线充足、气味芳香及色彩亮丽、活泼温馨的环境能使沟通双方心情轻松愉快,提高沟通效果。沟通的距离也会影响沟通的参与程度,在较近的距离内进行沟通,有利于形成融洽的沟通氛围,反之则容易造成不良沟通和相互攻击的氛围。

2. 信息质量　在倾听过程中,由于信息不对称和认知上的差异,对于某些语句的理解出现偏差,则易出现问题。所以要避免语言不明造成歧义而影响沟通的效果。

(二)主观因素

1. 观念差异　个体由于性别、文化、家庭、爱好等方面存在差异,会导致每个人的观点不尽相同,当交往双方意见不统一时容易产生抵触情绪,甚至出现反感和不信任。因此在交往的过程中要尊重他人的价值观,避免将自己的价值观强加于人。

2. 沟通习惯　倾听时要养成良好的习惯,比如双臂不能交叉在胸前、不要怒目而视、不要打断对方,要及时回应对方、集中注意力,保持谈话的连续性。

3. 偏见和成见　沟通前如果存在偏见和成见,就容易形成思维定式,阻碍沟通。对他人有偏见时,很难专注倾听其话语。与人产生隔阂时,如果别人存有异议易被视作故意针对自己。

四、主动倾听的技巧

倾听不仅要集中精力听对方说话的内容,还要留意其声调、频率、面部表情、眼神、身体姿势等非语言行为,注重情感因素,通过听其言、观其行来获得全面的信息。在使用主动式倾听的过程中要注意以下技巧。

(一)不要随意打断对方

发言是主动的,倾听则是被动的,人们容易在他人话未说完的时候就迫不及待地打断对方,急于表达自己的观点;或心里早已不耐烦,没能把对方的意思听懂、听全,就把自己的观点强加于人。当别人谈兴正浓的时候,随意插嘴或打断对方是一种不礼貌的行为。若因特殊情况不得不打断对方谈话时,在说完后,一定要帮助对方恢复被打断的思路。

(二)保持积极专注

倾听者需全身心投入,向对方表达关注,这样方能使对方畅所欲言。在倾听过程中,能够表达关注的方式有以下几种。①面向对方,与其保持合适距离,将身体稍向对方倾斜,保持放松、舒适的身体姿势。②交谈中与对方保持目光接触,随时注意对方谈话的重点,要用点头示意或打手势的方式鼓励对方说下去。③倾听时表情不要太丰富、手势不要太多、动作幅度不要太大,避免分散说话者的注意力。④适时适度反馈,如微笑点头,轻声应答等,以表示自己在听。⑤不随意插话或打断对方。⑥不要急于判断,尤其不要在刚开始交谈时就下结论,应让对方充分诉说,以便全面了解情况。

(三)理解弦外之音

沟通最难的部分在于如何听出别人的心声。主动式倾听要求倾听者以机警和通情达理的态度深入到诉说者的心中,细心地注意其所言所行,仔细分辨对方的辅助语言,关注对方阐述问题的方式,谈论自己及自己与他人关系的角度,以及面对问题时的反应。

(四)适时做出回应

回应指的是交谈过程中信息接收者对发出者谈话内容的反应,对谈话者的内容予以及时反馈,并适时提出一些相关问题,会让对方认为你对他所说的内容感兴趣,从而更愿意积极交流。在交谈过程中,采用点头、张开手、使用"嗯"等肯定性短语、重复说话者话中的关键词、适当的微笑和鼓励性的眼神等都能使说话者感觉更轻松,从而更能表达自己。

不正确的回应方式有:一是过于肯定、不留余地,如"只要您配合治疗,就一定能完全康复";二是过于直率和不恰当的坦诚,如"您的疾病已经到了晚期,没有治疗价值了,不用再费钱住院了";三是过分回应,对患者谈话过于热情、过分的肯定和鼓励。如为了缓解新入院患者的恐惧和紧张情绪,护士说"您来这里就像在家里一样,您可以把我们当作您的亲人,有什么事情尽管说,我们都会帮您解决的"。当护士做出超出自己能力范围的承诺后,一旦不能满足患者的需要,容易引起患者的不满和不信任。

(五)及时进行核实

核实是指在倾听过程中,为了验证自己对内容的理解是否准确所采用的沟通策略,是一种反馈机制,可以进一步甄别得到的信息,确定信息的准确性,是一种负责任的行为。核实可以使患者感觉护士在认真聆听自己谈话,产生被尊重的感觉。核实时应保持客观的态度,不应加入任何主观意见和情感,常用的核实方法有重述、改述、澄清以及归纳总结。

(1)重述:把对方的话再重复说一次,要着重复述关键内容,且不加任何判断。如:

患者:"我这3天都没有大便,现在肚子特别胀……"

护士:"您刚才说3天未解大便,感到腹胀,是吗?"

(2)改述:也叫意译,是将对方所说的话用不同的方式说出来,但意思不变,说出言外之意。如:护士:"您的意思是现在不想去做检查,是吗?"

(3)澄清:针对对方陈述中模棱两可、含糊不清或不完整的陈述提出疑问,以获取更准确、更具体的信息。澄清常用的说法是"根据我的理解,您的意思是不是?""您刚才的话是…吗?""我可以这样理解吗?"

(4)归纳总结:用简单、概括的方式将对方谈话的主要意思表达出来以核实自己的感受。如:护士:"您刚才说了那么多,还是害怕手术,想先保守治疗,对吗?"

案例4-1

李奶奶是一位72岁的老年患者,最近因为心脏病发作被送入医院。她对医院的环境感到陌生和不安,同时也对自己的健康状况感到担忧。张护士是负责照顾李奶奶的责任护士。

张护士:(敲门进入病房)"早上好,李奶奶,我是您的责任护士小张。您今天感觉怎么样?"

李奶奶:(焦虑地)"我感觉不好,昨晚没睡好,胸口还是闷得慌。"

张护士:(打断)"哦,昨晚的值班护士已经告诉我了。我们给您开了一些安眠药,您吃了吗?"

李奶奶:(叹气)"吃了,但没什么用。我担心我的心脏病会不会越来越严重。"

张护士:(试图安慰)"不用担心,我们的医生都是专家,他们会处理好的。"

李奶奶:(开始流泪)"我知道,但我还是很害怕。我老伴去年就是因为心脏病去世的,我害怕我也会……"

张护士:(再次打断)"李奶奶,您得保持积极的心态,这样对您的疾病恢复才好。"

李奶奶:(情绪低落)"是的,我知道,但……"

张护士:(转移话题)"对了,您有孩子吗?他们经常来看您吗?"

李奶奶:(情绪更加低落)"我儿子在国外,工作很忙,很少回来。"
张护士:(检查设备)"好的,我去看看医生有没有来查房,待会再来看你。"
李奶奶:独自留在病房,显得孤独和无助。
请分析上述案例,指出张护士在沟通中的错误,并提出改进建议。

第二节 有效提问

问题与思考

在临床实践中,护士通过提问患者或家属来收集更多的患者信息,以确保能够准确了解患者的健康状况和需求。对于一位新入院的患者,护士应该采用何种提问方式来评估其状况呢?

提问是收集资料和核实信息的重要方式,也是使交谈能够围绕主题持续进行的基本方法。有效的提问能够帮助护士获得更多、更准确的资料。

一、提问的方式

(一)封闭式提问

封闭式提问也称限制性提问和方向性提问,可以将患者的应答限制在特定范围内,患者回答问题的选择性很小,甚至只需要回答"是"或"否""有"或"无"即可。如:"您现在肚子还疼吗?"这种提问方式的优点是患者可以直接给出明确答复,使医护人员能在短时间内获得所需的有价值的信息。缺点是回答问题局限机械,患者不能充分阐述自己的想法,难以得到提问范围以外的其他信息。

(二)开放式提问

开放式提问又称敞开式提问或无方向性提问,不限制问题答案的范围,患者可根据自己想法自由作答,如"您对目前的护理措施有什么看法?"优点是患者有较多的自主权,可以自己选择讲话的方式和内容,更容易敞开心扉,发泄情绪和表达感情,有利于获得更多的信息,有时还会发现一些超出预料的、具有启发性的信息,缺点是花费的时间较长。

二、有效提问的技巧

护患沟通一般由护士开启交流,且经常将两种提问方式结合起来应用。开始时的提问应是开放式的,先获取患者信息的总体轮廓,然后逐步锁定信息,不断增加封闭式提问。例如:您能形容一下疼痛是怎样的吗?是像针刺样的吗?除此之外,提问时还应注意以下几点。

1.提问要具体 提问前要明确为什么提问、问什么问题、这个问题适合问谁、应该安排在什么时间和什么地点更合适。

2.避免连续提问 应给患者思索的机会,否则易使交谈变得紧张,患者也会疲倦。

3.提问应紧扣主题 提问时要围绕交谈的主要目的有层次有条理地展开。护患沟通先从开放式问题开始,然后再逐步锁定特定信息,不断增加封闭式提问。例如:您能说一下当时采取了哪些措施吗?哪些措施有效,哪些措施无效呢?

4. 创造轻松和谐的气氛　沟通开始时,护士需要营造一种轻松和谐的气氛,对于首诊患者,可以先问问家住在哪里,做什么工作?从关心患者入手,是为了让患者觉得护士对自己有兴趣,愿意帮助自己,便于创造轻松融洽的沟通环境。

5. 准备充足的陈述时间　开放式提问可以让护士有更充足的时间仔细倾听患者的回答,发现其中有价值的线索,多给患者一点时间,让他们充分陈述,可以让护士彻底明白患者想要讨论的问题,发现更多的信息。

6. 鼓励患者表达自己的感受　护士要鼓励患者表达自己的感受,不管他讲述的内容多么与众不同,都要认真倾听并引导他们阐述自己的想法;要鼓励患者用自己的语言告诉护士他所存在的一些问题。护士理解并体谅患者的感受和困境,赞赏患者为克服病痛所做出的努力及采取的措施,并用患者能接受的语言回答他们的问题。

7. 使用支持性语言　使用支持性的言辞和肢体动作,让患者感到关爱和温暖。如"原来是这样""请您继续说""这种感觉一定很难受"。患者诉说原委时,护士深深点头表示理解;患者述说隐私时,护士身体前倾,缩小与患者的距离,以示为患者保密。

案例4-2

周大爷是一位肝功异常的患者,平时很健谈,说话声音很响亮,脸上时不时还挂着微笑,对于我们的各项评估都十分配合,但是今天他却突然不太爱说话了。做完治疗后我没着急回去,假装什么都不知道地问了一句:"周大爷,今天怎么样?"他答道:"我一晚上没睡好,浑身疼。"

我问道:"怎么突然睡不着了,前几天一直睡得很好,是不是昨晚病房里的新患者晚上吵到了您了?"他皱着眉头说:"不是。"我看出了老人有心事,看着他无奈的表情,我说道:"那您给我说一说好吗?也许我能帮到您呢。"老人从病床上坐了起来:"小齐啊,我那肝功基本上快正常了,昨天来了个大夫查房,我问他出院的事,他告诉我出院早着呢,还得减两次药,大约还得住半个月,我已经住十五天了,我劳动了一辈子了,现在在这每天躺着我浑身都疼,一想到还让我住半个月,我一晚上急得没睡着觉。"

请分析在该案例中护士是怎样运用提问技巧的。

第三节　沉　默

问题与思考

人们经常用沉默表示默许、保留意见或者抗议,使用沉默可以给双方思考和调整的机会,缓和过激的语言和行为,缓解紧张的气氛。当患者在倾诉时突然沉默,这会意味着什么呢?护理人员又该如何处理呢?

在交谈的过程中,沉默本身也是一种信息交流方式,常常出现在高语境内容之间,是超越语言力量的一种沟通手段。沉默是一种特殊的语言沟通技巧,是有声语言的延续和升华,是一种"此时无声胜有声"的境界。在临床实践中沉默并非总是消极的,它可以是一种有力的沟通工具,帮助护士更好地理解患者的需求和感受。

一、沉默的概念

(一)沉默的概念

沉默是交谈时倾听者对讲话者在一定时间内不做语言回应的一种交谈技巧。沉默既可以表达接受、关注和同情,也可以表示委婉的否认和拒绝。

(二)沉默传递的信息

患者在谈话过程中出现沉默有四种可能:第一是患者有意为之,目的是寻求护士的信息反馈;第二是因激动、突发新观念等原因,导致思维突然中断;第三是患者有难言之隐;第四是患者思路进入自然延续的意境,看似谈话暂停,实则是谈话内容正在情感层面持续深化。

二、沉默的作用

在护患交谈中,护士适当地运用沉默策略可以起到以下作用:①表达对患者意见的默许、对患者意见保留或不认可,以及对患者的同情和支持。②给患者提供思考和回忆的时间,给患者诉说或宣泄的机会。③缓解患者的过激情绪和行为。④给护士提供思考、冷静和观察的时间。⑤使患者感受到护士在用心倾听。

案例 4-3

"我在门诊慢性疼痛中心工作,有一次需要到重症监护病房借一台仪器。护士告诉我,要到一位刚刚去世的患者房间去取。我进入那个病房,房间非常安静,没有家属谈话声和维持生命的机器声。我静静地对着死者表示敬意,并默默祈祷。虽然我们会面对悲伤、恐惧和死亡,然而在这安静的瞬间我感到了平和、尊重和敬意,我感到了一种不同"。

请回答:护士在此时运用了沉默技巧,发挥了什么作用?

三、沉默的技巧

(一)识别使用沉默技巧的时机

1. 患者情绪激动时　当患者愤怒、哭泣的时候,护士应保持沉默,给患者一定时间让其宣泄。此时护士可轻轻握住患者的手或扶住患者的肩部,真诚面对患者,给予同情、支持、理解。

2. 患者思考和回忆时　面对护士的提问,患者一时不知如何回答或忘了怎么回答,需要一定时间思考或回忆时,护士不宜催促患者,采用沉默给患者一定时间。

3. 对患者意见或建议有异议时　护士可使用沉默表示不认同。

(二)沉默时保持共情

做一个好的倾听者,即使在沉默不语的时候,也能理解他人的情感和需求,借助点头、眼神接触、适当的体触等非语言行为表达对对方的关心和支持,以此在沉默中保持共情,帮助建立更深层次的人际关系。

(三)适时打破沉默

尽管沉默有积极作用,但护患之间不能一直保持沉默,否则会使对方感到压抑,使得谈话很难进行下去,甚至会影响护患关系。因此在护患交谈中,不能长时间地保持沉默,护士应在适当的时候以适当的方式和话语打破沉默。

1. 转移话题　当刚才的话题不适宜再进行下去时,护士可转移话题,如"要不要先喝点儿水?"
2. 续接话题　当患者说到一半突然停下来,护士可以说:"后来呢?""还有呢?"
3. 引导话题　"您刚才说到这个话题特别激动,能告诉我当时发生了什么吗?"
4. 其他方式　"您是不是还有话要说?(稍停顿)如果没有,我想和您再讨论一下用药的副作用。"

第四节　表达看法

问题与思考

王护士注意到刘先生的血压持续偏高,根据其当前健康状况告知刘先生需要增加日常运动量,改变饮食习惯,遭到了刘先生的质疑,他认为自己的生活习惯没有问题,担心运动可能会增加他的关节疼痛。为什么王护士的建议遭到了拒绝呢?应该如何做才能让刘先生采纳呢?

作为护理人员,表达看法指的是透露你对患者或同事的健康状况的看法或感受,是一种能增强信心的行为。护理人员的看法可以为患者或同事解决问题做出决策提供辅助信息。表达看法不是告诉他人做什么,而是告诉他们你的观点,这样既能帮助别人在健康事务上做决定,又能避免患者对护士的过度依赖以及因听从护士建议出现不良后果而产生的埋怨。

一、表达看法的时机

当患者或同事面临决策需征求建议时,便是表达看法的好时机。当结果不确定、当选择存在积极和消极两种结果,采取一种行动不一定比另一种行动更有利的时候,护理人员应表达看法,并给予与患者讨论的机会。这些情形常见于以下情境中。

1. 是否提供或保留信息　当患者想知道自己的病情,虽然家属要求对患者病情保密,但是从保障患者知情权的角度出发,是否应该向患者透露他的疾病信息,护理人员经常处于两难境地。
2. 是否服从或拒绝治疗计划　当患者对自己的病情与医务人员有不一样的看法或预期时,就会对治疗计划产生怀疑,不确定是否应该遵照执行。
3. 选择什么样的方法能达到预期的效果　渴望达到预期健康目标的患者对治疗和护理方案感到困惑;同事们对治疗计划的效果已经有了明确的认识,但仍需协助以确定更优的实施方法。

二、表达看法的技巧

1. 表达看法前要征得他人同意　为避免患者或同事产生敌意或抵触情绪,要先询问他们是否有兴趣听取你的看法,在沟通中可以使用这样的句子。

"以前,一个患者告诉我一个好办法应对您现在的情况,您想听一下吗?"

"我想这个问题很久了,有一些想法,若您有兴趣,我可以分享。"

"去年我也经历了类似的事情,但经过努力我成功地克服了困难,您想听听我是怎么做的吗?"

"我见过一些遇到类似麻烦的人,从这些经历中总结出了一些方法,您想听吗?"

"在我的护理经验中,以往这种护理措施比其他方法更有效,这可能会帮助您做决定。"

虽然你认为自己的建议有用,但是别人不一定想听。当你用上述方式表达时,直爽的人会直接回答要或不要,含蓄的人会用非语言行为表达他是否愿意听你的建议或看法。

2. 获取他人认可　因个体与情况各异,即便有处理经验,在表达看法时也要避免生硬教条,应该以试探口吻提供劝告,体现出对特殊情况的考量。应该避免这样的言辞:"我认为您真应该……""很显然,这是您接下来应该做的。"应该使用一些能给对方均等机会接受或拒绝你的观点的表达方式:"这个建议适合您目前的生活方式,您觉得怎么样?""这次的用药方案适合您的情况吗?"

3. 说明你提出看法的理由　提建议时要充分阐述自己的理由,以确保对方有足够的信息做出决定,并把最后的决定权交给你的同事或患者。

"如果我和您处于一样的情况,我可能会先选择见效迅速的西医治疗,等症状缓解后改用调整全身功能的中医治疗,这样您看如何?"

"我认为应该考虑增加科室的电脑,以便快速及时完成责任护士的护理记录,你认为护士长会同意吗?"

4. 不要强迫别人接受　在提建议时你只需要把问题解释清楚,在他们实施解决方案的过程中给予帮助即可,要兼顾别人感受,不要强迫对方采纳。要避免说"我认为你应该采取 A 治疗方案。"

5. 表达看法要突出重点　表达看法不要长篇大论,应简洁清晰让听者感觉言之有物、言之有理、言之有序,思路清晰,重点突出。

6. 控制自己的纠正冲动　纠正他人是个评判的过程,不利于人际关系的建立。所以在面对一些不是原则性的问题时,要学会控制自己的纠正冲动。要避免说"如果我是你,我会选择疗效迅速地 A 治疗方案。"

7. 学会表达反对意见　在职业生涯中,面临自己不赞同或不想参与的决定时,你可能会感到无能为力,除了服从别无选择。但是可以选择合适的方式陈述你的反对看法。比如当你认为一个即将实施的新政策不合理时你可以说:"我了解到这个政策即将执行,我会遵从,但还是要说出不同意实施的理由……我们可以先看看它的运营效果如何,如果遇到问题,我再和你探讨。"一个心脏病患者不愿意改变原有不良的饮食习惯,你可以这样说:"选择哪种饮食习惯是由您来决定的,但是我想表达的是目前的饮食习惯对您的健康很不利。如果您想听,我可以告诉您这些不良的饮食习惯会对您的健康造成哪些影响。"适时表达反对意见会让人感觉你更真实、更自信。

三、表达看法的影响因素

(一)表达的环境

在友善、易接纳的环境中,你的看法和建议更容易被别人接受。例如:"我们是一个非常棒的团队,不是吗?""你需要很大的勇气做……""我们已经为此尽力了。"如果是比较私密的话题,必须避开公共场合,私下进行,谈话时不能有他人在场,给人一种家人解决内部矛盾的感觉,这样表达看法和建议往往能产生积极的作用。

(二)对对方的了解程度

除了基本信息外,还需要对他发出的全部信息内容和情感有所了解,如眼神、微笑、点头或表示赞许的情感流露,你才能针对患者或同事的问题提出有针对性的看法和建设性的意见。

(三)是否使用对方熟悉的语言

使用提问者能够理解和熟悉的语言表述方式,避免使用可能误导提问者的医学术语或缩略语。

(四)是否自信地表达建议

作为接受过专业教育的医护人员,护士对疾病的相关知识了解更加全面。在掌握表达看法与建议技巧的基础上,遵循尊重、真诚、信任和共情的原则,向服务对象自信地提出你的观点和建议,并坦然接受患者对建议的不同接受程度。

案例4-4

王护士和李护士是同事,共同负责一个病房。王护士是一位经验丰富的资深护士,而李护士则是新入职不久的年轻护士。最近,病房患者数量增多,工作压力也随之增大,李护士在处理一些紧急情况时显得有些手忙脚乱。

王护士:(在交接班时)"小李,我注意到你最近在处理紧急情况时似乎有些困难。"

李护士:(面露防备)"是的,最近确实有点忙,我还在适应。"

王护士:(直接提出)"我觉得你在紧急情况下的应对不够迅速,这可能会影响患者的安全。"

李护士:(感到被冒犯)"我知道,我一直在努力,但每个人都有自己的工作方式。"

王护士:(尝试解释)"我理解你还在适应,但我担心如果我们不改进,可能会有不良后果。"

李护士:(有些生气)"好吧,那你告诉我该怎么做。"

王护士:(提供建议)"我建议你在遇到紧急情况时,先深呼吸,然后按照我们培训时的步骤来。另外,我们可以在下班后一起复习一下紧急情况的处理流程。"

李护士:(稍微放松)"嗯,也许这是个好主意。我会尝试的。"

王护士:(给予鼓励)"我相信你有能力做好,我们是一个团队,我肯定支持你。"

李护士:(心怀感激)"谢谢你,王护士。我会努力改进的。"

请回答:王护士在表达自己看法时有哪些不当之处,应如何改进?

第五节 幽 默

问题与思考

医院作为救死扶伤的特殊公共场所,患者前来就诊时,往往伴有生理或心理上的病痛。整洁、干净的医院环境与医护人员严肃认真的工作态度,易让患者和家属产生一种距离感和敬畏感。在提供医疗服务的过程中,如何使就医过程更顺畅愉快呢?

用幽默处理事情是一种健康的应对方式,是从其他角度看待问题的一种方法。在护理工作中或与特定患者的互动中使用幽默,可以提供个体化、整体性的同情与人文关怀。虽然很多时候,我们不能手到病除,消除患者肉体上的痛苦,但是我们可以通过幽默,使患者得到精神上的放松和愉悦,更加积极地面对疾病。

一、幽默的概念

幽默是人类行为及日常生活的重要组成部分,是一种在困境中乐观看待问题的能力。面对困境,幽默可以使人从恐惧和担忧中得到暂时的放松。这就改变了对压力事件的感知,增加了个体的控制感,改变自己的态度和反应,从而能放下压力,积极面对困难。

二、幽默的作用

正确的幽默方法,不但能够减轻患者的痛苦、释放压力,还能促进医护、护患之间的沟通,营造一种欢乐和谐的氛围,创造轻松的工作环境,调节劝导时的敌对气氛;进而改善医护患多方关系,共同促进疾病的康复。

(一)改善医护患多方关系

主班护士误将10 h的吸氧费按照18 h收取,患者怒气冲冲来质问。护士却笑着回答:"明明是个胖子'0',被我系了根腰带变成了'8'……罪过罪过,我立马把它打回原形。"患者一听,"扑哧"一笑。在这个例子中,护士采用幽默的方法打开护患之间过于沉闷严肃的局面,拉近相互之间的距离,化解了患者对自己工作失误的不满。

巧妙地运用幽默,能够在心理层面上消减患者压抑苦闷的情绪,打破医护患之间治疗与被治疗、制约与被制约关系所带来的心理反差,促使患者消除隔阂,拉近患者与医护人员之间的距离。幽默能够让医护人员摆脱满脑子的疾病与诊疗操作,使工作变得轻松,具有人情味,增进医护人员之间的协作,提高凝聚力。

(二)创造轻松的工作环境

幽默主要表现为机智、自嘲、调侃、风趣等,能给人带来欢乐。在护理工作中也是如此。机智、风趣还能够提供喜剧式的解决方法,消除紧张和忧虑。调侃与自嘲能够在人与人之间建立一座桥梁,让你在尴尬的时候,缓解压力,开启轻松愉快的护理环境。当患者在焦急等待,不停地询问:"医生几点来?现在快8点了!"护士回答:"啊呀,医生已经在电梯里了,从病房坐电梯过来的路上'红绿灯'比较多!"

(三)调节劝导时的敌对气氛

给新入院的患者介绍环境、主管医生及护士时,为缓解患者的情绪和陌生感,护理人员可以一边指引一边说:"我先给您导航(介绍环境),认认门(介绍主管医生),记住门牌号哦(病号及床号)。"幽默能使我们更容易被患者接受,使他们放下戒备与防御,当我们和患者一起开怀大笑的时候,自然而然地与他们站在平等的位置上,易于被他们接受和理解。尤其特别适用于减轻劝导患者时的敌意,化解其担心与疑虑,减少愤怒与敌对,使其愉快地接受护理人员的劝导和安慰。

(四)应对痛苦的有效方法

幽默不但能让人愉悦,还能够刺激儿茶酚胺等内分泌激素释放,增强对痛苦的耐受,减轻焦虑,缓解压力和紧张。幽默对人体免疫系统也有积极的影响,能够激活体液及细胞免疫,防止感染,有助于杀死肿瘤细胞。幽默也能从心理上使患者放下负担,勇敢面对疾病与痛苦,增强对疼痛的心理耐受能力。

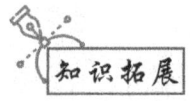

"小丑医生"疗法

医疗小丑,又称小丑医生或梦想医生,是一种融合了医疗和幽默表演的职业。他们通过表演艺术,如魔术、游戏、音乐和互动活动,为患者带来欢乐和心理慰藉,帮助缓解患者在治疗过程中的焦虑、恐惧和孤独感。医疗小丑的工作不仅限于为患者提供娱乐,他们还通过与患者的互动,帮助患者更好地配合医护人员的治疗。研究表明,医疗小丑的干预可以在生理、情感、认知和社交四个层面对患者产生积极影响。笑能促进大脑产生内啡肽,减轻痛感,提高免疫力;积极情绪能取代消极情绪,促进心情愉悦;小丑医生的表演能分散患者对病情的注意力,培养想象力;欢笑还能促进患者与医疗小丑间的沟通。

三、幽默的技巧

(一)区分幽默的积极性与消极性

积极的幽默是建设性的,能给人以希望、快乐,拉近人们之间的距离,化解压力,消除紧张。消极的幽默则使人沮丧、痛苦,失去安全感,滋生歧视,使人们互相疏远,失去他人的尊重,削弱自己的可信度。积极的幽默传递的是人与人之间对各自情况的分享,传递的是所有人都存在的问题,没有人是完美的,最好的幽默形式是自嘲。

(二)把握幽默的时间和场合

一般认为,当患者接受急诊治疗与护理、心肺复苏抢救、小儿高热惊厥时,患者及家属都迫切希望得到及时、有效的治疗和准确的信息,此时使用幽默会视作行为轻浮,降低信任,甚至产生医疗纠纷。在一些轻松的场合,可以适当使用幽默,能让患者愉快接受。

(三)培养幽默的表达能力

在平时可以注重这方面的积累,提高自己的人际沟通技巧。在护理工作中,要善于观察和分析,仔细把握患者的性格、经历、隐私及病情,善于把握时机和场合,注意幽默的内容和尺度,才能取得良好的效果。可以从取笑自己开始,发挥自己的喜剧想象力,逗别人笑;可以通过阅读喜剧、观察滑稽影视、收听幽默笑话来提高自己的幽默素养,充实幽默素材,培养自己幽默的表达能力。

(四)采用正确的幽默策略

首先要采取积极的态度,通过观察、倾听与对话,寻找患者感兴趣的事物,和患者分享笑话,适当利用一些道具,以轻松戏谑的形式说话,避免嘲笑、贬低他人,特别是容貌、年龄等。其次可以通过适当的自嘲,把自己的尴尬和难堪用于和患者的沟通,以缓和紧张、焦虑的气氛,拉近医护患之间的距离。如果自己被别人的消极幽默冒犯了,可以告知对方你的尴尬,并适时转换话题。

第六节 拒 绝

> **问题与思考**
>
> 当患者及家属对医疗效果期望很高,但自身往往缺乏专业的医疗知识时,便会不可避免地提出一些不太合理的要求,作为医护人员,如何在不影响护患关系的前提下会化解并拒绝呢?

心理学家指出,当一个人明确地表示否定的时候,整个身心会处于十分紧张的收缩状态,而提出要求遭到拒绝的一方,更会因此产生紧张和不愉快的情绪。在这种情况下,双方的情绪都会对交际产生许多不良影响,因此需采用恰当方式拒绝。

一、拒绝的概念

拒绝就是不接受对方希望你接受的观点、要求等。拒绝往往会令别人不愉快,令自己为难。在护患沟通中,拒绝是一个重要的技巧,稳妥而又有效地拒绝患者的不合理的请求,对维系和谐护患关系、避免护患纠纷具有重要意义。哪些属于不合理的请求呢?

不合理的请求主要是指违背护理服务道德观、价值观和信仰的请求。护理工作中患者提出的不合理的请求主要有:一是违反医疗规范和程序的请求,如跳过必要的诊断程序直接进行治疗,或者在没有医嘱的情况下给予特定的药物。二是超出护士职责范围的要求,如要求护士执行特定的治疗方案或药物使用,这些可能需要医生的指导和决定。三是不安全的请求,如要求护士隐瞒病情或不记录医疗事件。四是违反伦理原则和法律的请求,如要求护士参与不道德或不合法的行为。五是不尊重他人隐私的请求,如要求泄露其他患者的个人信息。六是不切实际的请求,如要求立即得到治疗,而不考虑医疗资源的实际情况。七是滥用医疗资源,如频繁无故要求护士进行不必要的检查或治疗。八是不遵守医院规则,如在不允许吸烟的地方吸烟,或不遵守探视时间。九是不尊重护士,如对护士进行言语或身体上攻击。十是不合理的经济要求,如要求护士为患者支付或减免医疗费用。

除此之外,同事之间可能会遇到一些不合理的请求,这些请求可能会影响工作效率、团队合作、职业操守甚至患者的安全。常见的有:一是因为个人原因(如私人活动)请求你替他们代班,尤其是在没有提前通知的情况下,这可能会打乱你的工作计划和个人安排。二是请求你承担他们应完成的工作量,尤其是当他们知道自己的工作没有完成时,这可能会导致工作分配不公。三是请求你参与或隐瞒违反职业道德的行为,比如伪造记录、隐瞒错误或不当行为。四是请求你执行未经授权的医疗操作或治疗,这可能会违反医疗规范和法律。五是请求你泄露患者的隐私信息,这违反了患者隐私保护的原则。六是请求你参与不正当的竞争行为,如诋毁其他同事以提升自己的地位。七是请求你忽视或违反工作场所的安全规定,比如不按规定穿戴个人防护装备。八是请求你执行超出你职责范围的任务,这可能会让你处于不舒服或不安全的位置。九是请求你参与或隐瞒财务不当行为,比如挪用公款或虚假报销。十是请求你对某些患者或同事给予不公正的待遇,比如基于种族、性别或其他歧视性因素。

二、拒绝的原则

1. **尊重患者** 不管患者的要求是否合理,都要以尊重的态度表达自己的观点,不要把自己的想法强加于人。

2. **减少负面情绪** 患者的要求被拒绝后,会产生不悦和失望等负面情绪,这必然会阻碍护患之间正常的沟通和交流。因此尽可能减少患者不悦和失望的情绪,是避免护患纠纷的关键点。

3. **进行换位思考** 换位思考又称共情、同理心,要从患者的角度和立场出发,设身处地地看待患者的要求,理解其苦恼与难处,有助于正确判断患者的要求并用合理的方法处理问题。同时应该注意地域风俗的差异,争取得到患者的理解和认同。

4. **态度真诚友善** 即使患者的要求并不合理,也应本着真诚与友善的态度去正确对待,不能敷衍、愚弄他人。

三、拒绝的方法和技巧

1. **耐心倾听** 患者提出要求后,应耐心倾听后再拒绝,切勿在患者刚开口就断然拒绝,这样既能让患者感受到被尊重、感觉到我们认真解决问题的态度、觉得确实是经过深思熟虑后迫不得已才拒绝的;也能让我们了解患者真正的目的,进而找到拒绝的切入点,委婉而有效地拒绝不合理要求。

2. **使用肢体语言** 为了避免患者受到言语的刺激或拒绝的话难以用语言表达时,可以用非语言行为予以拒绝,如转动头颈、中断微笑、双手交叉、转移目光,甚至沉默不语等暗示否定的意愿,让患者收回或终止其不合理的要求。

3. **含蓄拒绝** 使用比较含蓄的方式,让患者感觉到我们对其要求不能予以满足,从而避免对方自尊心受到伤害。可使用概括、抽象的语言,模棱两可的语句,笼统答复,或者转移话题、另找理由。

4. **先扬后抑** 在进行拒绝前,可以先肯定后转折,开始说"是"表达对患者的同情和理解,发掘患者要求中合理的部分予以肯定,然后通过"不过",点出其不合理性或不可操作性,巧妙加以拒绝。

5. **陈述客观理由** 利用客观理由,合理、直接拒绝患者的不合理请求。当患者提出晚上想回家住等与医院的规章制度或诊疗原则冲突的要求时,拒绝要直截了当,不能含糊其词,模棱两可,同时避免态度生硬,若能用幽默的方式表达,则更为有效。

6. **进行合理解释** 应用专业知识,从专业的角度说明患者要求中对治疗不利的部分,告诉患者拒绝能带给他的益处,做出诱导性解释,使患者自觉放弃不合理的要求。

7. **使用舒缓情绪的语句** 使用"实在对不起""请您原谅"等语句,让患者感受到我们的真诚和尊重,明白我们的无能为力或迫于情势,从而减轻患者因被拒绝所遭受的心理打击,舒缓患者的挫折感和抵触情绪。

8. **给予适当补偿** 患者提出要求,是站在自己认为合理的角度,拒绝前要站在患者的角度看问题,用心体会患者的理由和要求,充分考虑患者的利益,承认和肯定合理的部分并予以满足,或主动提出帮其解决另外的问题,会让患者感觉,虽然结果不是很理想,但我们已经尽力了,患者的情感会得到满足,在一定程度上减少了失望感。如果患者希望从大病房换到单人房间,条件不允许时可以说"真对不起,现在单人间确实没有病床,不过,我可以帮你换到双人间,您看好吗?"

案例 4-5

在心内科病房,一位初见疗效的心肌梗死患者向护士提出,要到医院外走一走,但根据病情他还不能离开病房。患者说如果不能出去走走,午饭都消化不了,护士从专业的角度和医嘱要求,告知其不允许外出走动。还没等话说完,患者就对护士表示不满,双方无法愉快地沟通下去。

请回答: 针对这种情况,采用怎样的拒绝技巧,能够让患者愉快地接受?

(黄彩辉)

本章小结

本章从主动式倾听、有效提问、沉默、表达看法与建议、幽默、拒绝等方面,详细阐述了人际沟通的基本技能。通过本章内容的学习,学生能够初步认识主动式倾听、有效提问、沉默、表达看法与建议、幽默、拒绝的概念、技巧、作用及影响因素,能够阐述主动式倾听和有效提问在临床中应用的技巧,并学会通过案例分析、情景演练进一步了解人际沟通的重要性。

复习思考题

1. 主动式倾听的作用表现在哪几个方面?
2. 沉默的作用有哪些?
3. 拒绝的方法和技巧有哪些?

第五章 护理人际沟通中的礼仪

学习目标

知识目标：①理解护士应具备的仪态、服饰和仪表礼仪规范。②描述正确的站姿、坐姿、行姿、蹲姿要求。③说出持病历夹或记录本、端治疗盘、推治疗车、开关门、鞠躬礼、握手礼等的礼仪要求。④说出化妆的原则、基本步骤和技巧。

能力目标：能够在不同工作场合，正确运用仪容、服饰、仪表礼仪规范，配合语言进行护患间的有效沟通。

素质目标：展现护士的职业形象，增强专业自信。

第一节 仪容礼仪

问题与思考

到医院就诊的患者通常有焦虑、烦躁等情绪，那么护士在接待患者时，应以何种仪容面对患者，给其留下安全、舒适、真诚、友善的印象，从而获得患者的信任、支持与配合？

仪容是指人的外观、容貌。仪容美是自然美、修饰美、内在美三者的协调统一。其中，自然美是指仪容的先天美，即天生丽质；修饰美是对仪容进行扬长避短的修饰，塑造美好的个人形象；内在美是后天培养出的优雅气质和美好心灵。良好的仪容能够给人以端庄、稳重、大方的印象，不仅能体现个体的自尊自爱，又能表达对他人的尊重与礼貌。

护士整洁美观、清新自然的仪容，亲切友善、乐观向上的表情有助于获得患者的信任与尊重，营造安全、舒适、和谐的氛围。同时，护士健康乐观的精神风貌能使患者获得良好的精神安慰，树立战胜病痛、重塑健康的勇气和信心。简而言之，护士的仪容是一种无声语言，在护理工作中发挥着重要的沟通作用。因此，护理人员应掌握和运用恰当的仪容礼仪，展现护士良好的内涵修养。

一、护士发部修饰

护士的发部修饰可展现护士职业魅力，体现护士优雅干练的气质。因此，护理人员应掌握头发清洁、保养和修饰的知识与技巧，确保工作时头发梳理整齐、清洁无味、发饰素雅、与整体服装统一和谐。

(一)头发清洁与保养

健康的头发具有光泽、柔顺、富有弹性和韧性、不易折断和脱落等特点。护士应注意时刻保持头发整洁干爽、无异味、无头屑,以维持完美的个人形象。护士可根据环境、季节、发质决定头发的清洗次数,洗发时选择适合自己发质的洗发剂。同时,日常生活中避免头发过度日晒、频繁烫染等,以免头发干枯发黄,并适当补充富含维生素、微量元素和蛋白质的食物,如水果、绿色蔬菜、鱼、芝麻等,以保证头发的营养与健康。

(二)护士工作发式

护士的工作发式应整洁、简练、方便、自然,体现护理职业特点。总体要求是:头发前不遮眉,侧不掩耳,后不过领,并与所佩戴的护士帽相协调,尽量避免色彩鲜艳的染发。

女护士如留长发,应将其梳理整齐盘于枕后,可配合使用颜色素雅、款式大方的发网,避免鲜艳、夸张的发饰、发网给患者带来不良刺激,固定头发的发夹应与头发的颜色相近;如留短发应不超过耳下 3 cm,否则也应盘起或使用发网。

男护士不宜留长发,也不宜剃光头,可选择中分式、侧分式、短平式、后背式发型。

二、护士面部修饰

面部仪容是个人仪容的重点。保持端庄健康的面容,进行适当规范的修饰,是护士展现良好职业形象美的关键。护士面部修饰的总原则是整洁自然、端庄得体。

(一)面部清洁与保养

面部皮肤状况可反映出人的健康状况、情绪和年龄等信息。面部保养的前提是保持面部的干净清爽、无异味,不佩戴面部饰物。男护士要剃须修面,剪短鼻毛,清洁得体。为保持皮肤光洁滋润,护士平时应注意多喝水,适时清洁皮肤,保证充足睡眠,夏季避免过多日晒,外出可打遮阳伞,冬季避免过冷刺激,外出时可戴口罩等防护品。护理工作的强度和压力较大,护士应保持积极乐观的心态,及时解决工作中出现的问题,坚持适度运动,保持健康的生活方式,以神采奕奕、容光焕发的面部仪容展现自身朝气蓬勃的精神风貌。

(二)面部修饰

1. 眉部 眉形的美观对人的整体形象至关重要。眉毛过淡、过稀或过短等都会影响一个人的整体形象。护士应根据个人脸形和眉形特点进行修饰,平时应注意对眉毛进行认真的清洗和梳理。

2. 眼部 重视眼部的清洁和保护。注意及时清理眼睛的分泌物,如患有眼部传染病应及时治疗,并自觉回避社交场合。佩戴眼镜的护士要注意选择美观、方便和舒适的透明眼镜,并及时擦拭和清洗,保持镜片清洁、视物清晰。同时,由于镜片色彩过重会使他人产生拒人千里之外的感觉,并影响真实、清晰的视物效果。因此,护士工作时不宜戴墨镜或色彩较重的镜片。

3. 鼻部 保持鼻腔清洁、无鼻毛伸出。注意不要当众挖鼻孔、擤鼻涕或挤鼻头,特殊情况下清理鼻涕应以纸巾辅助,并尽量避开旁人,避免发出过大声响。

4. 口部 注意保持口腔清洁无异味。每天认真刷牙,勤漱口,必要时洁牙。上班前避免吃葱、蒜、洋葱等气味较重的食物,必要时可嚼口香糖以去除异味。避免当众发出打嗝等不雅声音,并注意保持唇部的清洁湿润,避免嘴唇干裂、脱皮。男护士不要蓄胡须,应及时剃净。

5. 耳部 注意保持耳部清洁,及时清除耳垢。避免在上班时间或当众掏耳朵。工作时护士不宜戴耳饰,如因民族习惯确需佩戴,应尽量戴较小的耳钉。

6. 颈部 注意清洁和保养。颈部如佩戴项链不应暴露于护士服之外。

(三)护士职业妆

浓妆艳抹不仅不适宜于医院诊疗环境和护士职业身份,还会引起患者的反感和不适。因此,医院通常要求护士以淡妆展现美好的职业形象和精神风貌,为患者带来愉悦的心情。护士职业淡妆应遵循的基本原则是自然朴实、素净雅致、协调得体、扬长避短。

护士保持良好的妆容应注意以下要点。

1. 注意护肤　了解基本护肤及美容常识,选择适合自己的护肤产品,尽量避免因化妆品使用不当造成的面部皮肤损伤。

2. 妆感自然　护士应根据自己的容貌特征,进行适宜的化妆,展现端庄、大方的职业形象和美感。

(1)日妆:以清新、自然为基本原则,施轻薄的粉底,在遮盖不良肤色的同时,避免过度上妆的痕迹,营造亲切、靓丽、健康的妆效。具体要求是:眉毛,以浅咖啡或咖啡色为主,切忌粗重的黑色或蓝色;眼线,要纤细,切忌粗、黑;眼影,以浅色为主,如浅粉,切忌带荧光或过重的金属色;腮红,以浅粉色、桃红、浅桃红色为主,切忌深色;嘴唇,以接近肉色为主,如粉红色、橙色、豆沙色或透明唇膏,切忌大红和突出的唇线。上妆时注意粉底不可厚重。如有因睡眠不足或内分泌失调造成的黑眼圈或色斑,应用遮瑕笔进行适当遮盖。

(2)晚妆:由于夜间灯光照射的原因,肤色看上去较苍白,上妆时粉底应选暖色系,如偏粉色,切忌选偏黄色。

3. 整体协调　护士整体妆容应与医院环境、自身服饰相协调,给人以清、淡、薄、润的视觉效果。具体而言,护士应注意眉形、腮红、口红颜色等自然搭配、和谐统一,以展示护士职业的自然、亲切、柔和与健康的整体素质及美感。

护士化妆礼仪应注意以下禁忌。

1. 不得当众化妆　化妆应在上岗前完成,工作或其他公共场合均不宜化妆。出汗、用餐后如需补妆,应在休息室、卫生间等场所进行,以保持妆容完美。

2. 不得使用气味浓烈的化妆品(尤其是香水)　以免引起患者的反感与不适,甚至导致患者出现过敏反应。

3. 其他　不得化浓妆、离奇或怪异的妆容。

三、护士的表情礼仪

表情是一种无声语言,是非语言信息传播系统的核心部分。在人际交往中,表情真实可信地表达人们的思想、情感等心理活动。护士热情、友善、真诚、亲切、自然、沉稳的表情,可给予患者一定的安全感,有助于赢得患者的信任度,提高患者的配合度,促进患者早日康复。

(一)目光

"眼睛是心灵的窗户",目光是最富有表现力的身体语言。护士应善于观察患者的目光,以判断患者的心理变化,并熟练运用目光来表达自己的不同情感。护士与患者的目光交流,还可以产生许多积极效应。当患者心情沉重时,护士亲切、友善的目光可为其带来心理慰藉;当患者恐慌不安时,护士镇定、关怀的目光可带来安全感;当患者沮丧颓废时,护士鼓励的目光可帮助其重拾信心;对于自卑内向的患者,护士专注的目光可使患者感受到尊重与关心,增强护士的亲和力。相反,护患沟通时,若护士注视患者时间不足,患者可能会认为护士对自己漠不关心,护士职业素养低下。简而言之,目光接触是护患之间传递信息、交流情感的有效方式,目光接触的水平影响护患沟通的效果。

因此,护士在执行操作时应集中精力、眼神凝聚,在与患者谈话时善于用眼睛和视线与患者交流,以体现护士对工作的专注、对患者的关心,积极获取患者的尊重与信任。具体要求如下。

1. 注视的时间　护士视线接触对方脸部的时间应占谈话时间的 1/3～2/3 为宜，若低于 1/3 可被认为对患者及其话题不感兴趣，但也要避免过长时间地盯着对方，每次注视时间以 1～2 s 为宜。同时，护士应通过目光接触判断患者的需求，根据对方目光所反映的真实态度适时调整沟通方式。

2. 注视的角度　在检查或治疗时，护士应采用正视表达尊重、理解、平等的语义，对于卧床的危重患者则采用俯视表达爱护、体贴的语义，切忌斜视、扫视、窥视，以免让患者感觉轻视、无礼。在沟通时，护士应以自然温柔、不卑不亢的适度对视表示关注和接纳患者，若配合以真诚的鼓励、亲切的微笑和语言的安慰，让患者感受到支持和信任，患者会更愿意向护士倾吐心声，征求护士帮助和指导，两者沟通的效果会更好。此外，在与多位患者沟通谈话时，护士可环视，与在场的每个人进行目光交流，以表示尊重、礼貌、一视同仁。

3. 注视的部位　交谈时，护士把目光停留在对方的双眼与嘴之间的部位是最自然得体的行为。

需要注意的是，护士在心情不愉快的时候，绝不能将自己的不良情绪通过眼神流露出来，以免影响到患者的情绪。

(二)微笑

"一个微笑胜过十剂良药"，微笑服务是优质护理服务的重要内容。在与患者沟通的过程中，护士真诚、热情、友善、甜美的微笑，可以缩短护患之间的心理距离，缓解患者的紧张、陌生、焦虑情绪，消除误会、疑虑和不安，带给患者安全、尊重、理解、温暖、亲切和信任的感觉，增进护患之间的感情，增强患者战胜疾病的信心和力量，促进患者身心康复。因此，护士应练就完美的职业微笑，展现自身乐观豁达、爱岗敬业、真诚友善的精神风貌。

1. 微笑的基本要求　微笑的基本要求是"三笑"，即眼笑、嘴笑、心笑。双眼目光亲切柔和、蕴含笑意；双唇自然闭合，不露牙齿，嘴角微微上提，唇形略微弯曲呈弧形，不发出笑声；内心充满和善、真诚、关爱。

2. 微笑的训练方法

(1)练习嘴角上翘：面对镜子，念"一"字音，用力抬高口角两端，注意下唇不要用力过大。

(2)练习眼中含笑：取一张厚纸，遮住眼睛以下部位，面对镜子，心中想着愉快的事情，使笑肌抬升收缩，鼓起双颊，唇形弯曲，嘴角上翘呈微笑的口形。这时双眼会呈现出十分自然的笑意。随后，放松面容，眼睛恢复原样，目光仍脉脉含笑，即为眼中含笑。

3. 微笑的注意事项

(1)整体协调：护士的微笑应同时与亲切的语言、端庄的仪表、得体的举止有机结合，声情并茂展现自身优雅得体、稳重大方的气质。

(2)表里如一：微笑是内心和外在真、善、美的自然流露与有机结合，是"发乎情，出乎心"。因此，护理人员只有具备对护理专业的高度认同、热爱和敬业精神，才能在工作中展现出发自内心、和谐统一的职业微笑，并传递对患者的同情、关心、爱护、帮助之情。

(3)一视同仁：微笑服务要一视同仁，不能有所区别，切忌以貌取人。

(4)兼顾场合：微笑应适时适度，注意兼顾不同场合、情境下他人的情感状态。在特别严肃的场合，以及当别人做错事、说错话或心情悲痛时，护士均不宜微笑。在急救室、手术室等特殊岗位任职的护理人员，当患者病情加重、悲伤痛苦时，均不应面露微笑。

(5)克制自我：由于护理职业要求，护士需要学会克制自己的不良情绪，避免将自己生活中的负性情绪带到工作中，影响患者心理健康、损害护士职业形象。一名训练有素的护士，就应该像演员一样，在工作岗位上扮演好自己所承担的救死扶伤的神圣角色，控制一切消极的自我情绪，以微笑服务为患者提供优质护理，构建和谐护患关系。

四、护士的肢体修饰

很多礼仪形式需通过肢体动作来展现,肢体的修饰同样重要。护理工作强调"动手"能力,手是护士进行护理操作、体态语言表达最直接、形象的工具,所以护士双手的卫生与形象对展示护理礼仪美感至关重要。

(一)手部的清洁卫生

护士应保持双手清洁、灵巧、皮肤滋润。在进入和离开病房时,执行各项护理操作前后,接触无菌物品前、污染物品后等都应进行规范的洗手,必要时用消毒剂洗手、泡手或擦手,以防止交叉感染或医源性感染。

手是人的第二张名片,洗手后要及时涂抹护手霜,以保持手部皮肤滋润和健康。尤其是秋冬较干燥的季节,如因洗手过于频繁,手部皮肤很粗糙时,可在晚上睡前用温水洗手后,使用手膜或涂擦较多的护手霜以改善手部肤质,确保为患者提供护理服务时,双手清洁、皮肤滋润,给患者留下良好的印象和柔软的触感。同时,护士在工作期间不得用手揉眼睛、抓头发等,以免造成不雅形象或引发交叉感染。

(二)手部的修饰

现代女性常以佩戴手镯、手链、戒指等饰品增加美感,但由于护理职业要求的特殊性,护士的手臂应以朴素庄重、便于护理操作为宜。因此,护士不宜佩戴戒指、手镯等首饰,并应注意勤剪指甲,不留长指甲,避免长指甲藏污纳垢、抓伤患者皮肤、刺破无菌手套等不利影响。需要强调的是,护士不得在公共场所修剪指甲。此外,护士不能涂彩色指甲油、做美甲。因为指甲油不仅会在执行护理操作时造成污染,其鲜艳的色彩还会引起患者的反感和不适。

案例 5-1

产科护士小赵正在写产妇的护理记录时,一名"妊娠期高血压疾病"患者在老公的陪同下来到护士站,并要求办理入院手续。小赵边写记录边回答:"好的,马上给你们办。"随后,小赵让今天刚进科室实习的护生小宋带领患者及其家属前往病房,并采集病史、测量生命体征。护生小宋是一个爱美的小姑娘,每日浓妆艳抹,戴着流苏耳环,留了长长的指甲,并做了美甲。在为患者测量血压、脉搏时,护生小宋的长指甲经常戳到患者的皮肤。患者老公非常不满,向护士长投诉:"我老婆怀孕了,现阶段出现的高血压、水肿不仅让她身体不舒服,也让她担心会影响胎儿的健康。来你们这里住院,就是冲着你们三甲医院的医疗服务水平高,能够安心、舒服地保胎。结果你们的护士正眼都不看一下我们,就让一个实习生来接待。这个实习生还涂了那么红的口红,指甲上亮晶晶的,实在让人反感,血压正常的人看了都要高血压了,更何况我老婆本来血压就高。那个实习生还留了那么长指甲,我老婆本来就水肿、皮肤薄,我真怕她把我老婆皮肤扎破了,造成感染!"

请回答:如果你是小宋,在工作时,你会如何打扮以体现自己的仪容美?如果你是小赵,你会如何接待患者及其家属?

第二节 服饰礼仪

问题与思考

良好的开端是成功的一半。如果护士衣冠不整、邋遢凌乱,会影响其在患者心目中的形象,难以取得患者信任,直接影响后续护理工作的实施。你认为,护士应该如何着装才能给患者留下美好的印象,赢得患者的尊重与配合?

服饰是人们穿着服装和佩戴饰物的总和。在宏观层面,服饰可反映一个国家和民族的精神风貌、文化传统,以及物质和精神文明发展程度;在微观层面,服饰可反映一个人的身份、职业、社会地位、文化素养、个性品位及其对生活的态度。无论是上下班进出病区的便装,或是在岗时的工作服,护士的着装均应符合社会规范和职业要求,符合大众审美观。

一、护士便装的着装规范

(一)着装的基本原则

1. TPO原则 即时间(time)、场合(place)和目的(object)三个因素,护士服装应与时、景、事协调一致、相互呼应,确保着装得体。
2. 适应性原则 即服饰与年龄、肤色和体型相适应。如年轻人着装应富有朝气,而中年人着装应高雅整洁。肤色偏暗的人应着明亮、浅色的服装,肤色偏黄的人宜选择蓝色或浅蓝色的服装。
3. 整体性原则 恪守服装约定俗成的搭配要求,如穿西装时应配皮鞋,而非运动鞋、布鞋和凉鞋;保证服饰整体协调统一。
4. 规范性原则 如女士穿裙子时,所穿丝袜的袜口应被裙子下摆所遮掩,不宜露于裙摆之外。

(二)护士便装的要求

护士进出病区的便装应符合上述原则,以秀雅大方、清淡含蓄为基调,展现出护士美丽端庄、稳重大方。同时,护士不应穿过分暴露、不雅观的时装(如露脐装、吊带装、超短裙等),以及带响声的硬底鞋、拖鞋出入病区。男护士不得穿背心、短裤到病区。

二、护士工作装的着装礼仪

护理既是一门科学,也是一门艺术。护理独特的艺术美可通过护士的形象来表现,得体端庄的服饰不仅能体现护士良好的思想品格、精神面貌,还能给患者以美的感受,促进患者康复。

护士衣冠整洁是工作中最基本的礼仪。护士在工作时必须戴护士帽、着护士服、穿护士鞋,进行护理操作或需要时应戴口罩。护士着装的总体要求:清洁整齐、简约朴素、得体端庄、搭配协调,以体现护士严谨的工作作风、严格的组织纪律性和神圣的职业责任感。护士工作装的具体要求如下。

1. 护士帽 护士帽是护士职业的象征,分为燕帽和圆帽,体现护士端庄、典雅、高洁的气质。
(1)燕帽:适用于普通工作区,如普通病房、门诊。燕帽应洁净平整、挺立、佩戴端正、高低适中。

选择与帽子颜色相同和接近的发夹在帽后两侧进行固定,松紧度以低头或抬头时均不脱落为宜。根据护士个人的脸形,适当调整燕帽位置,过于靠前会给人以压抑感,过于靠后既不稳定又显得随意。

（2）圆帽:适用于手术室、传染科、隔离病区等,男护士一般佩戴圆帽。戴圆帽时头发应全部遮盖于帽内,前不露刘海,后不露发髻,帽缝在后,边缘平整,帽顶饱满。短发者可直接佩戴圆帽。长发者需用发卡或网套盘起后再佩戴。若头发从圆帽中滑脱、外露,需及时调整。

2. 护士服、护士裤　护士服是护士工作时的专用服装。护士服的着装礼仪不仅有助于提升护士整体形象,增强护士责任感,使其以积极的心态、良好的心情面对繁杂的护理工作,同时有助于患者通过护士着装体会医院精神面貌,并产生安全、整洁、明亮的心理感受,提高患者满意度。

世界各国的护士服款式各具特色,但多以白色为基本色调,体现护理职业的端庄与神圣。所以,护士服是"白衣天使"的象征。然而,长时间的白色着装,不仅容易使患者产生审美疲劳,还会通过视觉影响使患者产生压抑、排斥、恐惧感。随着时代的进步、社会的发展,人们的审美观念不断提升,护士服的颜色与款式亦随之发生变革。众多医院以美学原理为指导,以心理学研究结果为依据,将服装中的多元文化引入医院,根据科室特点和患者特征选择不同颜色的工作服,以改善患者的视觉感受,改变患者对医院"白色恐怖"的印象,美化医院环境,提升护理专业的外在形象,满足患者的精神需求,舒缓患者的心理压力,提高患者在诊疗期间的配合度。比如,儿科、妇产科的护士身着淡粉色或小碎花工作服,令母亲和孩子感到温柔、可爱、舒心、放松;手术室、ICU 和血液中心的护士穿着代表生命力的绿色工作服,一方面减轻危重患者的恐惧心理,激发其战胜病魔的信心,使其满怀希望配合治疗,另一方面也使长时间凝视血染区域的医护人员的眼睛得以休息;而急诊科的护士身着淡蓝色或墨绿色工作服,则使患者和亲属感到冷静与沉稳。简而言之,医院通过不同的护士服颜色,潜移默化地影响患者的心理,并对患者病情、护患关系产生诸多积极影响。

护士服的款式包括连衣裙式和上、下装式,式样以整齐洁净、大方得体和便于各项操作为原则,展现护士的职业美,体现护士纯洁、轻盈、活泼、勤快的个性特点。护士服穿着要求尺寸合身,以衣长过膝、袖长齐腕为宜。腰部用腰带调整,宽松适度。护士服衣扣、袖扣需扣整齐,衣扣如缺失应尽快补丁,禁用胶布、别针代替衣扣。同时,注意护士服与其他服饰的搭配协调,如护士服内不宜穿过宽、过厚的大衣或棉衣等,避免穿深色内衣、高领衣物,内衣的领边、袖边、裙摆不宜露在护士服外面。

夏季裙装护士服内应配护士工装短裤,长度不宜超过衣服下摆。其他季节可搭配白色长工作裤,其长短要适宜,以站立时裤脚能碰到鞋面、裤脚后面垂直遮住 1 cm 鞋跟为宜。

护士服应保持平整、清洁、无破损,若被患者血液、体液、分泌物、排泄物等污染,应及时更换。

护士可根据医院要求在护士服上佩戴胸牌、胸表,但不得佩戴其他饰物。

3. 鞋袜　护士鞋应款式简洁、软底、防滑、坡跟或平跟,鞋面整洁,以舒适、走路无声和方便工作为宜,不得拖穿。除监护室或手术室需要穿专用拖鞋外,不得在工作场所穿拖鞋。护士的鞋袜要保持清洁干净,注意皮鞋日常保养,不得光脚穿鞋,在岗期间不得穿凉鞋。护士鞋颜色应与护士服相协调。袜子以浅色、肉色为宜,与护士鞋保持色系一致,忌穿深色袜子,长袜口不得显露于裙摆或裤脚的外面。夏季穿丝袜时,如丝袜破损,应及时更换。

4. 口罩　口罩类型的选择应根据工作场所和职业需求而定。护士戴口罩时应完全遮住口鼻,上至鼻翼,下至下颌,高低松紧要适宜,不可露出鼻孔。口罩需保持清洁美观,如有污渍、潮湿应及时更换,一次性口罩用后应及时处理。

5. 与工作有关的饰物佩戴　在岗期间,佩戴戒指、手链、粗长的项链及较大的耳饰等饰品,不仅会影响护士的各项操作,也会让患者产生"护士将过多时间精力用于穿着打扮"的印象,从而质疑护士的业务能力,降低患者对护士的信任度。因此,为了便于工作,树立干练、大方的职业形象,护士不得佩戴上述与工作无关的饰品。与工作有关的饰物包括护士胸卡、胸表和发饰。

(1)胸卡:是表明护士身份的标志,胸卡上有护士本人的照片、姓名、职称、职务等信息。佩戴胸卡时,需正面朝外,用卡扣或别针固定在胸前。胸卡要保持端正、整洁,避免药液、水迹沾染,不得粘贴、悬挂其他物品。

(2)胸表:由于手表戴在腕部、执行操作时易被污染,且不便于消毒处理,因此护士在岗期间常选择小巧的胸表,并将其挂于左侧胸前。在工作过程中,护士的胸表无须用手取用,即可直接测量时间,既卫生又方便,符合职业要求。

(3)发饰:包括用于固定头发的发卡、发绳、发网等。注意头饰与头发应为同色系,以素雅、大方为主。避免佩戴过多、过于鲜艳、夸张的发饰。发卡的选择应是白色或浅色,左右对称固定在燕帽的后面,一般不外露。

护士端庄、文雅、自然、大方的外在形象将影响患者对其的整体评价。良好的职业形象,能传达出护士严格的工作纪律、严谨的工作态度、高尚的道德情操。为体现个性,护士可选择细小的耳钉、能够遮盖在衣领内的项链作为装饰品,彰显自己独特的审美。

案例5-2

护生小翟在某三甲医院实习。第一天上班时,为给带教老师留下良好印象,她穿了一件明黄色连衣裙以突显自己的青春靓丽、朝气蓬勃。在上岗前穿护士服时,小翟发现连衣裙裙摆过长,从护士服下摆露出了一截,但不以为意。由于对医院所发胸卡上自己的照片不满意,小翟便用贴纸遮盖了头像,并将胸卡背面朝外佩戴于胸前。随后,在工作时,小翟用皮筋盘起的长发由于频繁活动而散落,垂于颈后。

请回答:如果你是小翟,在工作时你会如何着装?

第三节　仪态礼仪

问题与思考

患者常通过观察临床护士的一言一行、一举一动评价护士的工作态度和医院的服务水平。对于需要办理入院手续的新患者,护士接待患者时,如何通过言谈举止展现自己的职业风范和真诚友善、关心体贴的态度?

仪态是指人的姿势、举止和动作。仪态是一种无声语言,具有真实性、可靠性的特点,又称为身体语言、第二语言或副语言。仪态不仅能够表现个体的内在素质、社会角色、个性修养,还具有表达和传递思想、情感和态度的功能。

护士的仪态是护理活动中的重要沟通方式。护士仪态礼仪是指在护理活动中对护士的表情、姿势举止和动作的规范和要求,是护士礼仪的重要组成部分。护士通过挺拔的站姿、端庄的坐姿、稳健的行姿、优雅的蹲姿、娴熟轻柔的操作等良好的仪态语言能够给患者带来温文尔雅、从容大方、彬彬有礼的美感，从而使患者感到心情舒畅、情绪稳定，有利于早日康复，提高患者对护士及医院服务的整体评价。因此，护理人员应掌握并正确运用护士的礼仪规范，营造和谐、文明、现代、进步的医院诊疗环境。

一、基本仪态

护士的基本仪态主要包括站姿、坐姿、行姿、蹲姿等。

(一) 站姿

站姿又称为立姿或站相，是所有仪态中最基本的姿势，是培养其他动态姿势的起点和基础。护士的站姿应挺拔、自然，彰显个人稳重、干练、自信、积极向上的气质和风度。

1. **基本站姿**　规范站姿的基本要求是头正颈直，肩夹背挺，挺胸收腹，立腰提臀，双眼平视，下颌微收，面带微笑，表情自然。

(1) 女士站姿：双臂自然下垂，双手置于躯体两侧或相握于腹部，双脚并拢呈"V"字形步或"T"字形步，展现女护士的优雅与自信。

(2) 男士站姿：双臂自然下垂，双手贴放于大腿两侧或右手握住左手腕部上方自然贴于腹部，两腿平行，双脚分开，与肩同宽，展现出男护士的沉稳坚毅。

2. **禁忌站姿**　在工作期间，护士切忌攀肩搭背、手脚随意乱动，不宜倚靠或扶在病床、墙壁、门栏等支撑物上，不仅有失仪表的庄重，且给人以敷衍散漫、无精打采的印象。

3. **训练方法**

(1) 靠墙法：身体背对、紧贴墙壁站立，使枕后、肩、臀及足跟均与墙壁紧密接触，保持5~10 min。

(2) 背靠背法：两人背靠背站立，使后脑、肩、臀及足跟均能彼此紧密接触，也可在各个接触点夹上纸板进行强化训练，练习平衡感与挺拔感。练习时，可通过镜子审视自己的站姿和整体形象，不断改进，使自己的站姿挺拔、稳定、优雅、自然，具有仪态美。

(二) 坐姿

坐姿是人在就座后所呈现的一种静态姿势。端庄优雅的坐姿能体现一个人的形态美和良好的个人气质。护士的坐姿应展现出娴静、端庄、谦逊、诚恳、大方的美感。

1. **基本坐姿**　规范坐姿的基本要求是挺胸、收腹、抬头，目视前方或面对交谈对象，上身与大腿之间呈直角，落坐于椅面前1/2或2/3处，避免身体倚靠座位的靠背，保持自然挺拔的坐姿。常见的坐姿包括坐位"丁"字步、正坐位点式"丁"字步和侧坐位点式"丁"字步、侧坐位平行步、坐位平行叠步等。

(1) 女士坐姿：双膝并拢，两足自然踏地，略内收，双手交叉置于两腿间或双手握拳交叉于腹前。

(2) 男士坐姿：双膝略分开约一拳距离，双手掌心向下、分置于两膝之上，小腿垂直于地面。

2. **就座礼仪**　就座又称为入座、落座，即走向座位直到坐下的过程。就座时应遵循以下礼仪规范。

(1) 注意礼让：与他人一起就座时，应注意礼让尊长和患者，避免抢先就座等失态的表现。

(2) 左进左出：注意从左侧一方走向自己的座位，并从左侧离开自己的座位。

(3) 落座无声：在移动座椅、调整坐姿时应动作轻柔、从容大方，避免发出噪声。

(4) 入座优雅：就座时若座椅距离较远，可右脚后移半步，待腿部接触座椅边缘后平稳入座。女士着裙装入座时，应先用双手在身后抚平裙摆后再坐下。

3. **离座礼仪**　准备离座时应注意以下礼仪规范。

(1) 事先示意：如有他人同时在座且两者坐位较近，应在离开座位前用语言或动作向其示意，随后方可起身离座。不得突然起身以免惊扰他人。

(2) 有序离座：与他人同时离座时，需注意起身的先后顺序。护士应礼让患者先行离座，若是同事，则可同时起身离座。

(3) 轻缓起身：起身离座时动作要轻缓，站稳再行，走动无声无息。避免起身离座动作过快、过猛而发出声音或碰撞物品。

(4) 从左离开：起身后应从左侧离座。

4. 禁忌坐姿

(1) 坐立不安：坐定后应上身挺拔端正，避免过多动作，如左顾右盼、摇头晃脑、上身前倾、后仰、歪向一侧或趴在桌上，以及双手乱摸乱放、双腿抖动或将腿架在高处等，以免给人以懒散、颓废、粗俗的印象。

(2) 不雅举动：工作期间，入座后剪指甲、脱鞋袜、脚击打地面等均是失礼行为。

5. 训练方法

(1) 按正确站姿在座位前站好，右脚后移半步，待腿部接触座位边缘后轻盈入座，女士穿裙子时先以双手抚平裙摆后平缓坐下。注意只落座椅面的 1/2~2/3，避免身体倚靠座位的靠背。

(2) 保持头部端正，下颌微收，目视前方，面带微笑，双肩后展下压相平，挺胸、收腹、立腰，上身与大腿、大腿与小腿均呈直角。

(3) 女士双腿并拢，男士双腿可略分开；双脚并拢、平行或一前一后；双手掌心向下，叠放于大腿上或是放在身前的桌面上，或一左一右扶在座位两侧的扶手上。

(三) 行姿

行姿又称为走姿，指人在行走的过程中所形成的动态姿势。行姿的基本要求是轻松、矫健、优美、匀速。护士稳健敏捷、从容不迫、充满活力的步态可给人以健康干练、精神饱满的美感，且正确的行姿有利于节省体力，更好地完成护理工作。

1. **基本行姿** 行姿是以站姿为基础。规范的行姿是目视前方，上身保持站立姿势，起步时重心前移，抬足有力，脚尖朝正前方迈步，不得内向或向外（即内八字或外八字步），步幅大小适中，步履轻盈，步伐笔直，匀速行进，柔步无声。在行走的同时，双肩平稳，双臂前后自然摆动。

当响应患者呼唤或赶赴抢救地点时，护士应快步疾走，但上身仍要保持平稳，步伐加快、有力，肌肉放松，舒展自如，给人以镇定、敏捷、充满信心之感。

2. **行路礼仪**

(1) 保持距离：行路时应与他人保持适当距离，避免拥挤和碰撞。排队时需保持 1 m 距离。

(2) 严格自律：严格约束个人行为，行走时不得随地吐痰、乱丢垃圾、吸烟、吃零食等。

(3) 注意礼让：在医院内行走时，遇到熟人应热情问候。有人问路时应尽力相助，老弱病残者需要援助时，应主动上前表示关心、提供帮助。通过狭窄道路时，应相互谦让。在仅能通过一人的走廊，如有他人从对面走来时，应侧身相让，请对方先通过；如对方先礼让，则勿忘向其道谢。上下楼梯时，应单人行走，不宜多人并排行走；靠右侧而行，右上右下，将楼梯左侧留出来，以方便有紧急事务者快速通过；若为他人带路，应走在被引导者前面；留心脚下，在楼梯上不宜交谈，以免有碍他人通过；与老人、儿童、女士、患者一起下楼梯时，若楼梯过陡，应主动行走在前，以防身后之人出现闪失；不得在上下楼梯时推挤他人。进入有专人管理的电梯时，应先出后进；进入无人管理的电梯时，应该先进后出，以控制电梯方便他人的进出；特别是与老人、女士、儿童和患者同乘电梯时，不可争先恐后或强行挤入。电梯因故暂停时，要及时报警，耐心等候。出入房间时，请患者或他人先进出房门，并主动替对方开门或关门；开门或关门应以手轻推、轻拉、轻关，不得以脚踢门；进出房间时，如有人在房内，则应面向对方，切勿反身关门，背向对方。

3. 禁忌行姿

(1) 体态不雅：行走时不得瞻前顾后、左顾右盼，避免颈部前伸、歪头斜肩、耸肩夹臂、甩动手腕、挺腹含胸、扭腰摇臀等不雅姿势。

(2) 声响过大：行走时步态应轻稳，脚落地时不要过分用力。如用力过猛、声响过大，不仅会妨碍或惊吓他人，还会给人留下粗鲁、莽撞的印象。

(3) 八字步态：该步态有失雅观。

(4) 阻挡道路：行进时，在道路狭窄之处，应礼让他人，避免多人并行或走走停停，阻碍他人通过。

4. 训练方法
在站姿的基础上，自然摆臂，脚尖朝向正前方，步伐笔直，步态轻盈，步幅均匀。

(四) 蹲姿

蹲姿是护理人员常用的一种姿势，一般用于拿取或拾捡低处物品。

1. 基本蹲姿
蹲姿的基本要求是在站姿的基础上，分开两脚，使一只脚在前，另一只脚在后，如穿裙装应先用双手抚平裙摆，再两腿靠紧下蹲，前侧小腿基本垂直于地面、全脚掌着地，后脚脚跟抬起、前脚掌着地，用后脚稳定重心，臀部坐于抬起的后脚脚跟上，脊背保持挺直，双肩自然下垂。如拾取物品，可先走到物品的后侧方，右脚后退半步，然后下蹲，用靠近物品的手拾起物品。注意护士服衣摆不要触地。

在采取蹲姿操作时，应注意节力原则，在保持姿态优雅的基础上，尽可能扩大支撑面，并保持重力线在支撑面内。

2. 禁忌蹲姿

(1) 注意方位：背对他人下蹲，不仅有失礼貌，且显得不尊重他人。

(2) 不雅蹲姿：下蹲时双腿平行叉开，低头、驼背或弯上身、翘臀部，特别是女性穿短裙时，上述姿势十分不雅观。

二、护理工作中的仪态礼仪

护士在工作中优美得体的仪态礼仪不仅会给人以美的感受，同时对建立良好的护患关系、促进患者康复亦能发挥重要作用。护士在工作中常用的仪态礼仪包括传递物品、持病历夹或记录本、端治疗盘、推治疗车、推平车、出入房间等。

(一) 传递物品

递文件时，应将文件的正面朝向对方，双手递上。递笔和剪刀等锐器时，应把尖头部位朝向自己。

(二) 持病历夹或记录本

持病历夹或记录本行走时，手掌握住病历夹边缘的中部，放在前臂内侧，持物手靠近腰部，病历夹或记录本的上边缘略向内收。若需要打开病历夹、记录本进行书写，应左手托住病历夹或记录本右缘上1/3或1/2处，放在侧胸上部1/3处，右手托住记录本或病历夹的右下角，调整至合适位置，即可开始书写。

(三) 端治疗盘

正确的端盘姿势搭配整洁得体的护士服、轻盈稳健的步伐和温柔可亲的面容，会给患者安全、愉悦、舒适的感觉。

正确的端治疗盘姿势是双手握于治疗盘两侧中部，拇指在盘边缘下端，其他四指自然分开，托住盘底，双肘靠近腰部，屈肘90°，双手端盘于平腰处，然后按照行姿要求行进。注意取放和行进中保持平稳,治疗盘不得触及护士服。端着治疗盘的护士在开门时不能用脚踢门,而应该用肩部或肘部将门轻轻推开。

(四)推治疗车

治疗车一般三面设有护栏,无护栏的一侧设有抽屉,用于存放备用物品。正确的推车姿势是护士站于无护栏的一侧,双臂均匀用力,双手扶住两侧护栏或车把,重心集中于前臂,匀速平稳行进。行进中随时观察车内物品,并注意周围环境,快中求稳。进出房间时,应将治疗车停稳,先打开房门,再将车推入或退出,不可用车直接撞开门。

(五)推平车

平车一般用于运送需要紧急抢救或手术后的患者。推平车同样要快中求稳,且小车轮一端位于行进的前方,有利于掌握方向。运送患者时,患者的头部位于大车轮一端,以减少对患者头部的震动,也便于护士随时观察患者面色。

(六)出入房间

在医院出入房间时,应注意尊重病室内患者、不得影响患者休息和治疗。出入房间的礼仪规范包括以下几个方面。

1. **进门前先行通报** 进入病房前,护士应先叩门,向房内的患者进行通报,不能贸然进入以防惊扰他人。休息时间、夜间巡视病房或交接班时可不通报。

2. **用手轻开、轻关房门** 在进出病房时,护士应用手轻拉、轻开、轻关房门,不可用脚踢门、膝顶门或听任房门自由开关,手端物品时可用肘部开门。

3. **进出房门面向他人** 当房间内有人时,护士进出房门时应面向对方,切勿反身关门或背向他人。

4. **后入后出** 与其他人同时出入时,为表示礼貌,护士可主动替对方开门或关门,并后入后出。若出入房间时,恰逢他人与自己方向相反出入房间,应主动礼让,一般是房内之人先出,房外之人后入。

(七)陪同引导

护士陪同、引导患者一起行进时,应注意以下五个方面。

1. **注意自身位置** 护士与被引导者平行前行时,护士应位于左侧;双方单行前进时,护士应位于左前方1 m左右。

2. **注意行进速度** 在引导患者前行时,速度应保持与被引导者同步,特别是在引导老年患者和虚弱患者时更应注意。切勿时快时慢,以免患者产生不安全感和不被尊重、被忽视的感觉。

3. **注意关照和提醒** 陪同行进过程中,应注意以被陪同者为中心,在遇到照明欠佳、转弯等情况时,应该及时提醒并给予适当的照顾,以防患者跌倒受伤。

4. **合理上下楼梯** 陪同、引导患者上下楼梯时,应走患者专用楼梯,且自己先行在前,遵循右侧上、右侧下的原则,避免在楼梯上休息或站在楼梯处交谈,以免引起楼梯通道的阻塞。

5. **注意引导手势** 引导患者或指示方向时,手臂抬至一定高度,五指并拢,掌心向上,以肘为轴,朝所指示的方向伸出手臂。用手势协助表达时,动作适度、自然大方,切忌指指点点、双手乱摸乱放、边谈话边行走。

(八)鞠躬礼

护士迎送患者时,通常会行鞠躬礼以示尊重。行鞠躬礼时,按站姿要求站好,以髋部为轴,上身随轴心向前倾斜,保持头、颈、腰在同一直线,目光落在自己前方1~2 m处,鞠躬的角度为15°~45°,双手放于身体两侧或双手相握(女士),鞠躬时双手随身体的前倾而自然下垂,配以语言"您好"

或"请慢走",随即恢复站姿。

注意纠正鞠躬时弯腰驼背、低头含胸、仰首上望、左顾右盼、目光游移不定等不良姿态,双手不可按在腹部或双腿上。

(九)握手礼

握手礼是适用范围最广的致意礼节。临床工作中一般用于护士送别患者出院时,以握手表达热情、友好、道别、感激等诸多含义。

握手礼应遵循尊者优先的原则,即位尊者伸手后,位卑者才能伸手相握。双方距离适中,一般为1 m左右,在站姿的基础上,身体稍向前倾15°左右,伸出右手,手掌与地面垂直,四指自然并拢,拇指张开,掌心微凹,与对方相握1~3 s,注意手的高度在第4~5粒纽扣之间,力度适度,握手的同时应注视对方,神情专注,不能斜视或东张西望,以微笑致意,并配合"您好""祝贺"等语言。

在一般情况下,握手时间应控制在3 s内,双方握手时稍稍用力握一下即可松开。注意避免用力过猛、拉住对方的手不放或快速收回手等缺乏诚意、虚情假意的握手方式,这会使对方产生被压制、轻视、不屑、嫌弃的感觉。

根据疫情防控要求,在传染病流行期间,为加强个人防护、预防交叉感染,不建议护患之间使用握手礼。

优雅的举止并非朝夕即成,而是要在平时工作与生活中不断训练。因此,每个护士都应有意识地对自己的基本姿态加以修正,长期坚持自可形成良好的习惯,塑造出优美的仪表与风范。

案例 5-3

宋先生,34岁,白血病患者。新入职的王护士活泼可爱,爽朗大方,亲切地称宋先生为"宋叔叔",并认真为其办理了入院手续。宋先生对王护士仪容、性格、接诊服务评价均很高。然而,在住院后,王护士为宋先生发药时,推着治疗车"砰"的一声将门撞开,随后再用脚"砰"一声把门踢上,"咚咚咚"小跑至宋先生床边,将口服药放置于床头柜,交代宋先生服药方法和注意事项。正在休息的宋先生被王护士吵醒后,皱着眉听完了其讲解……

请回答:如果你是王护士,你会如何进出病房?

第四节 常见护理工作场景中的礼仪

问题与思考

不同科室的护士面对的患者有所不同,护士除了需要具备扎实的专业知识、娴熟的专业技能,还要遵循护理礼仪原则,构建良好护患关系,为患者提供规范、舒适的优质服务。那么,不同护理工作岗位的护士,如何落实护理礼仪要求、高标准完成各项护理工作呢?

护理礼仪是护理人员在为患者提供护理服务时,为了塑造个人及群体的良好形象而应严格遵守的一系列行为规范和准则。护理礼仪属于职业礼仪的范畴,是护士素质、修养、行为、气质的综合反映。护理礼仪既是护士个人修养和职业素质的外在行为表现,也是护士职业道德的具体要求。

提高护士的礼仪修养能使患者获得积极的心理效应,并增强对护理人员的信任感,促使患者更加坦率、真诚地表达自己的态度、情感和价值观。相反,在护理工作中,护理人员如不注意自己的行为举止,会使患者产生负性心理效应,患者的不安全感增强,甚至产生怀疑及反感,从而出现消极应对行为,甚至对整个治疗、护理过程产生不信任。因此,护理人员不但要具备一定的专业知识和实践能力,还要注意自身礼仪修养。

在护理工作中,护士端正的态度、礼貌的言语、文雅的举止和规范的行为不仅会给人一种美感,同时有利于赢得患者和同行的尊重与信任。良好的礼仪能使护士在护理实践中充满自信心、自尊心、责任心,且营造一个温馨和谐、诚信友善的人文环境,促进患者身心健康和早日康复。

一、护士工作礼仪概述

(一)护士工作礼仪的基本要求

在护理实践中,严格遵守礼仪规范、热情周到地接待患者就医治病是每位护士必须切实掌握的一项礼仪基本功。而且,内强素质,外塑形象,灵活运用护理礼仪,发展良好的护患关系,不仅对开展优质服务护理工作十分重要,还有助于消除许多潜在的护患纠纷。在护理工作中,护士应遵循以下原则和基本要求。

1. **尊重患者**　护士应对所有患者一视同仁,使者保持心理平衡,不因疾病而受歧视,维护患者的尊严。尊重患者应包括两个方面,即尊重患者的人格和权利。

(1)尊重患者的人格:护士不仅要尊重患者的个性心理,还要尊重其作为社会成员应有的尊严,不能因为疾病而否定患者的人格,更不能因疾病而训斥、侮辱、嘲弄患者。

(2)尊重患者的权利:目前,国际上尚无统一的患者权利标准,已明确的患者权利包括获得及时就医的权利、在医疗过程中的知情权、对医疗方案的选择权、对医疗行为的拒绝权和个人隐私权等。在尊重患者的隐私权方面,医护人员应注意以下五点。①进病房前要经过患者及家属的许可。②注意选择合适的沟通地点。③执行各项操作时,注意维护患者生理方面的隐私权。④不得触及和泄漏与治疗、护理无关的患者个人隐私。⑤为患者的健康信息保守秘密。

2. **诚实守信**　诚实守信是指对他人要真诚,承诺的事情要付诸行动、兑现诺言。护士应当根据患者的病情和医院条件,尽力满足患者的要求。护士承诺患者的事情,要努力予以兑现,不要让患者感到失望。如不能满足患者需求,应给予必要的解释,以征得患者的理解。

3. **举止文雅**　护士的一言一行直接影响患者对护士的信任以及配合度。护患初次接触时,护士良好的仪容、仪表、仪态、气质、风度等第一印象会给以后的护患沟通、各项操作奠定良好的基础。因此,护士应努力做到以下三点。

(1)举止得体:护士举止要落落大方,不得随意倚靠在床边、桌边及门边;要保持良好的卫生习惯,不要随地吐痰、当众擦拭鼻涕或清理喉咙。

(2)言谈得体:谈吐礼貌、温文尔雅、不恶语伤人;称呼、声音、语气要尽可能使患者感到亲切、自然。

(3)品行端正:作风正派,切忌在办公场合嬉笑打闹,与异性接触时更应注意自己的言行。

4. **冷静干练**　护士的职责是协助医生治病救人,对时间的要求极为严格,争取时间就等同于争取生命。因此,护理工作尤其是抢救工作,不仅需要护士具备扎实的专业知识,还要有娴熟的护理技能及丰富的临床经验,更要具备雷厉风行的工作作风,能够镇静果断、机智敏捷地采取护理措施。

5. **共情**　共情是设身处地理解对方,从对方的角度出发,感受他人的感情。共情不等于同情,同情是以自己的眼光看对方,共情则是把自己完全摆在对方的位置上、体验对方的感受。护士对患者的共情不是不自主的"悲患者之所悲、乐患者之所乐",而是在理解患者及其家属痛苦的同时,能够明确判断自己应该如何采取有效措施来抚慰患者伤痛、帮助患者提高健康水平。

(二)护理操作中的礼仪要求

护理操作是护士为患者实施治疗与护理、帮助其恢复健康的重要手段,是护理本职工作的主要内容,也是建立护患关系的重要基础。在护理操作过程中,护士以友善、礼貌的态度和娴熟、规范的技术为患者服务,将有助于建立良好的护患关系,促进患者早日康复。护理操作过程一般分为操作前、操作中、操作后三个阶段。

1. 操作前礼仪

(1)举止得体、仪表端庄:护士的仪容仪态常直接影响患者对护士的评价、信任及护理效果。在护理操作正式实施前,护士应严格按照护理礼仪规范要求检查着装,并确保仪容整洁、举止得体,如行走时轻快敏捷;推治疗车(或端治疗盘)时动作规范;入病房时,先轻声敲门,再推门入内,并随手轻轻关闭房门;进入病房后,向患者点头微笑、问好、打招呼,然后再开展操作前的各项准备工作。

(2)准备充分:在实施操作前,护士应明确患者的病情、操作的目的、所需用物、具体的操作方法、实施中注意事项、突发情况的处理方法、实施后观察记录的内容等,只有经过充分的准备,才能确保患者的安全,获得良好的治疗、护理效果。

(3)言谈得体、解释清楚:护士在操作前应以礼貌的语言、温柔的语气向患者清晰地解释本次操作的目的、方法与过程,以及患者需要做的准备、操作中可能出现的感觉等,以征得患者的理解、同意和配合,消除患者的紧张情绪。同时,解释的过程也是护士进行查对的过程,以确保操作的安全和顺利实施。

2. 操作中礼仪

(1)态度和蔼、真诚关怀:在操作过程中,护士对患者的态度要真诚和蔼、亲切自然,通过文雅体贴的言谈、表情、身体语言流露出对患者由衷的关怀,而不是敷衍、应付。同时,护士应积极主动与患者进行沟通,耐心解释重要操作步骤的方法及意义,动态询问患者的感受,及时消除疑惑,或适当给予安慰,以获得患者的理解与配合。

(2)操作娴熟、动作轻柔:扎实的护理知识、娴熟的操作技术,是对一名合格护士的基本要求,也是对患者的尊重和礼貌。护士进行各项护理操作时,不仅要态度和蔼、动作准确、技术娴熟、反应敏捷,使患者倍感尊重和亲切,还应指导患者有效配合,使护理操作得以顺利进行。

3. 操作后礼仪

(1)诚恳致谢:护理操作完毕后,护士应对患者的支持和配合表示谢意,同时,也让患者进一步明确这种积极的配合将非常有利于健康的恢复。诚恳的致谢能够反映出护士良好的礼仪修养和高尚的职业道德。

(2)亲切安慰:护理操作完毕后,护士应给予患者亲切的嘱咐和真诚的安慰。一方面,体现对患者的关心和爱护,另一方面也是护理操作实施中的必要程序。通过慰问,护士可以了解患者接受操作后的感受,并随之交代操作后的注意事项,减轻患者的顾虑。

二、不同科室护士工作礼仪要求

(一)门诊护士工作礼仪要求

门诊是医院面向社会的窗口,是医院与患者交往的第一个环节。人们一般是根据门诊医护人员的工作态度来初步判定医院的服务质量,并留下第一印象。门诊护士承担着分诊、接诊、导诊、咨询等岗位的服务工作。因此,门诊护士也是医院的形象使者,要求门诊护士在接待患者时应做到以下五点。

1. 遵守礼仪规范、注重仪容仪表　门诊护士着装要合适得体,衣冠清洁整齐,梳妆淡雅适宜,以便留下良好的第一印象。在与患者或家属接触的过程中,注意文明用语,态度诚恳、和蔼、可亲,面带微笑,语气声调柔和、悦耳,以获取患者或家属的信任。门诊护士站、行、坐的姿态,以及各部位身体语言、动作等,也是护患之间非语言沟通的重要途径。执行护理操作时,护士的动作应准确、轻柔,表达应确切,真正让患者或家属感觉到护士的真诚、关爱和帮助,消除其对医院的恐惧心理。

2. 为患者创造良好的就医环境　门诊环境是否清洁、优雅,会直接影响就诊患者对医院的第一印象。干净整洁、秩序井然、环境优美的门诊环境会给人一种美的享受,有利于减轻或消除患者的痛苦及恐惧心理。就医秩序是门诊环境中的一个重要组成部分,门诊护士应该组织有秩序的候诊,使患者尽快进入所属诊室,也为医生创造一个良好、安静的诊治环境,从而提高工作效率。对于来院复查的患者,要尽量安排原诊治医师进行检查,以便于连续观察治疗效果。

3. 热情接待、耐心解答　在门诊,首先接待患者的是门诊护士,其言行举止直接影响患者对医院的第一印象。门诊护士一定要耐心回答患者或家属的询问,并面带微笑、亲切热情、谈吐和蔼、通情体贴,以帮助患者或家属对医院产生信任感。遇到不明确的问题时,不能不懂装懂,也不能直接向患者或家属说"我不知道",而是要一边请患者或家属等待,一边主动请教其他医护人员,并及时准确地予以反馈,或请相关医务人员向患者当面解答。对于初次就诊的患者,护士应主动向患者介绍医院的门诊情况、就诊程序及医院的环境、设施和开展的新业务、新技术等,并介绍与其健康相关的科室、医师情况、诊疗项目等,同时注意使用安慰性语言,使患者情绪稳定、消除顾虑、愿意合作,共同完成治疗任务。

4. 尊重患者　每位患者都希望得到护士的尊重,获得较好的治疗效果。因此,护士对待每位患者都要一视同仁,言语要和蔼且有礼貌,尊重患者,满足患者的心理需求。

5. 积极落实健康宣教　除了完成治疗护理任务,护士还要向患者宣传健康保健知识,使患者更好地配合医护人员的治疗护理工作。门诊护士应抓住患者就诊的时机,采用各种宣教手段,如电视、宣教手册、健康教育宣教板报、集体讲授或个体咨询等方法向患者或家属宣传防病、治病的基本知识,增强人群的健康保健意识。

(二)急诊护士工作礼仪要求

急诊患者往往起病急、病情重,需要进行紧急抢救,多伴随极度紧张、高度恐惧不安、心理应激障碍、强烈的求生欲等心理状态。急诊护士作为最先与患者接触的人,其言行举止不仅直接关系到患者对医院的印象和信任程度,也关系到患者生命的转归。所以,一名合格的急诊护士,除具备健康的身体素质、强大的心理素质和精湛的业务素质之外,良好的礼仪修养对完成急诊护理工作也是至关重要的。

1. 有效接诊　接诊护士应沉着、冷静、和蔼、有序、敏捷地处理各种复杂情况,用温和镇定的语言安慰患者,减轻其恐惧心理,取得患者的信任,使患者身心处于最佳状态,保证患者及时获得诊断治疗服务。

2. 做好急救前的准备工作　急诊抢救的目的是要在最短的时间内,用最有效的措施,防止患者主要功能器官受到损害,缓解其急性发作症状,为其进一步治疗争取时间。所以,急诊护士要严格按照各自的岗位职责,随时做好急救的准备工作,妥善准备抢救器械、设备、药品,做到备用物资齐全、性能良好,及时解决异常问题。同时,定期消毒、清洁、更换各项物资,以满足紧急使用的需要。此外,急诊护士还必须熟练掌握各种抢救器械的使用方法,以及各项急诊抢救措施和技术。

3. 积极、主动、有效地配合诊治抢救　急诊护士需要掌握综合的急救医学知识,刻苦钻研急救技术,能够条理清晰地对各种危、重、急患者有初步判断、分析及处理能力。对于危重患者,在医师赶到之前,急诊护士可以酌情予以急救处理,如止血、给氧、心肺复苏等。

在紧急情况下，医生的口头医嘱较多，护士应执行"三清一复核"的用药原则。"三清"，即听清、问清、看清；"一复核"，即药品名称、剂量、浓度与医师复核，切忌出现用药差错。急诊抢救工作实际也是医护合作的过程，急诊护士积极主动地与医生相互配合，不仅能体现护士的责任心和工作素养，也能反映护士的专业技术水平和业务能力。

4. 急不失礼、忙中守节 急诊患者的接待及救治工作通常是紧张、急迫的，但急诊科护士绝不能因情况紧急而不顾礼节、因繁忙而失秩序，应该做到耐心、温暖、体贴，忙中有序，繁忙而不失礼节。这对于患者不仅仅是态度上的关心，更重要的是给予患者信念上的支持，从而为挽救患者生命尽到护士应有的责任。

5. 晓以利弊、稳定情绪 针对家属因患者发病急、病情重而引起的恐惧和紧张等情绪。一方面护士应全力配合医生采取有条不紊地抢救措施，另一方面，护士也需要在合适的时机给予家属必要、适当的解释和安慰，尽可能为患者下一步病情处理创造有利条件。同时，注意向家属随时交代患者的病情变化，使其做好充分的心理准备。对于家属过激的言语，应予理解，并冷静处理。

（三）手术室护士工作礼仪要求

随着医学服务模式的转变、医学科学技术的进步和外科技术的日新月异，医疗行业新器械及新设备层出不穷，当前医疗体系对手术室护士的综合素质要求越来越高。手术室工作不得出现任何差错、事故，因此手术室护士必须严格要求自己，一丝不苟地依据各项操作指南及礼仪规范开展工作，以最佳的精神面貌、饱满的工作热情和良好的工作态度提供优质服务、提高工作效率。

1. 手术室护士应具备的素质

（1）思想素质：具备高尚的思想品格和医德医风是一名合格护士的首要条件。一台成功的手术需要医生与护士之间密切配合，没有护士的积极协助，手术不可能成功。因此，作为一名手术室护士，要热爱本职工作，树立全心全意为患者服务的思想，以患者为中心，兢兢业业，对工作认真负责，对技术精益求精，不断加强职业道德、职业规范的学习，做到医风纯正、医德高尚、医技精湛。

（2）业务素质：手术室工作中任何疏忽大意都可能造成严重后果。因此，手术室护士应具备严谨认真的工作态度，熟练精湛的操作技能及较强的应变能力，需要熟练掌握感染防控技术、急救抢救技术、各种仪器设备的使用方法，并精通专科手术准备和操作技能，操作中做到准、稳、轻、快，医护配合默契。同时，手术室护士要树立终身学习观念，善于学习，勇于实践，不断提高业务水平。

（3）心理素质：手术室护士应具有敏锐的观察力和灵活的主动性。在实施手术过程中，要高度集中注意力，细微观察患者病情变化，准确判断，敏捷反应，高效配合，使医生信赖、患者放心。同时，手术室护士还应形成稳重、镇定、果断、干练的工作作风。在急症手术和抢救危重患者时，面对随时可能出现的意外情况，护士不惊慌、不急躁、沉着冷静，有较强的自我控制和应变能力。在与患者、家属沟通时，护士应展现谦虚自重、亲切和蔼的态度，主动关心患者，加强医护合作，从而在术前、术中、术后构建良好的人际关系与和睦的气氛。

（4）身体素质：随时进行的急症手术和危重患者的抢救，各项大型、复杂的高难度手术均具有紧迫性、连续性、体力消耗大等特点。因此，手术室护士必须具备强健的体魄、良好的耐力和较强的适应力。

2. 手术前的护理工作礼仪 手术室护士应在术前自觉以文明礼貌的言行关心和尊重患者，尽可能减轻或消除患者因手术而引起的焦虑、恐惧和担心等不良心理反应，以协助医生顺利完成手术。

（1）遵守术前礼仪：术前患者通常会出现焦虑、恐惧心理，影响其食欲和睡眠。护士应该做好患者的术前疏导工作，用亲切的语言、和蔼的态度、科学的措辞和专业的健康教育模式开导患者，缓解其紧张情绪，使其建立信心，积极配合手术。

1) 有效亲切的沟通：手术室护士应在术前与患者进行亲切、平等的沟通交流，了解患者的心理状态、生活习惯、社会背景等，鼓励患者表达自己对于手术的真实想法，明确患者对手术的顾虑、担心和要求，并给予针对性的解答、说明和解释，也可向患者介绍手术的方法、目的及注意事项，让患者充分做好手术的心理准备。

2) 注意有效的沟通技巧：护士在进行沟通过程中，应时刻注意按照礼仪规范进行沟通交流。注意合理选择交流的时间及地点，正确运用语音、语调技巧，语言简明易懂，禁用医学术语和忌语。对于患者的疑问，若护士也不甚清楚或难以明确时，应积极主动向相关医务人员请教、咨询，再给予患者满意的答复。

(2) 落实各项准备工作：在术前，护士对患者的一声亲切问候、一遍认真的查对、一次详尽的宣教、一辆整洁的平车、一张安全的手术床、一个无菌的环境都会给手术患者带来许多安慰。在术前的每个环节中，护士都应重视言语及操作礼仪规范的正确运用。

3. 手术中的护理工作礼仪 对待术中患者，要严格遵守操作礼仪规范，不得出现任何草率、疏忽、大意。手术室护士在术中要全神贯注，始终保持举止从容、胸有成竹的状态，具体要求如下。

(1) 热情周到：在患者进入手术室后，护士应简单介绍手术室的基本情况，解释手术的体位，用亲切、关爱、鼓励性的语言安抚患者，以减轻其恐惧感，并尽量满足患者提出的合理要求。

(2) 尊重患者：在手术开始之前，护士一定要陪伴在患者身旁，不可冷落患者。切忌让患者赤身裸体地躺在手术台上，这是对患者的极不尊重。现代医学更为注重科学与人文的融合，护士更应注重护理服务中的人文关怀。

(3) 细心观察：在手术中，护士要细心观察患者的身体语言，以了解患者的心理及病情变化。比如，护士通过观察患者的眼神、面部表情、细微的动作变化或说话的声调、速度及流畅性，了解患者的精神状态及紧张度。

(4) 言谈谨慎：在手术期间，患者往往对医护人员的言谈举止及环境变化极其敏感。所以，医护人员切不可随意讲一些容易引起患者误会的话语，也不要流露出无可奈何或惊讶、紧张的情绪，以免增加患者的心理负担，影响治疗效果。这就要求医护人员在手术过程中始终保持聚精会神、默契配合、言谈谨慎，以高度的责任感保证手术的顺利完成。

4. 手术后的护理工作礼仪 及时、准确观察术后患者的病情变化是保障患者生命安全和提高手术疗效的一项重要工作。

手术室护士负责将患者送回病房，并与病房护士交接。在交接时，手术室护士应详细告知患者或家属术后的注意事项，包括术后的体位、保暖及生活照料等措施，及时给予患者鼓励和安慰，同时对患者的积极配合表示感谢，鼓励其继续配合病房护士战胜术后痛苦。针对术后可能出现的伤口疼痛、身体虚弱等情况，护士应给予有效的护理措施。

同时，对待术后的患者，病房护士务必细致观察其病情变化，并积极与患者沟通，了解其术后的感受及各种要求，及时满足患者的合理需求。这一方面有利于保障患者的生命安全，另一方面可让患者体会到护士对他的关爱，缓解其紧张不安情绪，促进其身心早日康复。同时，护士还要耐心细致、礼貌热情地回答患者或家属的问题，做到有问必答，帮助患者消除疑虑，建立信心，积极配合术后的治疗护理工作。此外，护士还应根据不同手术的要求，对患者进行正确的功能锻炼指导，鼓励并协助患者积极进行术后康复运动，以促进患者病情的好转。

(四) 病区护士工作礼仪

病房是患者接受进一步检查和治疗的场所。护士作为病房内的主要工作人员，与患者的接触非常频繁和密切。病区护士对待患者应热情礼貌、宽慰相待、关怀体贴，以帮助患者缓解心理压力，消除紧张、焦虑的情绪，使患者能够积极配合治疗及护理工作，从而促进疾病的尽快康复。

1. 患者入院时的护理礼仪

(1) 协助办理入院手续：患者需入院治疗时，接诊护士应礼貌地指导或协助患者及其家属办理入院手续，如填写入院登记表、预交住院费用、了解住院规则等。在此期间，接诊护士应对患者及其家属表示同情和关心，并周密安排，尽量消除患者因初入院、面对陌生环境而产生的烦躁、焦虑等不良情绪，帮助他们树立治愈疾病的信心，切忌表现出冷漠、不耐烦的态度，甚至恶语伤人。

(2) 护送患者入病房：患者办完入院手续后，接诊护士应热情地将患者送入病房，视其病情可分别采取扶助步行、轮椅或平车护送等方式。护送过程中，护士需要结合患者病情，协助其采取合适体位，维护患者的安全，采取适宜的保暖措施，并满足危重患者静脉输液、给氧、引流管维护等的需要。整个护送过程中，护士的动作要娴熟、稳重、忙中有序，并以关心、体贴的言行消除患者及其家属的疑虑。进入病房后，要与该患者的责任护士或病房值班护士做好交接工作，详细介绍患者的病情，并清点所办理的手续，做到服务有始有终、环环相扣。

2. 患者入病房后的护理礼仪　进入病房的患者非常希望所接触的医护人员能言谈礼貌、举止文明、技术精湛、有求必应，希望自己被尊重和理解。因此，护士应严格遵照整体护理和护理礼仪规范的要求，为患者提供高质量的护理服务。

(1) 新入院患者的接待礼仪：新入院患者进入病房后，病房护士要面带微笑，热情迎接，一边安排患者就座，一边亲切地问候并作自我介绍："您好，我是值班护士×××（我是您的责任护士×××），今天由我来接待您。请先将您的病历交给我。"同时，双手接过病历以表示对患者的尊重。如还有其他护士在场，该护士也应面带微笑向患者点头示意、表示欢迎。随后，病区护士将患者带到病床前，为患者讲解医院的规章制度及注意事项，并介绍床单位、主治医师及病区的基本情况，如医生办公室、护士站、卫生间、治疗室、换药室、开水房等位置及微波炉、热水器相关设备的使用方法。在沟通过程中，护士要尊重患者的人格，注意礼貌用语，语气轻缓，措辞得当，忌用命令式的语言，以构建良好的护患关系。

(2) 住院期间的护理礼仪：在患者住院期间，护士的言行举止直接影响患者的心理状态，进而影响其治疗、护理效果。因此，住院期间的护理礼仪规范应注意以下四个方面。

1) 自然大方：护士着装应整洁大方，在病房的站、行、坐、蹲和各种操作姿态都要规范，做到动作舒展优美、轻盈快捷，注意关门轻、脚步轻，各项操作准确无误，严格按照操作规范执行，以给予患者安全、优雅、灵巧的感觉。相反，如果护士衣冠不整、举止浮躁、手忙脚乱，就会让患者或家属产生怀疑、害怕和不信任感，不利于建立良好的护患关系，甚至会给治疗配合带来负面影响。

2) 关怀尊重：病房护士应该按照礼仪规范的要求，在患者的整个住院过程中注意保持亲切的语调，及时进行有效的沟通交流，让患者感到温暖和关爱，尽快摆脱陌生环境所带来的紧张和孤独感。查房、治疗时一句亲切的问候、一个甜美的微笑，均可使患者感受到被尊重，让患者对护士产生亲近、敬重和信任感，从而建立和谐的护患关系。

3) 技术娴熟：快速及时、安全准确的护理服务无疑会赢得患者的尊重与信任。因此，护士不仅要有渊博的专业知识和娴熟的操作技术，还应该在临床护理实践中不断努力学习，培养评判性思维，丰富自己的临床护理知识和经验，以更好地协助医生诊治，为患者消除病痛，从而获得患者的尊重、信任与积极配合。

4) 坚持原则、满足需要：在不违反医院规章制度、遵守社会公德、不损害他人利益的前提下，对于患者的不同需求，护士应竭力给予满足，以提高患者的满意度和配合度，并减轻患者入院后的焦虑和恐惧感，促进疾病的康复。

3. 患者出院时的护理礼仪　当患者痊愈或因其他原因出院时，为使护患关系有一个良好的结果，护士应做到以下三点。

(1) 真心祝福：患者即将出院时，护士首先应对其康复表示祝贺，并真诚地感谢患者在住院期间对医疗护理工作的理解、支持和积极配合,同时对自己工作中的不足、对患者照顾不周之处表达歉意,并真诚表示在患者出院后仍乐于为其提供力所能及的帮助和服务。

(2)出院指导:患者即将出院,责任护士应细心做好出院指导服务,主要包括协助患者办理出院相关手续,介绍疾病康复情况,指导继续用药、饮食起居、康复锻炼、随访事项等,讲解应通俗易懂、简洁清晰,语调柔和,语言准确、言简意赅,可通过提问等方式检查患者或家属是否记清、记牢。

(3)送别礼节:患者办完出院手续后即将离开病房时,护士应将患者送至楼梯口或电梯口、治疗区门口或汽车上,嘱患者多保重、遵医嘱用药及适当锻炼,并与患者握手或挥手告别。

案例5-4

患者秦某,女,52岁,因车祸致颅内出血,急诊入院。经过急诊科医护抢救,入院3 d后病情平稳,平车推送转入脑外科病房。

请回答:如果你是急诊科护士,在转运患者的途中,你需要注意哪些礼仪规范?如果你是脑外科护士,在接收患者时,应对自身仪容、表情、语言沟通有何要求?

(于晓静　胡健薇)

本章小结

本章从仪容礼仪、服装礼仪、仪态礼仪等方面,详细阐述了护士工作中应具备的基本礼仪规范;学生通过本部分学习,能够掌握不同护理工作场景中妆容、着装、言行举止的礼仪要求,能够在不同科室、不同护理服务项目中恰当运用护理礼仪展现护士的职业形象美,通过语言和非语言沟通构建良好的护患关系,营造和谐温馨的医院诊疗环境。

复习思考题

1. 护士练习职业微笑时应注意哪些内容?
2. 护理工作礼仪的基本要求包括哪些?
3. 简述护理礼仪的作用。

第六章　护理工作中的人际关系与沟通

学习目标

知识目标：①描述护患关系的基本模式和分期。②列出护患关系的特征。③阐述影响护患关系的因素。

能力目标：熟练运用人际沟通技巧进行护患间的有效沟通。

素质目标：交往中与人为善、态度温和，具有主动建立并维护良好护理人际关系的意识。

第一节　护患关系与沟通

问题与思考

刘女士，68岁，因患慢性心脏病入住心血管内科病房。住院期间，由徐护士负责她的护理工作。刘女士对治疗计划和护理措施表现出明显的抵触情绪，经常质疑徐护士的专业能力，并要求更换护理人员。徐护士感到压力很大，她尝试与刘女士沟通，解释护理行为的必要性，但效果不佳。你认为导致刘女士抵触护理工作的原因可能有哪些？应该如何处理这种护患关系紧张的情况？

护理工作中的人际关系是指同护理有直接关系的人员之间的交往关系，包括医生和护士之间的医护关系、护士和患者及其家属之间的护患关系和护士相互之间的护际关系。良好的人际关系既可以避免一些矛盾和冲突，提高学习工作的热情和效率，也可以促进身心健康，减轻工作压力和紧张情绪，增强团队合作，提高护理工作质量。在医疗护理工作中，护士为患者提供服务的时间最长，与患者家属接触的机会最多，与其他健康工作者合作密切且广泛，因此，护士的人际沟通能力直接影响医疗质量和医疗工作中的人际环境。

一、护患关系的特征

护患关系（nurse-patient relationship）是在护理过程中护士与患者建立起来的一种工作性、专业性和帮助性的人际关系。广义的护患关系是指护士与患者及其家属、陪护、监护人的关系。狭义的护患关系是指护士与患者之间的关系。护患关系是护理人际关系的核心，构建和谐、平等、信任的护患关系是护理工作者的重要职责。

护患关系具有以下特征。

1. **短暂的工作关系** 护患关系是为了满足护理工作的需要,以专业活动为中心的一种职业行为。所谓工作关系,是护士在工作中不能带入私人情感,要对所有的患者一视同仁、平等对待,用自身的专业技能满足患者生理、心理、精神等方面的需要。另外,护患关系只存在于护理服务过程中,会随着护理服务活动结束而结束。例如,患者小李因急性阑尾炎入院接受手术治疗,护士小王负责其围手术期的护理工作。在小李住院期间,小王严格按照护理操作规程,为其进行术前准备、术后护理,包括伤口换药、观察生命体征、提供饮食和康复指导等。无论小李的家庭背景、性格如何,小王都给予专业且平等的护理服务。当小李术后康复出院,他们之间这种基于此次住院护理服务的护患关系便暂时中止。如果小李日后因其他疾病再次入院,即使仍由小王护理,那也是建立新的护患关系,之前的关系已经结束,这充分体现了护患关系的短暂性和以工作为中心的特性。

2. **以患者为中心的帮助关系** 护患关系一般发生在患者无法满足其基本需要时,护患之间通过提供帮助和寻求帮助形成特殊的人际关系,以满足患者的基本需求、保证身心健康为目的,因此护患交往必须以患者的护理问题为核心,以维护和促进患者的健康为宗旨,以对患者的作用及影响为评价标准。比如,患者张奶奶因中风导致半身不遂,生活不能自理,入住康复病房。护士小赵了解到张奶奶不仅身体上需要全面的康复护理,如肢体功能锻炼、皮肤护理等,还因疾病产生了焦虑、自卑等心理问题。于是,小赵除了制订专业的康复护理计划并认真执行外,还经常与张奶奶聊天,鼓励她积极面对疾病,耐心倾听她的烦恼并给予心理疏导。在这个过程中,小赵的一切护理行为都是围绕张奶奶的身体康复和心理健康需求展开的,所有的沟通和帮助都是以解决张奶奶因中风所面临的各种问题为核心,充分体现了护患关系以患者为中心的帮助关系这一特征。

3. **多方面、多层次的关系** 护患关系不完全局限于护士与患者之间,也涉及医疗和护理服务过程中多方位的人际关系。医生、家属、朋友、同事等也是护患关系的重要组成部分,这些关系会从不同的角度,以多方位的互动方式影响人际关系。以患者陈先生为例,他因心脏病发作入院治疗。在治疗过程中,护士小孙与陈先生的主治医生密切沟通,及时反馈陈先生的病情变化和护理情况,以便医生及时调整治疗方案(护士与医生的关系对护患关系的影响)。陈先生的家属在其住院期间经常陪伴左右,小孙会向家属详细解释陈先生的病情和护理中的注意事项,家属也会向小孙提供陈先生在家中的一些生活习惯和病史信息,这有助于小孙更好地护理陈先生(护士与家属的关系对护患关系的影响)。同时,陈先生的朋友前来探望时,小孙也会适当给予健康指导,提醒朋友们在与陈先生交流时避免刺激他,保持其情绪稳定(护士与患者朋友的关系对护患关系的影响)。这些多方面的人际关系相互交织、相互作用,共同影响护患关系的发展,展示了护患关系多方面、多层次的特点。

4. **专业性的互动关系** 护患关系是护患之间相互影响、相互作用的专业性互动关系,这种互动不仅体现在护士与患者之间,也表现在护士与患者家属、朋友和同事等社会支持系统之间,是一种多元性的互动关系。互动双方的社会文化背景、情感经历、价值观、对健康与疾病的看法都会影响相互间的期望与感受,影响彼此间的沟通和护患关系的建立和发展。护患之间要达成健康行为的共识,是一个专业性的互动过程。例如,患者赵女士是一位外籍人士,因骨折住院。护士小李在护理过程中,充分考虑到赵女士的文化背景差异。在沟通病情和护理计划时,小李使用简单易懂的英语,并注意避免因文化差异可能产生的误解。赵女士的家属在国外,通过视频关心她的病情,小李也积极与家属沟通,向他们介绍赵女士的治疗进展和康复情况。在这个过程中,小李与赵女士及其家属之间的互动涉及语言、文化、对疾病治疗的认知等多方面的因素。双方需要不断地交流、理解和适应,才能达成对治疗和护理的共识,如赵女士对术后康复训练的配合,家属对护理方案的认可等,这很好地诠释了护患关系的专业性互动关系特征。

二、护患关系的基本内容

由于护患双方在互动过程中受到多种因素的影响,因此在医疗护理活动中会形成不同内容的护患关系。护患关系的基本内容包括技术性关系和非技术性关系。

(一)技术性关系

技术性关系是指护患双方在一系列护理技术活动中所建立起来的行为关系,以护士拥有的护理知识及技术为前提,以患者的诊治利益为准则,是非技术性关系的基础,是维系护患关系的重要纽带,离开了技术性关系,护患关系的其他内容都将不复存在。在技术性关系中,护士处于帮助患者解除病痛、恢复健康的主动地位,对护患关系的发展起着主导作用。

(二)非技术性关系

非技术性关系是护患双方由于社会、心理、教育、经济等多种因素的影响,在护理过程中形成的道德、利益、法律、文化、价值等多种内容的关系,表现为服务态度和医德医风,是患者评价医疗机构和医护人员的主要标准。非技术性关系可以对技术性关系起到强化和弥补作用,对护理效果有着弱化或增强的作用,许多研究结果表明,护患纠纷多数情况下是由非技术因素导致的。非技术性因素主要包括以下几个方面。

(1)道德关系:是非技术性关系中最重要的内容。护患双方由于地位、环境、利益、文化教育和道德修养等因素的不同,在护理活动中很容易对一些问题或行为在要求和理解上存在矛盾和分歧。为了协调矛盾,护患双方都要按照一定的道德原则和规范来约束自己的行为,互相尊重对方的人格、权力和利益。

(2)利益关系:是指护患双方在相互关心的基础上发生的物质和精神方面的利益关系。护士的利益表现为付出劳动后获得工资等物质报酬,以及由于患者康复而得到精神上的满足和欣慰。患者的利益表现为付出一定费用后得到了正确的治疗和护理,解除病痛,恢复健康。护患双方的利益关系是一种平等互助的人际关系。

(3)法律关系:是指护患双方在护理活动中各自的行为和权益都受到法律的约束和保护,并可在国家法律范围内行使自己的权利和义务,调整双方之间的关系。侵犯任何一方的正当权利都是法律不容许的。

(4)文化关系:是指护理活动需要在不同的文化背景和氛围中进行,沟通时要注意文化背景上的差异,在护理活动中,护士要尊重患者的宗教信仰和风俗习惯,注意自己的言行举止,对不同文化背景的患者采用不同的沟通方式。

(5)价值关系:是指护患双方在护理活动的相互作用和影响中体现了人的社会价值。护士通过向患者提供护理服务实现自己的人生价值,患者在康复后重返工作岗位,为社会发展做贡献时也体现了自己的社会价值。

技术性关系与非技术性关系相互依赖、相互影响、相互作用。技术性关系是护患关系的基础,非技术性关系可以增加患者对护理的信任和依赖,激发护士的工作热情,为技术性关系的良好运转提供助力,技术性关系的失败也会损害非技术性关系。

案例6-1

王先生,68岁,艾滋病患者,右下肢骨折保守治疗。护士小李做晨间护理时,害怕感染不愿意接触王大爷,只是站在床尾远远地跟家属交代翻身活动的注意事项,便匆匆出去,洗手消毒。在给患者输液时,因紧张害怕而手抖,被患者质疑:"你谁呀?我血管可是不好扎,让你们护士长过来。"拒绝小李扎针,而且陪护家属每天清早总是不按时收起陪护床,需要不断催促。后来小李害怕患者出现压疮,发生不良事件,便拿了一套新的床单被罩,戴上手套,硬着头皮去他病房准备更换床单,在翻身换床单过程中观察皮肤情况。"护士,辛苦你了,还操心给我换床单,没见过你啊。"王大爷一改往常专横的脾气,小李心头一紧,意识到他并不想得这个病,比起普通患者,他更希望得到护士的关怀,哪怕是换个床单,他都能感激好久。隔天扫床,刚一进病房,护士还没开口,他就让他的孙子把陪护床收起来了,特别配合护士的工作。渐渐地小李被王大爷的行为暖化了,逐渐克服了自己的心理障碍,意识到他也是患者,同样也需要护士的关心照顾。后来扫床时小李询问:"大爷,今天好点没,吃过饭了吧,功能锻炼做了没?"尽管王大爷每次都看到小李手上戴双层手套,却从来不多说,还是很热情地回答:"吃过了,也好多了,李护士,我的血管不好扎,你慢慢找,不急,每次都给你添麻烦了,你们真负责。"

请回答: 为什么王大爷前后状态发生了改变呢?

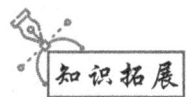

人文关怀

人文关怀又称人性关怀、关爱、关怀照护等。关怀是护理的本质和核心,护理人文关怀是社会发展和科学进步的产物,自南丁格尔开创近代护理事业起,护理工作就与人道主义精神紧密结合在一起,人文关怀一直是护理事业发展的内在动力,是专业价值和职业形象的外在体现。护理人文关怀不能仅理解为友好的态度、轻柔的动作和过硬的技术,而是要理解患者的文化背景、尊重患者的生命价值、表达护士的关爱情感、协调患者的人际关系、满足患者的个性需求,以人道主义精神对患者的生命与健康、权力与需求、人格与尊严进行真诚关怀和照顾。从传统的儒家和道家的哲学观来看,护理人文关怀可以总结为"心系患者,敬畏生命;爱岗敬业,诚信守责;敏锐洞察,防微杜渐;严于律己,宽容病弱;顺其自然,少私寡欲;以柔克刚,刚柔并济"。

护理人文关怀的有效落实能提高患者的满意度,提升护士职业认同感和价值感,促进护患关系和谐发展,要将护理人文关怀内化到护理人员的思想之中,外化于临床护理活动之上,融入护理人员的日常语言和行为里面,渗透到临床护理实践的每一个细节之处,达到思想、态度、能力的统一协调,才能从真正意义上将每个患者当作一个有尊严的独立个体,做到尊重患者、关心患者、爱护患者。

三、护患关系的基本模式

根据护患双方在共同建立和发展护患关系过程中所发挥的主导作用、个体具有的心理防卫、主动性及感受性等因素的不同,将护患关系分为以下三种模式。

(一)主动-被动型

主动-被动型是一种单向的、以生物医学模式及疾病护理为主导思想的护患关系模式。该模式的特征是"护士为患者做什么",模式关系的原型是母亲与婴儿的关系。护士处于专业知识的优势地位和治疗护理的主动地位,因此常以"保护者"的形象出现在患者面前。护士处于主导地位,患者处于被动接受的从属地位,绝对服从护士的处置与安排。护患双方存在显著的心理差位。

该模式过于强调护士的权威性,而忽略了患者的主动性,因此只适用于某些难以表达主观意愿、缺乏自理能力的患者,如意识丧失(全麻、昏迷)、危重、休克、智力严重低下、某些精神病患者及婴幼儿。

(二)指导-合作型

指导-合作型是一种微弱单向性的,以生物-心理-社会医学模式及以患者为中心的护理为指导思想的护患关系。该模式的特征是"护士教会患者应该做什么和怎么做"。模式关系的原型是父母与儿童的关系。此模式中,护士仍然处于主导地位,以"指导者"的形象出现在患者面前,根据病情决定护理方案和措施,并对患者进行健康教育和指导。患者有一定的主动性,可以向护士提供有关自身疾病的信息,也可以提出意见和要求,但仍以执行护士的意志为基础,以主动配合为前提。护患双方存在微弱的心理差位。

该模式中护患双方地位仍不完全对等,适用于急危重症、重病初愈、手术及恢复期的患者,此类患者病情较重,但神志清醒,病程短,对疾病知识及护理了解少,需要依靠护士的指导以更好地配合治疗及护理。

(三)共同参与型

共同参与型是一种双向性的,以护患双方平等合作为基础建立起来的护患关系。特征是"护士帮助患者自我恢复"。该模式强调护患双方具有平等权利,共同参与决策和治疗与护理过程。模式的原型是成人与成人的关系。护士以"同盟者"的形象出现在患者面前,为患者提供合理的建议和方案,患者则主动配合治疗与护理,积极参与护理活动,双方共同分担风险,共享护理成果。

在临床护理实践中,该模式主要适用于有一定知识的慢性病患者。在使用时要注意共同参与型护患关系模式的目的是发挥患者的主观能动性,帮助其树立战胜疾病的信心,掌握自我护理的能力,绝不能把患者的参与理解为本来应该由护士完成的工作交给患者或患者家属完成。

在临床工作中,以上三种护患关系模式不是固定不变的,护士应根据患者的具体情况、病情的变化,选择适宜的护患关系模式。如脑卒中昏迷患者入院初期可采用"主动-被动"模式护理,随着病情好转和意识的恢复,可以改为"指导-合作"模式,进入疾病康复期,逐渐采用"共同参与"模式。

四、护患关系的发展过程

1. **初始期** 也称观察熟悉期,是护士与患者接触的初始阶段,此期的工作重点是建立护患之间的信任。护士需向患者介绍治疗环境及设施、医疗场所及各项规章制度、参与治疗的医务人员等,并初步收集患者生理、心理、社会文化和精神方面的信息与资料。患者也要主动向护士提供相关资料,为进一步护理与沟通奠定基础。患者主要靠主观、片面的最初印象了解护士,选择是否与某护士建立信任和依赖关系。因此护士应通过得体的举止、热情的话语、真诚的服务为患者留下良好的第一印象,为以后的工作打下良好的基础。

2. **工作期** 也称合作信任期。这是护患关系最重要的阶段,此期的主要任务是护患双方在初步建立信任关系的基础上开始合作,共同商定护理计划,解决患者的健康问题。护士要主动提供周到的服务,对患者一视同仁,尊重患者,鼓励患者积极参与治疗及护理活动,并遵守相关规章制度,配合护士完成护理计划。在此阶段,护士的知识、能力和态度等都是建立良好护患关系的基础。

3. **结束期** 也称终止评价期。护患双方密切配合,达到预期目标,护患关系即将进入终止阶段。此期护士应对整个护患关系进行评价,了解患者对其健康状况和护患关系的满意程度,对患者进行相关健康教育及咨询指导,为患者制订出院和康复计划。

五、影响护患关系的因素

人与人之间由于利益、观点、掌握的信息或对事件的理解都可能存在差异,这些差异有可能会引起冲突,护患之间接触最密切,也最容易发生冲突,从而影响护患关系的健康发展。因此找出护患双方本身及外部环境中引起冲突的因素,才能有针对性地预防冲突,促进护患关系和谐。

(一)护士的个人素质

1. 服务意识　具有高尚职业情感的护士,才能在工作中做到以患者为中心,表现出良好的服务态度和认真负责的工作精神,这是护患之间建立信任感的主要因素。端正服务意识,主动热情、细致周到地为患者服务是建立良好护患关系的有效方式。

2. 专业水平与沟通能力　护士的专业知识和技能对患者的护理质量和安全性有着直接的影响,患者对护士的专业能力有很高的期望,扎实的理论知识和娴熟的操作技能是赢得患者信任、建立良好护患关系的重要环节,如果护士能够提供专业且有效的护理,患者对护士的信任和满意度会提高,护士的沟通技巧和能力对护患关系起着重要的影响,护士需要具备良好的沟通技巧,才能够与患者有效地交流和理解彼此的需求和期望。

3. 人格特质　护士的人格特质会影响他们对待患者的态度和行为,患者希望与善良、友善、耐心和富有同理心的护士进行沟通。

(二)护患双方因素

1. 角色模糊和责任冲突　护理人员和患者对自己承担的角色功能认识不清,导致双方不完全理解对方的权利和义务,会引发护患双方的责任冲突。如部分护士专业知识缺乏、护理工作未有效落实、健康教育不到位、不主动了解患者需求、护理质量不高、不能积极主动地向患者提供帮助等都会影响护患关系。患者不了解自己的权利和义务,不能积极参与医疗护理过程、不服从护士的管理、向护士提出无理要求等,都会导致护患双方对相互角色期望不一致,引发护患冲突。

2. 忽视权益和过度维权　患者维护自身权益的知识与能力相对欠缺,往往需要借助医护人员的协助来实现维权。在处理护患权益纠纷时,部分医务人员可能会因多种因素,在一定程度上倾向于医院或自身权益,对患者正当权益的考量相对不足。随着生活水平提升、法制不断健全,患者维权意识日益增强。其就医思维模式不再局限于单纯的疾病诊治护理,还融入了精神、心理因素,以及对就医环境等方面的主动需求,更加重视自身应享有的权利。若医护人员忽视患者正当权益,在医疗技术操作及对患者心理关怀方面存在不足,极易引发护患冲突。随着健康意识增强,人们对医学技术的认知存在局限,同时对医疗护理期望值偏高。当病情恶化时,患者往往难以理解和接受治疗结果,而护士作为临床一线人员,易成为患者负面情绪的发泄对象。

3. 理解分歧和沟通障碍　护士和患者由于文化背景、对疾病的认知和价值观等方面的差异,可能会导致护患之间的误解和冲突。如果护患沟通中言语、态度不恰当或专业术语使用过多,或者由于各种原因导致护患交流信息过少,就会产生概念上的误解或不被理解,产生沟通障碍,影响护患关系和谐。

(三)医院管理体制

医疗环境对护患关系也有一定的影响。例如,医院的设施和设备是否完善,医疗资源是否充足等,都会影响护士对患者的护理质量和效果,进而影响护患关系的发展。医院为了保证诊疗秩序制定的各种管理制度,难免会与部分患者的个人习惯和需要相冲突。护士作为医院管理制度的主要执行人,常成为患者不满的焦点,导致护患冲突。此外,护理人力资源不足或配置不合理等导致的护士的工作负荷过重,可能会导致护士对患者的疏忽和不耐心,从而影响护患关系的质量。

(四)社会因素

当前,我国医疗卫生事业发展在某些方面还不能满足人民群众的需要,如医疗卫生方面投入不足、卫生资源分配不够均衡、医疗改革管理制度还不完善、相关卫生法律法规的修订滞后、医疗服务收费标准不合理、社会媒体的舆论宣传等,这些因素都直接或间接地影响护患关系。

总之,护患关系是一个复杂的系统,受到多方因素的共同影响。护士不仅要具备良好的沟通能力、扎实的专业知识和技能,以及善良亲和的人格特质,还需要关注患者的需求和期望,尊重文化差异,在良好的医疗环境中提供优质的护理,才能建立起良好的护患关系。

六、护士与患者家属的沟通

近年来,患者家属在提高治疗效果、促进患者康复中的积极作用日益受到关注,因此护士与患者家属的关系作为护患关系的补充,不但直接影响护患关系,而且影响患者的治疗和康复。

(一)患者家属的角色特征

家庭中的成员生病后,为了照顾和支持患者,家庭成员原来承担的角色功能将进行重新调整,患者家属的主要角色特征如下。

1. **患者原有家庭角色功能的替代者** 患病后,患者丧失或部分丧失了家庭角色功能,必须由其他家庭成员代替或分担。例如,妈妈生病时,如果有其他家庭成员照顾子女,就能安心治疗,如果无法找到其他人照顾子女,有时候会放弃或延误治疗。

2. **患者病痛压力的共同承受者** 疾病不仅给患者带来痛苦,同时也会引起患者亲属一连串痛苦的心理反应,尤其是危重症或绝症患者的家属。对于心理承受能力差的患者,主管医生往往将患者的病情和预后首先告诉患者家属,而不直接告诉患者,因此患者家属最先承受精神上的打击,难以抑制的悲伤和痛苦心情又不能在患者面前表露出来。在照顾患者的同时,家属还要筹措治疗费,分担患者的家庭角色功能,承受着诸多压力。

3. **患者的心理支持者** 患者患病后易出现焦虑、恐惧等心理问题,家属的关爱对患者是极大的安慰,尤其是一些心理症结,只有家属才能解开。因此患者家属的心理支持对患者树立战胜疾病的信心、促进康复非常重要。

4. **患者生活的照顾者** 患病后患者的生活自理能力会受到不同程度的影响,住院和出院后的一段时间内,生活上可能都需要他人的照顾。家属比其他照顾者更清楚患者的生活习惯,且与患者之间的亲情关系使患者更容易接受其照顾,因此照顾、陪伴患者是家属的重要生活内容之一。

5. **患者治疗护理计划的制订与实施的参与者** 由于一些危重症患者、婴幼儿、精神异常患者的表达能力降低或缺失,患者家属就成为其重要的代言人,不仅要提供患者的病历资料,而且要参与制订并落实患者的护理计划,尤其是生活护理。因此,应把患者家属看作帮助患者恢复健康的助手和支持者,调动患者家属的积极性,共同为患者提供高质量的护理服务。

(二)护士与患者家属关系的影响因素

1. **角色期望冲突** 患者家属往往因为患者的病情而承受不同程度的心理压力,出现焦虑、紧张、恐慌等一系列心理反应,因此有时会对医护人员期望过高,希望护士能够有求必应、随叫随到、有问必答、操作无懈可击,希望医护人员能够妙手回春、药到病除,用过于理想化的标准来要求护士,当护士的行为达不到这些时,便会产生不满或抱怨,少数家属还会有过激言行,如果个别护士态度不良或工作方式不当,往往会导致护士与患者家属之间的矛盾冲突。

2. **角色责任模糊** 在护理患者的过程中,家属和护士应密切配合,共同为患者提供心理支持和生活照顾。但是部分家属却将照顾患者的责任全部都推给了护士,自己却只是旁观监督;也有个别护士将本应自己完成的工作交给了患者家属,从而影响护理质量,甚至出现护理差错、事故,导致护士与家属之间的冲突。

3. 经济压力过重　随着医疗技术的不断进步,医疗费用也不断攀升,导致患者家属的经济压力逐步增大。当高额的医疗费用没有换来理想的治疗效果时,患者家属往往会产生不满情绪,进而引发患者家属与护士之间的冲突。

(三)促进护士与家属沟通的技巧

1. 充分尊重,热情接待　护士应尊重患者家属,主动热情地接待,主动询问并给予指引,向其介绍医院环境和有关规章制度,并嘱咐探视时的注意事项,主动介绍患者的病情、治疗及护理措施、愈后等内容。

2. 听取意见,耐心解答　患者家属对患者的病情观察得往往比较细致,对患者的心理状态了解比较清楚,常常能针对患者的护理提出一些合理建议。因此护士要主动征求亲属的意见,热情倾听,虚心接受。对于其提出的一些问题,应耐心解答,消除其疑虑,这样既可以增加家属对护士的信任,又可以通过家属做好患者的心理工作,促进护患关系协调融洽。

3. 加强沟通,提供帮助　护士通过与家属的沟通,了解患者生病后的家庭情况,评估其存在的问题,针对家庭中面临的困难,护士要与家属共同探讨协商解决的办法,并提供必要的帮助。

4. 提供专业指导和心理支持　患者家属有参与护理患者的积极性,但是不具有医疗和护理知识,特别是当患者出院后,院外治疗和护理主要由家属完成,因此需要护士对他们进行相应的指导。同时应耐心、细致地做好家属的思想工作,减轻患者家属的心理负担,共同稳定患者的情绪,促进患者早日康复。

七、建立和谐护患关系的策略

(一)提升自身素质,建立信任关系

信任感的建立是构建良好护患关系的前提,护士在护患关系中处于主导地位,是促进护患信任的推动者。建立护患信任关系的关键在于以患者的利益为出发点,运用恰当的人际沟通技巧,以热情、尊重、真诚、信任与支持的态度对待患者。

1. 表达热情与关怀的技巧　护士对患者表达热情,不仅能让他们感受到欢迎和重视,进而减轻恐惧和焦虑;而且还能激发护士在热情的驱动下,调动自身潜能,积极采取行动,达成工作目标的行为。热情的传递主要依赖非语言行为,在护患交流中,以下几点可以帮助表达热情。

(1)保持自然、专注的面部表情和身体动作:面部表情应柔和自然、眼神温和专注、适时微笑;身体面向患者,保持视线平齐,交谈时适当点头以表达对患者的兴趣和关注,肩膀平稳,胳膊放松,双手自然放置,腿部自然站立或坐下,避免双脚无意识地踢动或移动,上身适当前倾,保持一种舒服而自然的姿势。

(2)适时使用专业性触摸:当患者诉说头痛时,用手轻触其额头,会让患者感受到护士对他的关切;当患者感到紧张时,护士握住患者的手,会让他感受到护士的关爱,从而减少恐惧、稳定情绪。护士在为患者测量生命体征、进行体格检查时的皮肤接触会增加患者对护士的信任感。

(3)交谈时热情参与、及时回应:交谈时可使用"嗯""啊""是吗"等语言进行回应,回应时语气要温和,语速要与讲话者的呼吸节奏保持一致,慈祥、柔和的言辞比严厉、轻率的话语更显得热情。表达关切的话语有:"您感觉怎么样?""怎样才能让您感觉更好呢?""您希望我为您做些什么呢?""能告诉我您现在有什么担忧吗?""能告诉我现在困扰您的主要问题是什么吗?"表达愿意主动帮助患者的话语有:"我可以帮您吗?""我是您的责任护士,很高兴能够帮到您""今天我值班,您有事可以随时来找我"等。表达积极回应态度的有:"好的,我来想办法""请稍等,我马上来"等。

(4)选择适当的人际距离:为患者提供合理的空间范围,以最大限度地保证个人空间的隐私性。护士在各种情境下,都应保持对人际距离的敏感性,尽量避免侵犯患者的个人空间,以防造成不适,并通过保持适当距离表达对患者的尊重和关心。进入病房前应先敲门,与患者交谈、收集病史时应保持个人距离,给患者进行体格检查、执行某些护理操作或安抚患者时,则可以使用亲密距离。

在使用表达热情的沟通技巧时,要注意以下几点:首先是要集中注意力,任何分散注意力的想法或感受都会妨碍热情的表达。匆忙、激烈的情绪波动、震惊或对他人行为的质疑,都会分散注意力。其次是展现的热情要符合个体的真实感受。当你希望和某位同事或患者关系更亲密,真的很在意对方时,表达热情是恰当的。反之,面对轻视、冷漠、粗鲁甚至蔑视的态度,感到受伤、痛苦、恼怒或生气时,收回热情也是合情合理的。再者,表达热情要适度,过分热情或假装热情都会让别人感到不舒服。最后,及时评价热情的效果,可以通过个体的内心感受和来自患者的反馈来进行。内心感受包括你是否感到更加放松?是否更加关心别人?你是否觉得自己能更加自如地表达情感?是否能更顺畅地与他人交流?你的感情表达是否变得更加自然?而外部评价则涉及观察患者在交谈中是否更健谈?他们注视你的次数是不是有所增加?面对你的询问,他们的坐姿是否更加轻松?他们是否感受到了你的关怀?

2. 表达尊重与理解的技巧 患者感受到尊重和理解时,更乐于分享自己的真实体验和想法,无须担心遭受他人的指责或评判。在护患沟通中表达尊重和理解时,要注意以下几点。

(1)全面认同患者的感受和反应:面对患者的悲痛、灾难性的疾病及其引发的复杂情绪,护士应给予理解和支持。当患者及其家属表现出恐惧、放弃、选择困难或抱怨时,护士不仅要真诚地接纳他们的想法和感受,还应运用恰当的言语表达认同。例如:"我明白你的感受""我知道你现在特别不容易""你已经很坚强了""你有这样的想法是完全正常的",通过这些话语肯定他们的感受。无论患者及家属的性格和行为如何,护士都应传递一个明确而直接的信息:我很重视你,我能理解你,你对我们所有人来说都很重要。护士可以通过以下行为表达对患者的尊重:交谈时集中注意力,保持目光接触;适当微笑;主动接近患者;使用恰当的称呼;主动介绍自己;用握手或其他适当的方式表达尊重。在护患沟通中,认同对方的文化也是表达尊重的一种方式。针对不同文化背景的患者,应调整沟通的重点;对不同年龄段的患者,采取不同的沟通角色;了解并尊重不同国籍、不同民族、不同地域患者的风俗习惯,使用患者习惯的尊称;尊重患者的宗教信仰、饮食习惯、礼节习俗及禁忌。

(2)尊重隐私,建立和谐的交往环境:与患者初次接触时,主动告知你的角色和名字(佩戴胸卡或工作证件),并询问患者的需求,向其保证妥善保护个人隐私。这样做有助于患者了解他们正在与谁交流、可以提出哪些要求以及能够获得哪些帮助,从而更快地适应新环境,减轻陌生感和紧张情绪。在持续的交往中,为了确保患者或其监护人能够记住护士的名字和角色,每次见到患者时都应主动介绍自己,了解并确认患者及家属的需求,并根据这些需求提供适当的建议或帮助。根据护理评估结果,制订相应的护理计划。此外,记住患者的个别细节,将使其感受到更多的尊重。

(3)创造平等舒适的沟通氛围:护患之间的平等关系可以通过非语言的方式来体现,例如确保患者在交流时与护士处于相同的高度。当患者坐在轮椅上、躺在病床或诊疗台上时,应尽量与其保持同一水平进行对话。可以在适当的位置坐下或蹲下,与患者面对面,保持适当的距离,避免站在轮椅旁边,确定患者能看见自己的脸和听到自己的声音后,再开始交谈。在交谈过程中应做到以下几点。①根据患者情况选择合适的沟通时机,提前约定谈话的时间和时长,尽量避免更改约定,如果因故迟到或不得不推迟约定,应向患者作出解释。②确保讨论环境不被电话和他人干扰,调节房间的温度和光线,消除沟通障碍,提供存放个人物品和外套的地方,保证舒适的谈话环境,在讨论隐私问题前,确保环境的隐秘性。③适时结束谈话。如果必须提前离开,应提前告知患者;谈话结束时,对谈话内容进行简要总结,并记录下重要议题,以便后续讨论;留出时间让患者表达自己的感受;最后再表达护士自己的感受和想法。

(4)巧妙地讨论和处理敏感话题:在护理实践中,某些健康问题可能较为敏感或难以启齿。尽管讨论和处理这些问题令护士感到十分棘手,但在与患者沟通时,仍需寻找尊重对方的方式。例如,使用暗示性的语言:"这确实很难处理""您现在有什么想法?""也许我们可以从现在开始采取一些措施?"这样的表达方式能够展现出对患者过去和当前状况的接纳和理解。通过使用支持性的语言或计划,帮助患者改变现状,观察其心理变化,并适时引导患者表达内心感受,促使患者做出理性的选择,增强他们通过治疗和护理改善现状的信心。在处理敏感话题时,护士应避免发表评论或进行说教,对于患者不愿意透露的问题,不宜反复追问。

3. 待人真诚　真诚是指在沟通过程中表里如一,以真实的自己与患者相处,并坦率地表达自己的真实想法和感受。在护理实践中,护士真诚地对待患者,明确地表达自己对患者所面临的困难和护理需求的理解、表示愿意真心实意地给患者提供专业的帮助,才能营造真实、放松的气氛,从而使患者能够自由表达真正的思想和情感,建立对护士的信任。在使用真诚技巧的时候要注意以下几点。

(1)真诚要适当:真诚不等于实话实说,也不是只说好话,要遵循对患者有益的原则。因此真诚不但要实事求是,而且要适度。在传达坏消息时,可以先说"我们似乎遇到了一些问题",然后观察患者的反应,再决定继续沟通的内容、时机和方法。对于没有把握的事情,可以说"我回去核实一下再答复您"。对于患者提出的目前医学水平尚无法实现的愿望,不宜直接回应,可以诚恳地询问"您有什么想法?"以此鼓励患者表达自己的真实想法,而不是给患者许诺不可能达成的目标。

(2)真诚要言行一致:真诚不仅体现在言语表达上,还反映在非语言行为中。一个真诚的护士在对待患者时,其言语和行为是协调一致的,是一种"眼见为实"的现象。尽管人们可以控制自己的语言和身体姿态以掩饰真实的想法和感受,但控制腿部和手臂的移动方式却相对困难。可能暗示言行不一的非语言行为包括踢腿、晃腿、焦虑地踱步、腿部紧张、频繁变换腿部姿势,以及不停地活动腿脚、摸脸或抠指甲,以及在高兴时下意识地抓住膝盖等。此外,在护患沟通中寻找借口、抑制自己真实的想法和体验,或者机械地按照既定脚本交流,也是缺乏真诚的表现。当一个人的思想、情感与其沟通方式不一致时,通常会被视为虚伪或欺骗。面对争议,真诚地表达自己的真实感受和想法,有助于清晰地向他人传达自己的立场。

假设一位同事告诉你,她已经同意一位患者在下午探视时带她家的狗来医院,并解释说:"我认为这会让患者感到快乐,她一直非常想念她的狗,这样有助于她的病情恢复。你不会介意的,对吧?"但事实上你介意,因为医院规定不允许将宠物带入病房,而你的同事之前已经答应了他们。作为今天的值班护士,你并不想因为违反规定而引起任何麻烦。

你的想法:为了满足患者而破坏规定,这是不合理的。

你的感受:你因同事没有和自己商量就独自做决定而苦恼,此后将承受这种结果所带来的压力,你希望纠正你的同事,但又不伤害她。

真诚的交流方式是去陈述不同意见和失望,让同事意识到她自己的错误。

真诚地回应:"真遗憾你没有事先和我讨论这件事情,我觉得我们不应该取悦患者,我们规定限制宠物进入病房的原则,你能去告诉她在住院期间不能见她的狗吗?"

不真诚地回应:"哎呀,我不认为我们应该让狗进入病房,你觉得呢?"

不真诚的冒犯性地回应:"去告诉她这种事情行不通,你没有和我商量就决定了,以后不要这样做了。"

(3)自信果断的沟通:护士通过诚恳的态度、熟练的技能,展现专业自信,尽量提高患者在护士制订和实施护理方案时的参与程度,并体现出对患者参与护理过程的尊重、理解、鼓励与赞赏,从而取得患者的信任。结合专业知识和患者需求，面对困难情境，及时作出准确判断，设定明确目标，以清晰细致的方式按照目标行事并为行为结果负责。

以让患者自豪、安慰、心情愉悦为目的，打开话题。针对基于专业评估所要了解的问题，用患者可以理解的语言，进行直接或间接提问或解答。多鼓励患者说出自己的意见和感受。与患者交谈时，护士态度要诚恳、热情，认真倾听，双方应保持使人感到舒适的距离和姿势，使患者感受到护士的专业、自信、诚恳和关怀。

在运用护理程序解决患者的身心问题时，应注意以下几点。①首次自我介绍时应着重于自己的专业背景和工作经历，表达自己对护理患者的承诺和信心，争取在第一次接触时取得患者的信任。②每次接触患者时，主动问候患者，观察和了解其感兴趣的问题，并解答其最关心的事情。关心和询问患者的感受。运用专业的判断力评估患者的身心状态，及时告知患者的每一点进步，以表达护士的专业水平。③细致地观察患者的病情变化、生命体征及身体功能的改变，关注治疗效果以及心理状态的变化，并识别交流信息中蕴藏的身心状态及疾病相关的信息，能从患者的非语言表达中判断其疾病和心理问题，并及时主动给予力所能及的帮助与支持。例如，护士从患者不对称的笑脸中及时判断出患者中风的早期症状就更能增加患者对护士的信任。④及时提供专业的帮助，在评估和确立护理诊断过程中，护士要鼓励患者表达对自己健康问题的看法，识别患者知识缺乏的表现，告诉患者健康问题的评估结果。设定预期目标、制订护理计划时，要充分了解患者个人、文化背景、经济情况和学习能力，了解患者对健康状况的希望和预期，在双方充分理解的情况下达成共识，有利于达到合理的预期结果。执行护理计划时，培养并训练患者配合实施护理计划的能力，了解其对护理计划的感受，鼓励他们继续参与护理计划的实施，并邀请患者对护理结果进行评价，与患者分享护理进度和对护理结果的满意程度。

此外护士还可以探索适合自己个人风格的沟通方式，扬长避短，给人留下一个热情、尊重、真诚、果断的护士形象，形成自己与患者交往的独特方式和能力，且以独特的方式来展现。

（二）明确角色功能，切实履行职责

在护理实践中，护士扮演着照顾者和安慰者的角色；在诊断和处理患者的健康问题时，护士转变为计划者和决策者；在为患者争取权益的过程中，护士则成为代言者和维护者；而在进行健康教育和卫生宣教时，护士又化身为教育者和咨询者。只有深刻理解并准确界定自己的角色功能，护士才能履行其角色责任和工作职责，从而确保其行为与患者对护士角色的期望相符。

（三）维护双方权益，鼓励共同决策

患者享有对自身疾病诊断、治疗和护理措施的知情权和同意权。因此护士应积极与患者沟通，及时解答患者问题。在保护患者权益的同时，护士还应鼓励患者参与决策过程，以增强患者的自我效能感和对治疗的满意度。例如，护士可以邀请患者参与制订护理计划，让患者在可能的治疗选项中做出选择，这样不仅能够提高患者的参与度，还能提高患者对治疗方案的接受度和依从性。护士在这一过程中扮演的是引导者和协助者的角色，帮助患者理解各种选择的利弊，并提供专业建议，但最终的决定权在于患者本人。通过这种方式，护士不仅尊重了患者的自主权，还增强了患者对治疗过程的控制感，有助于建立更加和谐的护患关系。

（四）加强护患沟通，减少理解分歧

在进行护患沟通时，要注意沟通内容的准确性、针对性和通俗性，尽量选择患者易于接受的方式和语言，进行有效沟通，减少误会和分歧。护患沟通中常见的沟通错误如下。

1. 突然改变话题　护患交谈中不能够围绕患者想交谈的话题展开，中间插入其他话题转移内容，结果会使得患者认为护士随意打断，不尊重自己或者是护士对自己的想法不感兴趣，降低患者继续交谈下去的意愿。

2. 作出虚假的和不恰当的保证　当患者表达对病情、治疗或护理害怕或焦虑时,护士为了使患者"振作起来",在没有明确事实依据的情况下,说出一些肤浅的宽心话,向患者做出虚假的保证。如当患者询问:"护士,你说我这病能不能治好啊?"护士回答:"您别担心,只要您安心养病配合治疗,您的病就会好起来了。"结果会让患者觉得护士对其问题不重视,很难达到专业的沟通效果。

3. 主观判断或说教　如"大家都这么关心你,你真不该这么做"等此类话语通常夹杂了主观说教,向患者传递一种他不应该这样做、他的想法或观点不恰当或错误。使患者感觉护士根本不理解自己,进而不再尝试与护士讨论其所担心的问题,将护患沟通局限在较低的层次上。

4. 快速下结论或急于提供解决问题的办法　通常情况下,患者很少会在对话开始时就直接表达出他们所关心的问题。如果护士急于做出判断或提供解决方案,可能会导致护士仅对患者所传达信息的某个片段作出反应,而这个片段可能并不重要或无关紧要。此外,有时候患者可能仅仅需要一个倾听他们内心痛苦的"倾听者",而不是一个提供解决办法的"建议者"。

5. 调查式或过度提问　护士对患者持续提问,且对其不愿讨论的话题也要寻求答案。这会使患者感到被利用或不被尊重,而对护士产生抵触情绪。因此,护士应该及时观察患者的反应,在患者感到不适时停止互动,避免对患者采用调查式的提问。

6. 表示不赞成　在护理工作中一些表示不赞成的语言和非语言性行为(如皱眉、叹息等)都会阻碍护患之间的沟通。

7. 言行不一致　护士的语言及非语言信息表达不一致,会使患者产生误解,或从护士的表现来猜测自己的病情,而产生护患沟通障碍。

第二节　医护关系与沟通

医护关系是指医生和护理人员为了服务对象的健康与安危所建立起来的一种相互交往、相互作用的工作型人际关系。良好的医护关系是提高医疗和护理质量、消除疾患和促进患者康复的重要保证,同时有助于提高护士工作满意度,改善工作环境,减少离职率。

一、医护关系的模式

在医疗护理实践中,医护关系构成了医疗团队的核心部分,它不仅仅是医生和护士之间的简单合作,更是一种深度的相互依赖和协同工作的体现。以下是几种常见的医护关系模式。

1. 主导-从属型　在这种模式下,医生处于主导地位,负责患者的诊断、治疗方案的制订,护士处于从属地位,主要负责执行医嘱,为患者提供日常护理和康复指导。该模式的优点是医生和护士之间的关系明确,分工清晰,有利于医疗过程的顺利进行;缺点是医生在治疗过程中处于绝对主导地位,护士在医疗决策中的参与度较低,可能导致护士的专业能力和主观能动性无法充分发挥。适用于一些紧急情况下或对于病情较为简单、明确的患者,这种模式能高效地进行医疗工作。

2. 并列-互补型　在这种模式下,医生和护士是并列的关系,各自发挥专业优势,共同为患者提供医疗服务。医生侧重于疾病的诊断和治疗方案的制订,护士则侧重于患者的病情观察、护理和康复指导等,双方相互补充。适用于大多数常规医疗场景,能充分发挥医护双方的专业特长,提高医疗质量。

3. 相对独立型　在这种模式下,医生和护士在各自的专业领域内独立工作,有各自的工作范围和职责,在一些问题上相互独立决策,但又会在必要时进行沟通和协作。适用于一些专科领域,当医生和护士都具备较高的专业素养和独立工作能力时,这种模式有利于提高工作效率和专业性。

4. 团队合作型　随着跨学科团队的逐渐形成,又出现了一种团队合作型医护关系。医生和护士以及其他医疗团队成员(如药师、医技人员等)共同组成一个高效的医疗团队,为患者提供全面的医疗服务。团队成员之间互相协作、互相支持,共同制订和执行治疗方案,确保患者得到最佳的治疗效果。这种模式要求团队成员具备高度的责任感和协作精神,同时也需要医疗机构建立完善的团队协作机制。

无论采用哪种医护关系模式,都需要医护双方保持密切的沟通和协作,共同为患者提供优质的医疗服务。同时,医疗机构也应该为医护双方提供必要的培训和支持,帮助他们不断提高专业素养和协作能力,推动医疗事业的持续发展。

以下是一个医护之间沟通的案例。

儿科病房内,8岁的患儿因高热不退被紧急收治。医生初步检查后怀疑是急性肺炎,并迅速开展了相应的治疗,包括输液和抗生素治疗。然而,经过一天的治疗后患者的体温不但没有明显下降,反而出现了呼吸困难。

刘医生:"王护士,8床的患儿体温依旧很高,且有呼吸困难的迹象,可能是肺炎加重或出现了并发症,请严密观察他的生命体征,特别是血氧饱和度,需要每半小时记录一次,有任何异常请立即向我报告。"

王护士:"好的,刘医生。我会密切观察小明的体温和呼吸情况,每半小时测量一次血氧饱和度,并做好记录,如果发生任何紧急情况,我会立即通知您。"

1 h后,护士小王主动向医生汇报。

王护士:"刘医生,小明的血氧饱和度从95%下降到90%,体温仍然是39.2 ℃,他说胸口不舒服,不能平躺,出现了三四征,呼吸看起来更加困难了。"

刘医生:"感谢你的及时汇报,我们需要调整一下治疗方案,我先听一下他肺部的情况并联系呼吸科进行会诊,请你准备好氧气面罩,先给患儿吸氧,流量是5 L/min。"

在进行进一步检查和呼吸科会诊后,决定将患儿转移到ICU继续治疗。

刘医生对王护士说:"现在小明要转移到ICU,我需要你陪同一起去,并确保一路上小明的生命体征监测不中断,请同时通知ICU的护理团队做好准备。"

王护士:"好的,刘大夫,我会确保一切顺利,并和ICU护理团队保持沟通。"

这个案例展示了医生和护士之间有效沟通的重要性。医生的明确指示和护士的及时反馈及密切监测,使得患儿能够得到及时的评估和治疗调整。此外,护士在执行医嘱的同时,主动提供信息和协助转移,确保了患者安全和治疗的连续性。这种沟通方式体现了团队合作和专业责任感。

一位32岁的女性计划进行腹腔镜下阑尾炎切除手术,手术前,医护团队进行详细的讨论和合作,以确保手术的顺利进行。

医生:"陈女士的检查报告都出来了,她的阑尾发炎严重,需要手术。你们对她的情况有什么看法?"

护士:"从护理角度来看,她目前身体状况稳定,但似乎很担心手术的风险和术后疼痛。"

医生:"是的,这很常见。我们需要确保她了解手术过程和术后恢复情况。我建议我们一起跟她沟通,解答她的疑虑。"

护士:"同意。我在术前访视时,发现她对手术的具体步骤很感兴趣。我觉得详细解释可能有助于减轻她的担心。"

医生:"好,我们可以使用一些图解和资料来帮助她更好地理解。我来讲解手术部分,你可以强调我们如何管理术后疼痛和恢复期。"

护士:"我会准备一些术后恢复的指导材料和她可能需要的疼痛管理信息。"

医生与护士共同与患者沟通。

医生:"陈女士,我们想跟您详细解释一下明天的手术计划。这里是您阑尾的图解,我们将通过这种微创方式移除它。"

患者:"那会疼吗?我很担心。"

护士:"我们会采取措施确保您的舒适。术后,我们有专门的疼痛管理方案,包括药物和护理措施,以帮助您尽快恢复。"

医生:"而且我们预期您的恢复会比传统手术快很多。术后我们会尽快让您活动,减少并发症的风险。"

患者:"听起来很专业,谢谢你们的解释。"

护士:"如果您有任何问题或担心,可以随时找我们。"

这个案例展示了医护团队在术前如何通过共享信息、制订沟通策略和协调工作,以共同安抚并准备对患者进行手术。通过这种方式,医护合作可以显著提高患者的信心和满意度,同时有助于优化手术结果。

二、影响医护关系的因素

1. 心理因素

(1)角色心理差位:在为患者提供健康服务的过程中,医护双方有各自的专业技术领域和业务优势,本应是一种平等的合作关系。然而,由于长期以来受传统的主导-从属型医护关系模式的影响,部分护士对医生产生依赖、服从的心理。这种心理差位影响了医护之间的平等沟通和协作。部分高学历的年轻护士或年资高、经验丰富的老护士与年轻医生之间可能存在配合问题,这也影响了医护关系的建立与发展。

(2)角色压力过重:一些医院由于医护人员比例严重失调、岗位设置不合理、医护待遇悬殊等因素,导致护士心理失衡、角色压力过重。这种压力可能使护士的心理和情感变得脆弱、紧张和易怒,从而影响医护关系的和谐。

(3)角色理解欠缺:医护双方对彼此的专业、工作模式、特点和要求缺乏必要的了解,尤其是在专业发展和变革迅速的情况下,专业间的理解欠缺增多,当角色期待行为未能实现或不能达到相互满意时,可能会在情感上产生抵触,导致在工作中容易出现相互埋怨、指责的情况。这种理解欠缺是医护关系紧张的一个重要原因。

(4)角色权利争议:医护双方在自己的职责范围内承担责任,并享有相应的自主权。但在某些情况下,双方可能会觉得自己的自主权受对方侵犯,从而引发矛盾冲突。如当护士与医生对同一患者病情观察结果不一致时,就可能产生自主权争议。

2. 社会与组织因素

(1)医疗体制和制度:医疗体制和制度对医护关系有着重要的影响。医疗保障体系的完善程度、医疗纠纷处理机制的健全与否、医院绩效考核及分配机制等都会影响医护关系的和谐与稳定。传统重医轻护的观念将疾病的转归与机体的康复的关键归于医生,护士只是机械执行医嘱的"工具",护士的劳动得不到足够的重视和理解,护理工作的价值得不到体现,由此产生的不平等待遇是引发医护矛盾的原因之一。此外医护分管的管理模式下,信息多由科室主任和护士长传达,医护直接沟通的正式渠道不足也会影响医护关系。

(2)医院文化和管理：医院的文化氛围和管理模式也会对医护关系产生影响。一个注重团队合作、尊重个体、鼓励沟通的医院文化有助于促进医护关系的和谐。而一个管理混乱、缺乏沟通机制的医院则容易导致医护关系的紧张。

(3)患者因素：患者对医护工作的期望和态度也会影响医护关系。如果患者对医护工作缺乏理解、信任和支持，就容易产生矛盾和冲突。因此，加强医患沟通、提高患者满意度是改善医护关系的重要途径之一。

3.其他因素

(1)技术水平差异：医护双方在技术水平上的差异也可能导致矛盾的产生。例如，医生可能认为护士的技术水平不足以胜任某些工作，而护士则可能认为医生苛求或不够尊重自己的劳动成果。

(2)个人素质和修养：医护双方的个人素质和修养也会对医护关系产生影响。一个具有良好职业道德、善于沟通、尊重他人的医护人员更容易与同事建立和谐的关系。

三、促进医护沟通的方法

1.建立和谐的沟通氛围　医护合作的第一步就是相互理解、尊重及了解对方的角色，充分认识对方的作用、承认对方工作的独立性和重要性，承认医护工作既有区别又有联系，在为患者服务时只有分工不同，没有高低之分。在工作中应该建立起彼此尊重、相互信任、以诚相待、平等合作的关系，医护人员在与对方沟通时，应全神贯注地倾听对方的意见和感受，避免打断。尊重对方的观点和专业领域，避免贬低或忽视对方的贡献。

2.健全医护沟通交流机制　拓宽医护交流渠道，积极开展医护共同查房和定期会议等形式，建立健全切实有效的医护沟通交流机制，确保团队成员之间的充分沟通和信息共享，提高医疗服务的连贯性和效率。

3.加强个人修养和沟通技能的学习　医护人员应通过学习、培训、实践等途径，不断提高自己的专业素质和沟通能力，掌握一定的心理学知识、人际关系处理能力和应对压力的技巧，尤其是要强化自己的情绪管理能力。情绪管理能力是促成有效沟通、实现和谐医护患关系的关键要素之一。面对复杂的临床环境，医护双方通常面临较大的心理压力。此时，医护在沟通中可能因情绪波动而使用过于情绪化的语言，或表现出不适当的情绪，比如过于冷漠或过于激动，导致医护沟通不畅，影响工作效率和医疗服务质量。

4.加强机构的沟通支持　为了加强医疗机构对医护沟通的支持，可以采取以下措施：建立高效的内部通信系统，确保信息实时传递。定期举办医护沟通技巧培训，提升医护人员的沟通能力。制订明确的沟通指南和流程，规范医护之间的信息交流。引入电子健康记录系统，方便医护人员共享患者信息。鼓励跨学科团队合作，促进不同专业背景的医护人员之间的交流。定期收集医护人员的反馈，持续改进沟通机制。提供心理支持和压力管理培训，帮助医护人员更好地处理工作中的沟通压力。利用人工智能和数据分析工具，分析沟通模式，优化沟通效率。

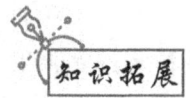

SBAR 沟通模式

SBAR 沟通模式是一种标准化、结构化的沟通工具，特别适用于医疗团队内部或不同医疗团队之间的信息交流。该模式旨在确保信息的准确传递，提高沟通效率，并促进医疗团队之间的协同合作。SBAR沟通模式在临床实践中广泛应用于各个环节和场景,特别是在急诊、手术和转院等需要快速而准确沟通的情况下。

S指的是situation(现状):简要描述当前的情况,包括患者的身份、位置、主要症状以及问题的严重程度。这部分要求发言人在短时间内提供尽可能多的关键信息,以确保对方能够迅速了解当前的紧急情况。

B指的是background(背景):详细描述患者的医疗历史和当前的情况。包括患者的病史、过去的诊断和治疗情况、相关医学事件和实验室结果。在描述背景时,应提供最新和最重要的信息,以支持后续的决策和行动。

A指的是assessment(评估):发言人对当前情况提出的具体评估或观察。这可能包括对病情的进一步诊断、治疗或监测的建议,也可能包括对转运或其他医疗干预的建议。此部分要求明确和具体,以便接收者能够快速理解并采取行动。

R指的是recommendation(建议):基于前面的评估和观察,发言人提出的解决方案或行动计划。这可能包括需要采取的具体步骤、预期的结果以及可能的风险。

第三节 护际关系与沟通

护理团队由一群专业的护理人员组成,他们负责为患者提供全面的护理服务。团队人员之间的关系即为护际关系,包括护士与护士之间的关系,护士与护理管理者之间、护士与实习学生之间的关系。良好的护际关系有助于护士之间创造融洽、和谐的工作氛围,是保障医院和谐发展的重要部分。

一、护际关系模式

1. 优势互补型 护士是一支庞大的队伍,每个人都有自身的优势和不足,处于一道共事、优势互补的状态。护理人员构成一个有恰当的角色定位的团队之后,会产生和谐、融洽的感觉,在动态中维系着扬长补短的合作共事关系。

2. 指导学习型 护理队伍由实习护士、护士、护师、主管护师、副主任护师、主任护师等不同资质的人员组成,这就决定了除合作共事的同事关系之外,还有着指导与被指导、带教与学习的师徒关系。这种关系既是护理管理的需要,也是专业建设的需要。

3. 合作竞争型 护士之间根据患者健康需求,在患者护理态度和技术、护理教学、护理科研创新、护理质量等方向开展比、学、赶、帮、超,每个人既履行自己的职责,又相互支持相互合作,实行公平竞争。例如,各种护理管理岗位的竞争上岗,这对促进护理事业的发展是有利的,也是必要的,它属于健康、正常的护际关系。在合作竞争型的护际关系中,合作是最主要的关系,竞争是次要的关系。在这种积极向上的氛围中,每位护理人员都因为做出了努力和贡献,取得了成绩,体现了职业价值。

二、护际关系的影响因素

1. 工作因素 由于护士工作紧张,任务繁重,加之长期轮班使生物钟受到影响,休息质量不佳,护士自身会产生心理紧张,情感上变得易怒、郁闷,这些负性心理会影响护士之间正常的人际交往。

另外,护理工作随机性大,突然变化的情况多,有些在常态下能很好处理的事,在紧急状态下却不尽然。例如,在抢救患者生命或处理突发事件时,若无较好的应急能力及心理调适能力,就有可能为一点小事彼此产生误解而引发矛盾。

2. 性别因素　护士大多是女性,情绪反应快,体验细腻,对事物的变化及人际关系的变化感受敏锐。在生理上,内分泌变化及轮班工作造成的自身节律紊乱易导致情绪波动,使情绪行为调节能力下降,这也是影响护际关系的客观因素。

3. 管理因素　护士长与护士是管理者与被管理者的关系。护士长希望下属能很好地领会自己的工作意图,多考虑科室集体利益,妥善处理好家庭、生活和工作间的关系,并能尊重和配合自己;护士则希望护士长有较强的管理能力,过硬的业务技术本领,还要关心、理解下属。一旦认为对方角色功能缺失,就有可能产生矛盾。

4. 年资因素　新老护士之间由于工作经历、学历等不尽相同,容易发生矛盾。例如,年长的护士容易因专业思想稳定,工作经验丰富,而对年轻护士要求严格,希望年轻护士尽快掌握护理技术和知识,踏实肯干、安心本职工作,对少数怕苦怕脏、工作马虎、缺乏工作责任心的年轻护士产生反感。而年轻护士对年长的护士也会有观念落后、爱管闲事等看法。相互间的成见不消除,人际关系也难和谐,甚至引发工作场所暴力行为。

三、促进护际关系的策略

良好的护际关系是护理团队建设的基础。它涉及护理人员之间的相互尊重、有效沟通和协作。促进护际关系可以从以下几点进行。

1. 加强沟通与理解

(1) 建立有效沟通机制:定期举行护理团队会议,不仅讨论工作进展和患者护理情况,也鼓励团队成员分享个人感受、工作挑战及成功经验。通过开放式的交流,增进彼此的理解和信任。

(2) 重视倾听与反馈:鼓励每位护士在交流中积极倾听他人的意见,并给予及时的、建设性的反馈。倾听是尊重的体现,而反馈则是帮助对方成长和改进的重要方式。

(3) 加强情绪管理培训:为护理人员提供情绪管理培训,帮助他们在面对工作压力和负面情绪时,能够自我调节,保持冷静和理性,减少因情绪波动导致的人际冲突。

2. 强化团队建设

(1) 开展团队活动:组织团队建设活动,如户外拓展、团队聚餐、文化沙龙等,增强团队凝聚力,促进成员间的相互了解和友谊。通过这些活动,让团队成员在轻松愉快的氛围中建立更加深厚的感情。

(2) 明确角色与责任:明确每位护士在团队中的角色和责任,确保大家各司其职,同时又能相互支持、协同合作。通过明确的分工和协作机制,减少因职责不清导致的矛盾和误解。

(3) 进行表彰与激励:对于在护理工作中表现突出的护士给予表彰和奖励,以激发团队成员的积极性和创造力。同时,也要关注到每位护士的努力和贡献,及时给予肯定和鼓励。

3. 优化管理环境

(1) 人性化管理:护理管理者应关注护士的心理健康和工作压力,提供必要的心理支持和帮助。同时,要尊重护士的个人需求和意愿,合理安排工作和休息时间,避免过度加班和疲劳工作。

(2) 公平公正:在处理团队内部矛盾和冲突时,要坚持公平公正的原则,不偏袒任何一方。通过客观公正的调查和处理,维护团队的和谐稳定。

(3) 持续改进:护理管理者应定期评估团队的工作效率和协作情况,及时发现问题和不足,并采取措施进行改进。通过持续优化管理流程和工作机制,提高团队的整体效能和协作能力。

4. 引入外部支持 邀请护理领域的专家来院进行指导和培训,提升护理团队的专业技能和协作能力。鼓励患者及家属参与到护理过程中来,通过他们的反馈和建议来改进护理工作和服务质量。同时,也可以让患者及家属更好地理解护士的工作和付出,增进护患之间的理解和信任。并积极争取社会各界对护理工作的关注和支持,提升护理人员的职业认同感和归属感。通过媒体宣传、公益活动等方式,展示护理团队的良好形象和奉献精神。

通过以上策略的实施,可以有效促进护际关系的和谐与发展,为医疗团队的整体协作和患者护理质量的提升奠定坚实的基础。

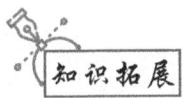

高效团队

团队(team)是一种特殊的工作组合,是由基层和管理人员组成的一个共同体,它合理利用每一成员的知识和技能协同工作,解决问题,达到共同的目标。团队的构成要素包括目标、人、定位、权限和计划。高效团队具有以下特征:①团队成员认同并致力于实现团队的共同目标。②采用多种方式(会议、电子邮件、即时消息等)进行有效沟通。③团队成员清楚自己的职责和角色,根据各自的专长和能力进行合理分工,团结协作。④团队成员之间互信互助、尊重彼此。⑤决策高效,过程透明,成员参与度高。⑥接纳异议,鼓励创新。⑦目标导向,追求卓越。⑧持续学习,鼓励分享。⑨面对问题主动应对,积极解决。⑩领导者能够激发成员潜力,提供指导和支持,进行有效领导和管理。

优化团队沟通的做法:①建立清晰的沟通规则,包括沟通的频率、使用的渠道、不同情境下的沟通协议等。②使用合适的沟通工具确保信息及时传达,重要信息发送后要进行反馈和确认。③建立开放的沟通环境,确保每个人的声音都能被听到。④定期进行团队会议或活动,增进团队成员之间的了解和信任。⑤保持透明和诚实的沟通,保持沟通的透明度,对问题和挑战进行坦诚的讨论,避免隐藏信息或误导团队成员。⑥强化团队领导力,团队领导者应以身作则,通过有效沟通来展示责任感和领导力。⑦注意沟通方式的适应性和灵活性,并持续改进沟通策略。

(黄彩辉 胡健薇)

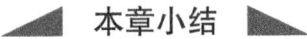 本章小结

在护理工作中,护患关系是最重要的人际关系,良好的护患关系有助于患者身心健康及医患和谐。护患关系的本质是以患者为中心的关怀性关系。建立这种关系的主要责任在护士,护士还需与医生、护士同事建立良好的人际关系,以创建和谐工作氛围,提升职业满意度。

复习思考题

1. 在护理工作中,如何建立良好的护患关系?
2. 为促进和谐医护关系,你认为应采取哪些策略?
3. 患者王某,第一次住院,陌生的环境使他有些不安。责任护士小张主动对他说:"您好,我是您的责任护士小张,如果您有什么事情,请找我,我会尽力帮助您。"安置好病床后,护士小张边说边

安慰王某:"我先去请医生来看您,然后我陪您到病区看看,很快您就会熟悉新的环境了。"接着向他介绍同室的病友,然后说:"住在一起就是缘分,请大家相互关照。"很快,王某熟悉了环境,心理孤独和不安减轻了,对护士小张表示感谢。

请分析:护士小张与新入院患者王某建立护患关系的策略是什么?为了维护良好的护患关系,护士小张还需做哪些工作?

第七章 护理工作中的专业沟通技术

> **学习目标**
>
> 知识目标：①阐述共情的构成要素及其表达方式。②描述自我表露的原则及应用技巧。③细述护理人员在交谈时的语言规范以及不同交谈阶段的工作要点。④识别并预防常见的沟通失误，并提出相应的解决策略。⑤概述治疗性沟通的特点和基本原则。⑥解释共情、自我表露、交谈、治疗性沟通的概念。
>
> 能力目标：能够熟练运用共情、自我表露和交谈的沟通技巧，实现有效的护患沟通。
>
> 素质目标：能够采用专业沟通技术进行有效的护患沟通，提高护理质量和患者满意度。

第一节 共 情

问题与思考

辛女士被诊断为阿尔茨海默病，她情绪变得非常低落和易怒。在一次查房时，你注意到她独自一人坐在床边，面露痛苦之色。此时应该如何和她交谈呢？

共情是一把开启心灵之门的钥匙，能够帮助我们洞察他人的需求，深刻感受他们的悲伤与喜悦。共情最初应用于心理学领域，是与心理辅导、心理咨询与心理治疗效果密切相关的一个概念，其目的是通过建立相互信任的工作关系，对来访者进行帮助，从而促进来访者的改变或成长。目前这一概念在护理领域也得到广泛应用和发展，而且在所有涉及人际关系的领域中，它都发挥着重要作用，有助于构建积极的人际互动。目前共情作为现代护理专业领域的核心概念之一，是护士为患者提供专业照顾时不可或缺的沟通技能。

一、共情的概念和特征

(一)共情的概念

共情(empathy)也称"同理心""同感心"，是指进入对方的内心世界，理解对方的心理感受，并将理解的内容传达给对方的一种能力。具备共情能力的个体能够深入他人的内心世界，洞察其心理感受，并对他人的心理感受做出恰当的回应。在人际沟通中，敏感并恰当地回应对方的感受是一种最佳的互动方式。因此，共情不仅是一种洞察他人内心世界的能力，还是一种最核心和最重要的人际沟通能力。

人本主义心理学创始人卡尔·罗杰斯(Carl Rogers)提出,共情是指对个体内心世界的深刻理解,犹如亲身体验一般(感同身受)。倾听者需敏锐地进入个体的内心世界,包括其处境、想法、恐惧、愤怒、困扰等情绪,既不加以批判,也不尝试去揭露个体潜意识的感受,并将理解的内容反馈给对方,让对方知道他已经被深刻理解了。这种共情的理解和回应,有助于个体更深入、更真实地探索自我,从而增加对自身的认识,也能体验到被别人理解后的释放感。共情涉及三个层面:首先是咨询师通过观察求助者的言行,深入对方内心去体验他的情感和思维。其次,咨询师运用自身的知识和经验,将求助者的体验与其经历和人格联系起来,更准确地把握问题的实质。最后,咨询师运用专业技巧,把自己的同感传达给对方,以此影响对方并获得反馈。

(二)共情的特征

1. **换位思考** 换位到对方的位置,从他人看问题的视角,体会和理解他人的感受和需要。

2. **理解他人的感受** 在换位思考的基础上,真正体察他人的处境、心理感受、内心渴望和需求。不要从旁观者视角下推测,认为"我觉得他可能是遇到什么麻烦了……",这种"我觉得""我认为"就是主观臆断。

3. **不评判他人** 不评判是尊重他人最基本的表现。评判他人会使对方感觉没有受到起码的尊重,从而容易引起他人的反感情绪。

4. **表达对他人的理解** 经历了换位思考、理解他人的感受、不评判他人,还需要把你对他人的理解用语言和非语言的方式表达出来,让他人明确地感受到你真正理解他了,从而体验到被理解后的释放感。

(三)共情与同情的区别

共情是在人与人交流中表现出的、对他人设身处地理解的能力,共情时要做到"设身处地地换位思考""感同身受地理解和接纳"和"准确地回应"。倾听者在聆听对方叙述的同时,深入其内心世界,尝试从对方的视角体验情感,随后能够抽离出来,用恰当的言语表达对其情感体验的理解,从而让对方感受到被理解。共情要站在他人的立场上,深入地体会另一个人在其独特生活经历中的某一特定时刻的感受。去尝试体验他人所经历的痛苦或快乐,就"犹如"亲身体验过,或"好像"他感受到的那样。好像自己就是那个人,但又永远不失去"好像"的境界。如果失去了这个"好像",那么这种状态就会成为一种认同,共情时不能失去自己,而是充当他人的一面镜子。

同情通常是指对他人的苦难和不幸所表现出的关怀和理解,是对他人痛苦的感同身受,是对别人悲惨处境感到心里不舒服,并有可能在一定程度上表露出来,这种同情心的表露往往站在旁观者的视角,给人以妄加评判的感觉,可能会伤害被同情者敏感的自尊心,容易导致被同情者的反感。而共情是一种客观的情绪体验,既能与他人感同身受,又能对他人情绪进行客观的认知、理解和分析,同情则不要求对他人有感同身受的理解。接受阴道镜检查的患者诉说:"我很害怕……现在做的是什么检查……我脑子里有许多可怕的想法。"同情的回应是"哦!这个没什么可担心的,你会没事的。许多患者都做这个检查,这是阴道镜检查。"共情地回答"你对阴道检查感到害怕,我能为你做些什么来减轻你的恐惧呢?"

二、共情的表达方式

卡可夫(R. Carkhuff)将共情的表达划分为五个不同的层次或水平。下面以护士与患者沟通时的对话为例,举例说明具有不同层次共情的护士可能会做出什么样的反应。

患者问:"护士,我这个病能不能治好啊?"

第1层次:没有理解,没有指导。回应只是劝告、空言安慰或否认。例如:"不要担心,我们会帮助你的。"

第2层次：没有理解，有些指导。忽略了情感或感觉，只对说话的内容或想法做出回应。例如："你对我们没信心吗？"或"你怎么那么多问题呀？"言外之意是"你怎么那么难缠？""你真是好难相处"等。

第3层次：存在理解，没有指导。对内容、意义或情感做出了反应，但没有给他指明方向。反映对方的感受，可以让他感受到你明白他。例如："你对这个病好像有些担心，不过，请放心，我们会帮助你的。"

第4层次：既有理解，又有指导。对情感做出反应，回应对方的感受，了解对方的问题。例如："你担心自己这个病治不好，你是怎么想的呢？"

第5层次：理解、指导和行动都有。包括第4层次共情的回应，并鼓励对方采取行动，寻求解决问题的办法。对第4层次的内容均做出了反应，并提供了行动措施。例如："你担心自己这个病治不好，你是怎么想的呢？"等对方回答后，护士了解了患者的想法，并提出有针对性地解决问题的办法，建议可以采取行动。护士可以建议对方："你觉得跟你的主治医生谈谈你的想法，会不会有帮助呢？"

三、表达共情的过程

表达共情的过程可以分为以下四个动态的步骤。

第一步，开放自己的感官，与自己的感受起共鸣。共情的首要条件是开放自己的感官，倾听自己的真实感受，使观察能力变得敏锐，以便准确捕捉对方发出的信息。如果倾听者无法触及自己的感受，就更难以感受和体会别人的感受。因此，倾听者必须先调整自己，达到能够感知自身情感，并能敏感地捕捉别人的感受和线索的状态。

开始交谈时，要做到单纯地去听，不要附加自己的解释；耐心倾听对方在讲什么，并留意非语言行为所表达的信息。因为每个人成长和生活的环境不同，护士必须保持一种开放性的态度才能真正了解患者，了解他们如何感知和认识自己的疾病、他们对疾病的态度和感受、疾病对他们来说意味着什么，以及他们如何应对疾病。这是护士对患者进行共情理解的方法。

同时，护士需要放下自己看待事物的价值观和习惯。因为护士在自己的人生阅历和工作经验中早已形成许多既定的标准，他们常常以自己的经验、判断力和情感反应作出判断，以致很少能够以开放的心态接纳当事人的看法和立场，所以他们会倾向于对他人的情绪反应和行为做出各种评价，甚至批评。结果，他们可能无法进入当事人的内心世界，也无法充分理解当事人的处境和感受。

第二步，敢于表达自己的感受。倾听者在交谈过程中，要敢于适时地表达自己的感受，才能表现出对对方的理解和尊重。如果倾听者未能回应对方的想法、处境、困难和感受，通常会被认为忽视了倾诉者的感受。相反，如果倾听者没有听完对方的倾诉就急于回应对方，那么，他表达的想法和感受是根据他自己的推测而产生的，不一定是对方想表达的。所以，通常会被认为忽视了对方。

第三步，倾听他人的感受，并与他人的感受起共鸣。只有倾听对方已表达的和隐含着的意思，才能完全理解对方，与他人的感受产生共鸣。当然，在交谈过程中，倾听者最初可能对对方表达的意思接收正确，也可能会有偏差。但是，随着对话的深入，这些误解可以得到验证或澄清。

倾听者可以问自己：对方讲了什么？没有讲什么？他有什么地方没有提及，但你已经意会到了？有什么地方是对方还没有察觉的？而这些往往是问题的症结。这有赖于倾听者敏锐的观察能力，并了解对方在思想上、感受上更深层的含义和意义。

在表达自己的感受时，重要的是选择表达感受的方式。一旦你自己的感受与表达方式不再干扰你倾听别人后，你才能开始练习体会他人的感受。当你一听到别人的感受就会发出某种反应，并让对方认为你听进去了,且能体会他的感受,你将成为一个受欢迎的、值得信任的人。没有共情的人很容易被患者所感知,从而影响沟通过程。

第四步,回答他人的感受是最佳的回应。以理解和接纳的态度和情怀回应对方的感受,目的是表示我们了解和接受对方的感受,并鼓励对方寻找解决问题的办法。以不同层次的共情进行回应,所达到的效果是不一样的。倾听者要适当地回应当事人的情感,但又不会被当事人的感受(如受伤害、痛苦等)所淹没,而导致不能回应对方。回应对方时可以用你自己的话或巧妙地引用对方所说过的话,也包括适当的身体接触给对方以情感支持。

回应后可以检查共情反应是否有效。共情的目的是使他人感觉如释重负和被关注,检查一下,发言者点头了吗?微笑了吗?或者他们以其他方式告诉你,因为你的理解让他们很高兴?通过释放压力或者预定进一步的交谈,他们有明显的放松吗?这些迹象表明已经成功,如果没有达到目标,发言者会以多种方式让你知道,直接告诉你"不,我感受的不是这样,更像是这样……",有些人可能不会向你提供更多信息。你也可以询问"那是你的感受吗?""我说得对吗?"

四、表达共情的技巧

(一)学会换位思考

换位思考是指能从对方角度为对方的行为寻找合理性,以最大限度地理解对方。行为表现是尽可能地对他人的行为做善意的解释,替他人的行为寻找理由。可以参考以下句式去练习换位思考,然后举一反三。

1. **表达对人情感的理解** "你现在的感受是……,因为……""你感觉……,因为……""你感到……,因为……"

2. **表达对对方意图的理解** "你想说的是……""你现在最希望的是……""你的意思是……"

3. **表达对对方情感与意图的尊重** "我理解你的感受,我知道这对你很重要。""我能理解这种心情,我知道这种事处理起来很难。"

4. **以具体的行为表达对对方的关心** "需要我为你做些什么吗?""你看我能为你做些什么?"

5. **表达不同观点的方法** "你的话有道理,但是我还有一点不同意见……""你的观点挺新颖,但是,我有一点不同看法……"

(二)学会倾听

倾听是表达共情的关键。你需要全神贯注地倾听对方的观点、感受和需求,不仅要听取其言语表达的内容,还要观察其非语言行为,倾听对方已表达的和隐含着的意思,才能完全理解对方,与他人的感受起共鸣。在倾听过程中要全神贯注,不打断对方讲话,不做价值判断,努力体验对方的感受,及时给予语言和非语言的反馈。

1. **倾听的要点** 良好的倾听要做到以下几点。

(1)专注:以对方为中心,专心致志,不轻易插话。用身体语言和话语回应对方,让对方知道你在倾听。

(2)不做评判:评判最容易影响我们对他人的理解,也容易激起他人的反感和敌意。

(3)尊重他人的选择:如果对方的观点与你自己的价值观有很大冲突,而你又需要指出这种差异时,可以用礼貌而又尊重的态度表达自己的观点。"我理解你的意思,但在这个问题上我的看法和你不太一样……""你说得很有道理,但在这点上我的看法是……"

(4)通过提问确认问题:倾听中的提问是为了确认对方想要表达的内容,也是为了让对方感受到你真心希望理解他。"你的意思是……""你想说的是……""你看我的理解对不对……"

2. **倾听时的注意事项** 倾听过程中,试图理解他人时要做到以下几点。

(1)作为局外人,你可以猜测他人的感受,但了解自己最深的,还是他自己。只有他自己最了解他真正需要的是什么。所以,你不要替他做选择和决定。

(2)要站在他人的角度,而不要站在自己的角度去思考他人的问题。

(3)不要将你或别人的经验套用在他人身上。因为经验只能供参考,不可复制。

(4)与他人的想法、观点不一致时,要学会尊重和认可他。

(5)通过提问向他人反馈,确认你的理解是否存在偏差。可以询问"我这样理解对吗"。

(6)对他人的情况不确定时,或不知如何提供帮助时,直接开口询问,由对方告诉你他需要什么,而不要费尽心思去揣测。

(三)学会表达尊重

1. 尊重对方的表现形式

(1)尊重对方的个性和能力,而不是对其进行评判、埋怨或指责。

(2)接纳对方的信念、选择或决定,而不是对其进行评论或试图替其做决定。

(3)尊重对方的选择,不做价值判断。

(4)从善意的角度理解对方的观点和行为,而不是采取排斥的态度。

(5)以尊重和恭敬的态度表达自己与对方不同的观点。

(6)使用能够表达尊重的行为明确表示你对患者的认同:看着患者;注意力集中;保持目光接触;适当微笑;走向对方;确定如何称呼;称呼患者的名字并介绍自己;用握手或轻触的方式与他人打招呼。

2. 练习表达尊重的方法

(1)用一句完整的话,对一个你不同意其观点的人以尊重的态度表达出自己的不同见解。

(2)设身处地为一个你不喜欢的人的某个行为找出5个以上的理由。

(四)回应对方的感受

以理解和接纳的态度和情怀回应对方的感受,表示我们了解和接受对方的感受,并鼓励对方寻找解决问题的办法。回应对方时可以用你自己的话或巧妙地引用对方说过的话,也包括适当的身体接触给对方以情感支持。例如:

(1)当对方提到过去一件令他非常伤心的事情,你可以说:"他伤过你的心。""当时,你一定很难过。"

(2)如果对方很愤怒,你可以指出他正在发脾气,请他谈一谈是因为什么事情而愤怒。例如:"你看起来好像很愤怒,是什么事情让你这么生气呢?"

(3)如果他在数落自己的亲友,你可以说:"听起来你对他很失望。"

(4)如果他讲到自己孤立无援的时候,你可以说:"发生了这么多事情,都是你一个人面对,你觉得孤单吗?""你有没有尝试过跟你的亲戚和朋友讲一讲你的困难?或许他们知道了你的遭遇会愿意帮助你的。"

这些都能达到某种程度的沟通,并且有效地影响当事人后面的谈话内容。

五、如何提高共情能力

为了提高共情能力,增强对他人需求的敏感性,可以从以下几方面入手进行训练。

步骤一,学习摆脱以自我为中心。人们通常习惯于站在自己的角度,以旁观者的视角来看待事物,并对所发生的事情评头论足。所以,共情的第一个要素就是要有意识地学习摆脱自我为中心,实现换位思考。经常问问自己:如果我是他,我会怎么想?我会有什么感受?如果我在他这种情况下,我会怎么做?

患者:"来到肿瘤医院就害怕啊!"
护士:"医院里面都是肿瘤患者,比你严重的有好多呢!"

护士以为她这样的回答会让患者感觉到希望,感觉到自己比那些严重的患者要幸运,其实并不然,当患者听到这样的回答时,感受到的是:护士在敷衍我,别人的病和我没有关系的。这样的回答可能会让谈话戛然而止。其实我们需要做的是认真了解患者害怕与担心的原因,想一想换作自己会怎么想,然后再做出相应的回应。

步骤二,培养对他人需求的敏感性。首先要开放自己的感官,倾听自己的感受,使观察力变得敏锐,才能正确地接收对方发出的信息。

李护士带着实习护生为赵大爷输液,当赵大爷看到实习护士要为自己输液时。
赵大爷便说道:"小护士,我血管特别不好扎,昨天就挨了两针。"
李护士:"没事儿,她扎针可好了呢!"

暂且不提结果如何,我们只来体会一下赵大爷的心情,应该说赵大爷是个和善的人,换作是别人可能会直接说"我不用你扎",他想用委婉的方式拒绝实习护生为自己输液,但是护士却没有敏锐地感受到。

练习:分组讨论"假如……"
(1)假如你是父母,最需要已经上大学的孩子周末回家时做什么?
(2)假如你是一个生活很有规律的同学,晚上宿舍熄灯后你需要什么?
(3)假如你来自一个贫困家庭,需要同学以什么样的态度与你相处?

步骤三,学习观察并体验自己和他人的情绪。先要体会自己的感受,才能体会到他人的感受。通过对他人情绪的观察与体验,提高对他人情绪的敏感,增强对他人的共情。

步骤四,通过观察非语言信息增加对他人的了解。人际互动中,有65%的信息是以非语言形式传递的。所以,要养成观察的习惯,把非语言信息当作了解他人的重要线索,准确体验并理解他人的感受与意图。

步骤五,增强对他人的理解力。真正地理解包括理解他人的动机和能力,以及对他人观念的尊重。理解以倾听为前提,以准确地表达出自己的理解为结束。让对方体会到你已经感受到他的想法,学会用容易让自己和其他多数人接受的方式进行表达。当自己的感受和表达方式不再干扰你去倾听他人的感受时,才能达到有效的倾听。

当然,无论你在主观上多么努力去理解他人,也无论你多么善解人意,你都有可能受个人经验、阅历、信念,甚至偏见的影响而误解他人的意图。所以,理解他人并不是一件容易的事,需要通过用心学习和实践来感悟和提高。

共情的倾听者能帮助患者自我表达,有助于找到解决问题的方法和精神解脱。共情回应能缓解患者心理压力,增强应对困难的能力和信心,对患者的情绪有很大帮助。共情也有助于以患者为中心的护理,满足个体化需求,建立护患信任关系。同时能感受到自身的专业价值,不断丰富自己的经验,促进自己的专业成长。

案例 7-1

王先生,男,67岁,肺癌晚期患者。入院后家属要求对患者暂时隐瞒病情,与医护人员沟通后告知老人是肺炎,护士总是安慰他说"您要配合医生治疗,很快就会好的"。住院后身体状况逐渐恶化,王先生猜测自己可能是得了癌症,对护士说:"我这个病是不是好不了了……我现在脑子里都是一些乱七八糟可怕的想法。"护士说:"哦,您这个病是肺炎,没有什么可担心的,您会没事儿的,我们医院治疗这种疾病效果很好的。"

请回答: 这种回应的方式存在哪些问题？如果你是护士,你会如何回应王先生？

第二节 自我表露

> **问题与思考**
>
> 日常生活中,我们每个人都会在不同的场合、面对不同的人选择透露自己的某些信息,这种"自我表露"的行为不仅是我们与他人建立亲密关系的重要途径,也是自我认同和心理健康的重要因素。临床工作中,我们经常和患者表露自己或其他患者的看法、体验和经历,有时候会起到很好的作用,有时却不尽如人意。为什么会出现这样的情况呢？

自我表露是人际沟通中最重要的一项技能,它能够促进人际关系的建立、发展和巩固。了解自我表露的定义、重要性、模式以及应用原则,对于个人提升这一沟通技巧至关重要。此外,掌握在不同关系背景下自我表露的作用和具体操作步骤,是有效地进行自我表露的重要保障。临床护理人员需要通过自我表露,获得患者的信赖,与患者建立良好的护患关系,以满足不同患者提高健康水平的需要。

一、自我表露的定义与类型

自我表露(self-disclosure)是指个体在自愿的前提下,向他人透露其个人的、重要的、真实的内心秘密的过程。自我表露的行为是自愿的,是在无外力因素影响下,个体有意的行为。如果个体在外界压力下透露信息则不属于自我表露。在自我表露的过程中,个体向他人分享的信息应是关于自己的思想、情感和经历,而非他人的信息。例如,如果甲乙双方讨论的是第三方的隐私,那么这不构成自我表露。自我表露时个体向他人透露的信息对自己而言是重要的,而不是无关紧要或显而易见的信息。例如分享身高、年龄等这类容易观察到的信息,通常不能视为自我表露。此外,自我表露的信息必须是真实而且不为人知的秘密,而非虚构或已被他人知晓的信息。如果他人已经注意到个体的情绪变化并知道原因,那么此时再表达沮丧或得意的心情,就不属于自我表露。

自我表露可以分为浅层表露和深层表露。浅层表露通常涉及一些不那么重要的信息,如个人喜好、食物偏好等;而深层表露则涉及更深层次的个人情感、经历和秘密,如童年往事、内心的恐惧和梦想等。

二、自我表露的模式

周哈里窗由美国心理学家乔瑟夫·勒夫和哈里·英汉姆于20世纪50年代提出,用来探讨自我表露与人际关系间的关联。如图7-1所示,一个人的自我可以分割成四扇窗,分别为开放的自我、盲目的自我、隐蔽的自我和未知的自我。

	自己知道	自己不知
别人知道	开放的自我	盲目的自我
别人不知	隐藏的自我	未知的自我

图7-1　周哈里窗

1. 开放的自我(open self)　"开放的自我"即自己知道,他人也知道的部分。一些外表的特征,如性别、身高、长相等。另外,有一些个人资料,经过自我介绍,他人也会有所认识,如过去的经历、现在的心情、未来的计划等,也属于开放的自我的范畴。每个人的"开放的自我"会因对象、因时、因地而改变。例如:对于好朋友,"开放的自我"会增大;对于陌生人,"开放的自我"会缩小。"开放的自我"的大小即表示自我表露的程度。有学者建议,要增进彼此的沟通,就必须增大"开放的自我"。但是也应注意,自我表露并非毫无风险,它可能招来嬉笑怒骂,会成为他人攻击的把柄。

2. 盲目的自我(blind self)　"盲目的自我"指自己不知道,而他人知道的部分。如口头禅、小动作或心理防御机制,自己平常并不察觉,他人却看在眼里。

3. 隐藏的自我(hidden self)　"隐藏的自我"指自己心知肚明、他人却被蒙在鼓里的部分。包括人们想表露却尚未表露的态度,刻意抑制、隐瞒的动机、想法或已经发生的事实,如伤心的往事。

4. 未知的自我(unknown self)　"未知的自我"指的是自己不知道,他人也不知道的部分。可以说,这是自我尚未开发的一片处女地。如个人的某些才能最初并未显露,直到某个机缘巧合,才显露出这一才能。

在人际交往过程中,根据周哈里窗模式可以检验自我表露的水平。通过绘制周哈里窗可以发现,当个人的"开放的自我"面积增大时,"盲目的自我"面积会缩小,增进彼此了解的同时,加深对自我的认知。透过描述个人"隐藏的自我"的内容,分析不愿表露该部分内容的原因,以及带来的好处和风险。审视个人"盲目的自我",思考在接收到他人的反馈信息后,或在愿意接收反馈信息后,该部分面积的变化。衡量"未知的自我"的面积,决定是否需要拓宽表露的广度和加深表露的深度,以求深入地挖掘自我的潜能。

三、自我表露的意义

在人际交往中,自我表露是一个必需且逐步发展的过程。随着自我表露的增多,我们能够从他人的回应中获得自我认同,并在彼此深入了解的基础之上,增强信任感。积极向他人寻求帮助,会使得人际关系变得更加亲密和稳固。自我表露在建立良好人际关系方面有以下意义。

1. 认识自我　沟通的重要性不止于维系生存,它同样是个人自我认知的途径。个体对自我的认识源于与他人的互动,在互动过程中,通过向对方袒露个人的想法或信念,并接收来自对方的反馈,由此认识自我。如果个体在与他人沟通的过程中,缺乏自我表露,他人便无法获得深层次的信息,在缺少他人回应的情况下,个体将很难积累自我认知的信息。

2. 增进了解　在人际关系建立和发展过程的最初阶段,沟通的双方往往会选择一些表面化、浅显的社交话题,例如问候语或谈论天气等,这些话题缺乏深度和自我表露。因此,在交往的初期,双方可能无法实现深入的相互了解。然而,随着互动次数的增加,频繁的自我表露有助于增进彼此之间的了解。

3. 建立信任　在沟通双方的努力之下，通过自我表露可以打破交往之初的心理壁垒，随着交流信息重要性和私密程度的增加，双方的信任感也将逐步增强，从而为彼此建立深入、稳定的人际关系奠定基础。

4. 寻求帮助　当个体在生活中或工作中遭遇挑战时，通过向亲人、朋友以及工作伙伴敞开心扉，可以得到他们的支持与援助。

自我表露虽然具有诸多积极意义，但也可能伴随着一些负面风险。它可能会导致被他人拒绝、遭受嘲笑或遭到责骂，甚至可能给对方留下不良印象，降低关系的满意度，伤害对方感情，以及削弱自身的影响力。因此，在决定是否表露自己时，需要做出明智的判断。

四、自我表露的原则

在不同的情境中进行自我表露，应遵循以下原则。

1. 自我表露的恰当性　自我表露需要选择合适的时机，在某些情境下，个体需要进行自我表露。例如：在与一个想要亲近而之前很少有机会交流的人进行沟通时，适时的自我表露有助于建立人际关系；在患者与护士共同讨论护理计划时，患者勇于表达自己的观点和意见，这样才利于护理计划的实施。然而，在某些情境中透露个人隐私则可能不适宜。例如，面对陌生人、工作讨论或在公开的社交媒体上发帖时，过度的个人隐私表露可能并不恰当。自我表露的程度也应遵循适度原则，尽管它有助于增进相互了解，但过度或频繁地暴露个人隐私可能会产生不利影响。同时，过度保留信息也可能导致他人怀疑有欺骗的意图。因此，在自我表露之前，需要因时、因地、因人地分析情境，做出恰当的选择。

2. 自我表露的风险性　自我表露具有潜在的风险，因为个体透露的是纯属个人的、重要的、隐私的信息，尤其是公开某些负面信息遇到麻烦的可能性会更大。为了实现组织和个人的目标，沟通者有时需要保留个人的观点。在工作中，表达个人的观点和感受需要非常谨慎。例如，在科室讨论排班方案时，尽管个人可能有不同意见，但考虑到大多数护士的意见，此时最好暂时保留个人意见；当与患者讨论护理计划时，即使患者提出的想法可能不太切合实际，也应从患者的角度出发，保留个人的想法，维护患者的权益。因此，在自我表露之前，需要评估沟通对象的信赖度和支持度，并根据实际情况进行合理预测，避免因过度臆测严重后果而犹豫不决。

3. 自我表露的建设性　适度且有效的自我表露可以促进人际关系的亲密程度，有利于人际关系的建立和发展，但是运用不当时，可能会产生适得其反的效果。每个人内心都存在一条"底线"，底线以下的区域是每个人的敏感区，触及底线以下的区域容易引发他人的反弹，同时也会伤害到彼此的关系。因此，在对他人坦诚表露之前，需要思考表露内容的建设性，以及可能产生的后果，例如，"我觉得你的静脉穿刺技术还需要进一步提高""你在疾病面前太懦弱了"，类似的观点对于倾听者以及双发关系而言都可能产生破坏性影响。

4. 自我表露的互惠性　通常情况下，沟通双方在自我表露的信息量上大致趋于平衡，以避免出现一方因过度透露隐私而感到不适。因此，为求建立稳固、深入的人际关系，沟通的双方需要配合彼此的节奏，循序渐进地、交替地表露各自在广度和深度上与对方大致匹配的信息。但是，在某些情况下单向的自我表露也是可以接受的。例如，当患者寻求专业人员帮助时，为了治疗疾病、恢复健康，患者会向医生和护士透露个人信息，而不会期望医生和护士也分享他们的个人病痛经历。

五、护理工作中自我表露的应用技巧

在与患者沟通时，运用自我表露的技巧必须建立在对患者有益的基础上，始终以患者为中心。

因此,护士在进行自我表露时,应从患者的角度出发,分享自己的想法、感受和经验。为维持护患关系的合理界限,护士必须审慎思考为什么、在哪些方面、什么时机、怎样与患者进行自我表露。

(一)明确自我表露的目的

在社会交往中,自我表露的目的往往是让他人更深入地了解自己。然而,在护士与患者之间的互动中,自我表露的主要目的是激发共情。通过恰当且有效的自我表露,护士能够让患者感受到被理解,尤其是当他们发现护士与自己有着相似的想法、感受或经历时。例如,在询问患者是否有时会忘记服药时,护士可以这样说:"我有时候因为太忙,也会忘记按时服药。您是否也有过类似的困扰?"这样的自我表露能够使患者产生共鸣,更容易接受护士推荐的服药提醒系统。通过分享个人经历,护士的自我表露能够加深与患者的联系,让患者意识到护士也是普通人,这有助于引导患者表达更深层次的感受。特别是治疗性的自我表露,它能够提升患者的舒适感、诚实度和开放度。尽管存在一定的风险,但这种做法绝不会给患者带来额外的负担。

自我表露是一种技巧,在护理领域中特指护士在与患者及其家属互动时,主动分享个人的信息、感受、经历和观点。其主要目的是建立信任和融洽的关系、缓解患者的焦虑、增进沟通效果以及提供教育和指导。在运用自我表露时,护士应确保分享的内容适度且与情境相关,并且要保持专业界限。

(二)选择自我表露的内容和时机

自我表露的内容应确保能与患者关心的主要问题相关,能使患者感到被理解,同时避免让护士本人感到不舒服或者尴尬。护士在进行治疗性自我表露时,旨在向患者传达被理解的信息,这需要通过共情来实现,从而加深护患之间的信任。当护士希望增进理解与信任,并且对自我表露的内容感到自在时,那么这时就是进行自我表露的适宜时机。

(三)自我表露的步骤

在临床护理实践中,护士在进行有效的自我表露时应遵循以下原则。①全神贯注,摒弃杂念。②时刻提醒自己关注对话者。③注意搜集患者传递的语言或非语言信息。④自问:"对话者想听什么?"⑤在进行自我表露之前,先共情患者的处境或情绪,以患者为中心,然后才是护士本人。这种以患者为中心的自我表露通常能够促进共情的表达,并使患者确信自己得到了理解。⑥在实施后,检查共情和自我表露是否有效。下文将通过一个具体案例,进一步阐释自我表露的实施过程。

马太太,65岁,丈夫患有高血压,体重80 kg。刚刚向责任护士小马表达了下面的信息:"今天早上,我真的要被吓死了。早上5点钟我丈夫躺在床上起不来了,头晕目眩,血压190/100 mmHg,我赶紧给他吃了一片降压药,呼叫120送他急诊来医院治疗,现在血压已经没有那么高了,但是需要住院观察!"

1. 步骤———倾听 在经历了丈夫血压突然增高和急诊入院处理后血压稳定的宽慰后,马太太希望听到相关的信息。

2. 步骤二——共情回答 护士在应用自我表露之前,需要给出如下的共情回应:"我猜您一定害怕您的丈夫血压突然增高导致脑血管意外,尤其是他头晕目眩,不能下床的时候。身边又没有急救设施,而且您也扶不起来他,您一定非常着急。还好吃了降压药,急诊送来医院就诊的过程很顺利,现在血压已经不再那么高,已经没有危险了!"在令人满意地表达了共情之后,接下来需要进行自我表露。

3. 步骤三——自我表露 "我爸爸也患有高血压,有一次他前一天晚上忘了吃降压药,第二天早上起来也是头晕脸红,躺床上起不来,我当时急得测量血压的手都是抖的,哆哆嗦嗦差点把降压药抖掉,那时我感到非常的恐惧和无助,您昨天也有这种感觉吗?"这个回答刚好符合有效的自我表露的尺度,因为护士与家属对挚爱的人都有过相似的经历,护士表露的信息与马太太相关,且该信息简短、重点突出。马太太会立即察觉到,进而感受到护士能够理解她在与丈夫相处时的内心感受。

4. **步骤四——核实** 护士实施的自我表露,想达到令人满意的程度,还需要满足一个条件:试探性提问。问题:"您昨天也有这种感觉吗?"让马太太试着去说出更多的感受,重点转回到家属的身上,并让其认同或表达出更多的感受。通过类似的问题,护士可以检查实施的自我表露是否切题,让马太太去评论,根据其反应适当地转换焦点。

对马太太而言,完整、可接受的自我表露如下。

"我猜您一定害怕您的丈夫血压突然增高导致脑血管意外,尤其是他头晕目眩,不能下床的时候。身边又没有急救设施,而且您也扶不起来他,您一定非常着急。还好吃了降压药,急诊送来医院就诊的过程很顺利,现在血压已经不再那么高,已经没有危险了!我爸爸也患有高血压,有一次他前一天晚上忘了吃降压药,第二天早上起来也是头晕脸红,躺床上起不来,我当时急得测量血压的手都是抖的,哆哆嗦嗦差点把降压药抖掉,那时我感到非常的恐惧和无助,您昨天也有这种感觉吗?"

第三节 交 谈

问题与思考

临床工作中,护士需要使用各种方法获得患者的一般资料、病史、心理社会状况等资料,获得这些资料最常使用的方法是什么?

交谈是护理工作中最常用最重要的语言沟通方式,是护士为服务对象解决健康问题的重要手段。护士在护理患者过程中,经常需要通过交谈去收集病史、进行心理护理、健康宣教和征求意见等,交谈贯穿于护理工作的始终。

一、交谈的概念及特点

(一)交谈的概念

交谈是以口头语言为载体,利用有声的自然语言符号系统,通过口述和听觉以实现信息交流的一种沟通方式。它是护理工作中最主要的语言沟通形式,护士在整个护理程序中均需与患者、家属及其他医务人员进行有效的交谈。

(二)交谈的特点

1. **互动性** 交谈是在两人及以上的人中进行的,表现形式呈现多样性。交谈双方既是信息的发出者,也是接收者,交谈的实质是双方信息发生与反馈的互动过程。所以在交谈过程中,双方均要顾及对方的需要和感受,适时控制听与说的广度和深度才能保证交谈的顺利进行。

2. **情感性** 在交谈中,护士要展现出一定的情感投入,表现出真诚和热情。良好的语言能辅助治疗、促进康复,而刺激性语言能影响患者情绪,甚至导致病情恶化。因此护士和患者交谈时应保持礼貌、真诚和关怀的态度。

3. 科学性　交谈的科学性体现在不说假话和空话,自然真诚地与患者交谈。注意语言要通俗易懂,尤其是指导性语言,要符合疾病原理,不但要说出是什么,更要讲清为什么,使患者理解其中的原理,从而提高他们遵循医嘱的可能性。

4. 恰当性　护患交谈中护士应根据患者年龄、职业、文化背景,采取相应的沟通策略。例如,在与教育水平较高、对医学知识有一定了解的患者进行交谈时,可以适当使用医学术语,言简意赅介绍重点;与教育水平较低的患者交谈时忌用医学术语,语言要通俗易懂,讲解注意事项时要详细充分,同时确认患者是否充分理解;与老年患者交谈时,要态度尊重,说话速度稍慢,避免使用过长的句子;与儿童交谈时,则应使用与其年龄相符的语言,并多采用鼓励性的表达方式。

5. 原则性　护患交谈时需要遵循一些基本原则,包括以治疗目标为导向、以患者为中心、尊重患者、保护患者隐私和保密原则等。

二、交谈的方式

护患沟通中常见的交谈方式有以下几种。

1. 个别交谈　个别交谈是两个人在没有其他人在场时进行的信息交流。一般是就某些问题进行讨论和研究方案的探讨。由于交谈人数少,所以交谈内容非常重要。谈话常常围绕一个中心主题展开,需要双方就某个问题做出适当的反馈,包括目光接触、耐心倾听、适时提问以及明确表达自己的看法和观点,彼此互为信息的发出者和接收者。

2. 小组交谈　通常指三个人及以上的交谈。例如,课堂中的教学讨论小组,医院里为某患者成立的医护小组,护理人员为有相同病症的患者创建的支持小组等。由于参与对话的人较多,所以主题不易把握,谈话的内容易受干扰。如果对话目的性较强,就需要选择合适的时间和地点,或者进行一些准备工作,以确保对话能够成功进行。小组交谈中很难使参与者之间的关系向纵深发展。有组织的小组交谈一般在开始时就会安排一个组织者。由于交谈的人数相对较多,小组成员不能都积极参与,这时就需要组织者善于采取各种有利于交谈的方法来激发大家的参与热情。

3. 面对面交谈　护患之间进行的交谈多为面对面交谈。由于交谈者双方都在彼此的视觉范围内,交谈时可以借助身体姿势、面部表情和手势的帮助,使交谈双方尽可能准确、完整地表达和明了各自的意思。

4. 电话交谈　电话交谈可以视为在更大的空间范围内进行的面对面交谈。护士对患者进行健康指导、患者向护士咨询健康问题,都可以通过电话进行。由于交谈的空间扩大,双方都脱离了彼此的视觉范围。电话交谈时的声音起到至关重要的作用。为了通过电话传递出积极的和良好的形象,使用电话交谈时声音力求清晰平和。不论手头工作多么繁忙,接听电话时都应保持热情、温和的心态,并以真诚的态度应对。

三、交谈时护理人员应具备的语言修养

护士的语言不仅是其文化素养和精神风貌的外在表现,也会影响护士的人际关系,更会影响护士在人们心目中的形象。古希腊著名医生希波克拉底曾经说过,医生有两种东西能治病,一是药物,二是语言。护理服务的对象是有思想、有情感的人,耐心温暖的语言对于患者来说犹如一剂良药。因此护士的语言修养显得非常重要,在护患沟通中护士要不断提升自身的语言素养,以提升整个护理行业的形象,增强患者对护士的信任感。

(一)语言的规范性

1. 通俗易懂　护士在与患者交谈时,应选用通俗易懂的语言和文字与患者进行交流,用词要准确、清晰、易理解,尽量口语化,少用医学专业术语以及医院常用的简化省略语。如护士问:"你有无

心脏早搏?"患者:"什么叫心脏早搏?"

2. 语义要准确　语义的基本功能是表达人们的思维活动,要求词能达意。人们用语言表达某件事时,含义要准确,才能正确传递信息。

3. 语音要清晰　语言本身是声音的组合,因此发音要清晰,对方能够听清楚才能交流信息,沟通想法。一般情况下护理人员应讲普通话,吐字清晰,要注意训练自己的语音,同时也要尽可能地掌握当地方言,以减少跨文化交流中的困难。

4. 语法要规范　语言表达要基本符合语法要求,不能任意颠倒省略。如患者液体快输完了,巡视护士对治疗护士喊道"小张快点,5床快完了",不合适的语法表达会引起较多歧义,引起麻烦。护士还要注意语法的逻辑性和系统性,不论是与患者及家属交谈,还是与同事间的沟通都要注意言辞准确,不能随意改变语法结构,增加理解难度,甚至引起歧义。

5. 语调要适宜　语调的强弱、轻重、高低统称为"副语言",可以在一定程度上表达出语言的感情色彩。说话者的副语言也可以神奇地影响信息的含义,同一句话,采用不同的副语言,可以有完全不同的含义。如轻声细语"该去做手术了"和高声重喝"该去做手术了",效果可截然不同。

6. 语速要适当　谈话的速度可以直接影响护患间沟通交流的效果。护士因工作节奏较快,在与患者交流时容易语速过快。语速过快会降低语言的清晰度和有效性,影响患者对信息的理解和接收程度。然而语速也不宜过慢,以免给患者造成误解,认为护士在犹豫或有意隐瞒病情。

(二)语言的情感性

语言始终伴随着情感,缺乏情感的语言不具备感染力和鼓舞力。护理人员在与患者的交谈时要能使患者感到温暖。为患者解除忧虑时,可从患者关心的问题谈起,用轻松愉快的语言缓解压抑的气氛。情感丰富的口头语言应该真诚、自然、质朴,避免过度修饰和夸大其词。

(三)语言的治疗性

语言具有暗示和治疗功能,护士的语言不仅可以给患者带来不同的情绪反应,而且与患者的健康关系密切。如果护士的语言能使患者保持轻松愉快的心境,得到心理上的慰藉,则会促进患者的康复。反之,如果护士的语言引起患者的不良反应,可能会引起患者不满、不愉快,甚至恐惧、愤怒、忧郁,这些负面情绪的产生不利于患者身体的康复,甚至会导致病情加重。因此护士的语言既能治病,又能致病。护士在与患者交谈时,应时刻想到如何增强语言的治疗作用。要通过交谈,消除患者焦虑、恐惧等不良刺激,从而使身心状态达到最佳。

(四)语言的知识性

护士肩负着向患者传递与疾病相关信息、对患者进行疾病健康教育的责任。患者获取的大量医学知识往往来自护士。因此,护士的语言不仅是一种沟通工具,更是传递疾病知识的关键。为了有效地履行这一职责,护士必须不断提升自己的专业技能,掌握丰富的专业知识,并运用语言技巧清晰地表达出来。

(五)语言的审慎性

审慎是医护道德的重要体现,在护理实践中表现为慎行、慎言。护理人员与患者的交谈应坦诚、守诺,这对于建立有效的合作关系是必要的。但是,医护人员在与患者沟通时说话要谨慎,因为患者存在个体差异性,说话时要留有余地,以免引起误解或纠纷。

(六)语言的礼貌性

在护患交谈中使用礼貌用语,可增进双方的好感。护理人员的礼貌用语在一定程度上反映了护士的专业素养。例如,迎接新患者时,可以说:"您好!叔叔,我是您的责任护士李××,您可以叫我小李。"操作失误时,真诚表达歉意:"对不起,这是我们的原因造成的,请您谅解,我们会马上给您处理的。"操作完表示感谢:"谢谢您的配合。"这些文明礼貌的言辞,配上柔和的语调,能使人感到亲切自然,富有感染力,有利于患者接受治疗和护理,促进和谐的护患关系。

(七)语言的委婉性

护士有时需要告知患者或家属不好的消息,当需要传递坏消息时使用委婉的语言能够提高患者或家属的接受度。如当患者患癌症时,由于患者有知情权,我们应当尊重事实,告知其真实病情,但又不能过于直接地表达,以免打击他们的治疗积极性,此种情形下,应注意使用委婉性语言。

四、交谈的过程

一个完整的交谈过程要经过准备、启动、展开、结束四个阶段。

(一)准备阶段

护患之间的交谈是一种专业性交谈,为了达到交谈目的,使交谈获得成功,提前做好充分准备是十分必要的。此阶段需要做的准备包括:交谈内容的准备、交谈双方的准备和环境准备。

1. 内容准备 交谈之前最重要的工作就是明确此次交谈的主要目的,根据目的设定交谈的主要内容,必要时可以列出简要的交谈提纲,这样可以使护患双方的交谈内容紧密围绕同一主题开展,既能保证交谈质量又能节省时间。

2. 护患双方准备 交谈前护士应做好各项准备工作,包括衣着得体、举止端庄,充分了解患者信息,包括现病史、既往史、心理社会状况等。护士准备越充分,越容易赢得患者的信任,从而使得交谈更加顺利。患者准备方面,要考虑到患者目前的身体状况以及正在进行的诊疗操作,如果患者正准备下楼做检查,这就不是好的交谈时机。交谈前,要尽量排除由于患者疾病本身可能带来的干扰因素,同时还要考虑到患者的基本生理需求等方面的问题,如患者进餐和休息时都不适合交谈。如果必须在这些时段与患者交谈,则需要进行合理的解释,并尽快结束。

3. 环境准备 在开展专业性交谈之前,护士要准备好一个安静的环境,以免分散患者的注意力。病房内的电视机、收音机等要暂时关闭。如果交谈内容有可能涉及患者的隐私问题,则需安排其他人员在外等候或将患者引至一个独立的空间。交谈时病房内的温度、湿度、光线等要调整到使患者感觉到安全和放松的程度。这些准备工作有利于交谈的顺利进行。下文是一个交谈准备阶段的沟通示例。

护士:"您好!我是李护士,请问您是×床×××吗?"

患者:"是的,您好!"

护士:"我是您的责任护士,您可以叫我小李护士。"

患者:"李护士你好!"

护士:"我想了解一些您的病情信息,您想在这里还是我们找一个专门的地方沟通呢?"

患者:"在病房就可以。"

护士:"好的,需要把电视机关掉吗?"

患者:"可以。"

护士:"您准备好了吗?"

患者:"好了。"

护士:"那咱们开始吧。"

(二)启动阶段

在交谈开始阶段,护士可使用一般性交谈方式,以一些平常的问候、寒暄启动交谈。问候时要注意根据患者的年龄、性别、职业给予对方礼貌、合适的称呼。合适的称呼可以快速拉近双方的心理距离,使之产生亲切感,反之则会使患者一开始就会产生抵触心理。问候寒暄时的态度很重要,护理人员尽量要做到温和、自然、关切,以减轻患者的焦虑紧张情绪,以初步取得患者的信任。此外,启动式语言要适可而止,不能过多,它只是为了使交谈顺利开始导入的一般性交谈,基本不涉及患者信息的收集,启动之后要尽快进入主题。自然的交谈可以根据不同情况采取下列方式。

1. 问候式　如:"您今天感觉怎么样?""昨晚睡得好吗?""伤口还疼吗?""病房的营养餐合胃口吗?"

2. 关心式　如:"这两天天凉了,您外出时多穿件衣服""您这样躺着,舒服吗?""您是想下床活动活动吧,我扶您"。

3. 夸赞式　如:"您今天看起来气色不错,比前两天好多了""您配合得真好,这两天血压和血糖控制得都很好"。

4. 言他式　如:"你这饭真香,您家人刚送来的吧""您也喜欢听这首歌,我妈妈也很喜欢呢"。

(三)展开交谈

启动交谈后,就要考虑如何全面推进交谈。此阶段交谈的内容多涉及与疾病相关的信息和问题,因此,护士能否灵活、熟练地运用各种交流技巧就显得十分重要。当患者倾诉时,护士要全神贯注,并及时进行反馈,使患者感受到被理解和认同,从而增强其继续交谈的动力。此阶段要注意及时核实患者提供的模糊信息,对不清楚的地方要运用开放式或闭合式提问,确保获取准确信息。同时要从患者的角度出发,在配合治疗性操作或护理时,使用通俗易懂的语言进行解释相关原理或注意事项,并确认患者的理解程度。护士还要时刻把握交谈内容的主线,紧紧围绕主题,引导交谈内容。为了实现这一目的,护士需要创造并维持一个融洽和谐的沟通氛围,鼓励患者尽可能地表达他们的真实想法和感受。另外,护士应具备一定的应变能力,对于交谈中出现的一些计划外问题,要及时做出回应。

护士:"阿姨,我今天主要想了解一下您的情况,您现在哪里不舒服?"

患者:"李护士,我现在老是肚子疼。"

护士:"阿姨,您能具体说一下是哪个位置疼吗?"

患者:"我也说不太清楚,有时候在这里(左上腹),有时候在这里(脐周)"。

护士:"您的意思是疼的位置不固定是吗?"

患者:"是的。"

护士:"那每次大概疼多长时间?"

患者:"也不是太固定,有时候几分钟,有时候快1个小时。护士,我这会不会是不好的病呀?"

护士:"阿姨,您别太紧张,根据目前的症状我们还没有办法做出诊断,回头医生会给您再详细检查的。您放心吧!"

患者:"好的。"

(四)结束阶段

护士与患者的每一次谈话都有一个终止点。一个恰当而温馨的结尾可以给双方留下良好的印象,为下一次交谈打下良好基础。当双方都感到交谈目的已经达成,话题将尽时,要适时结束本轮的交谈。交谈结束前还需要对本次交流的内容进行简单总结,并得到患者确认。必要时还可以约定好下一次交谈的时间。

护士:"阿姨,您的情况我都了解过了,我会及时和医生沟通的,请您放心!"

患者:"好的,谢谢你啊,李护士。"

护士:"不用客气,阿姨,这是我们应该做的。您还有什么需要给我说的了吗?"

患者:"好像没有。"

护士:"那好,阿姨,如果你有什么想跟我说的,你可以随时去护士站找我,好吗?"

患者:"好的。"

以上是一次完整的正式的专业性交谈沟通的四个阶段。但在现实交谈过程中阶段之间往往没有明确的分界,有时可能只有几句话或几个简单的问答。故护士在与患者交谈时要根据实际情况灵活运用。

五、交谈的常用技巧

交谈作为护患沟通的重要手段,其顺利成功地进行与交谈技巧密不可分,常用的交谈技巧主要有以下几种。

(一)话题恰当

护患交谈前要明确交谈的目的。首先要明确谈什么,话题的选择对交谈的顺利展开起决定性作用。护士选择话题前,要对患者有一定的了解,包括他们的家庭背景、职业、兴趣爱好等,所选话题要符合患者的个体特征和喜好,同时也要符合当时的情境,避免触及可能引起患者反感的隐私性话题。

护士:"叔叔,您好!我看您很喜欢看书,是吧?"

患者:"是的。"

护士:"那您是从事教育工作的吗?"

患者:"是的。"

护士:"叔叔,您昨天的检查结果出来了,医生需要跟您沟通一下,您这会和我一起去一下医生办公室吧?"

患者:"好的,没问题。"

(二)巧妙提问

由于开放式提问的问题答案没有范围限制,患者可以根据自己的观点、意见、建议和感受自由回答。因此,开放式提问有利于患者敞开心扉。护士也能获得较多的信息。但注意提问时不要进行过多地引导,以免影响患者的回答。闭合式提问将问题答案限制在特定的范围内。此方法可以使护士在短时间内获得大量的信息,但同时也限制了患者的回答,使得患者没有机会解释自己的想法,护士也难获得提问范围以外的其他信息。护患交谈中两种方式可结合交替使用,提高交谈效率和质量。

护士:"叔叔,您今天感觉怎么样?"

患者:"感觉好一些。"

护士:"那您头还晕吗?"

患者:"基本不晕了。"

(三)准确阐释

阐释是叙述并解释的意思。患者入院后,面对陌生环境和各种治疗手段时,常常会产生许多问题或疑虑。这时就需要护士运用阐释技巧来与患者进行有效沟通。阐释常用于以下场合:①解答患者的各种疑问,消除其不必要的顾虑和误解。②进行各项护理操作时,护士向患者阐述并解释该操作的目的及注意事项等。③护士依据患者现状提出一些看法和解释,以帮助患者更好地面对或处理当前面临的问题。阐释有助于患者更清晰地认识到自身存在的各种问题,为获得新的解决思路和方法,有利于问题的更好解决。

患者:"护士,我是不是确定得了高血压了?"

护士:"是的,×叔叔。"

患者:"啊!高血压呀,那不是没有办法治了,很快就会发生脑梗,脑出血了,那我以后是不是都不能运动了?"

护士:"叔叔,您虽然得了高血压,但是只要按照医生的医嘱按时吃药、定期复查,基本上会控制得很好。等到您的血压平稳后,我们会跟您仔细讲怎么运动,适量的运动对您的疾病控制是有好处的,不是不能动。"

患者:"哦,是这样啊!"

(四)适当沉默

沉默是指交谈时倾听者对讲话者的沟通内容在一定时间内不作语言回应的一种交谈技巧。沉默本身也是一种信息传达,既可以表达思考、接受和同情,也可以委婉表达否认和拒绝。在护患交谈中,护士可运用沉默并配合点头、眼神等非语言沟通方式鼓励患者。适当的沉默不仅是有效交谈的重要组成部分,而且是交谈双方梳理和调整思绪的有效工具。

当患者愤怒、哭泣,情绪较为激动时,护士应保持沉默,给患者一定时间让其宣泄情绪。此时护士可以轻轻地握住患者的手或扶住其肩膀,给患者以被理解和支持的感觉。交谈中对患者的意见有异议时,护士可选择暂时沉默,表示对其意见想法的不认同。

(五)善于倾听

善于倾听是护士良好素质的具体体现,也是护士必须掌握的一项重要的沟通技巧。护士在与患者交谈过程中应该做到:①集中注意力,保持良好精神状态。②适时使用目光接触。③全面观察患者,及时注意非语言信息,善于理解言外之意。④不随意打断对方的谈话。⑤不急于做出判断和评论。

(六)核实信息

护士在用心倾听后,要核实所获得的信息是否准确,常使用的核实方法主要有以下几种。

1. **重述** 即要求患者将护士说过的话重复一遍或护士重复患者说过的话,以证实信息是否准确。如患者说:"我已经两天没解大便了,感到肚子胀。"护士重述说:"您刚才说您已经两天未解大便了,感到腹胀,是吗?"

2. **改述** 是指护士把患者的话用另一种的说法表达,但意思不变,或说出患者的言外之意。如护士说:"您的意思是说您不想用这个药,是吗?"

3. **澄清** 指将患者一些模棱两可或不完整的叙述澄清纠正,以获得更准确、具体的信息。可以用下列话语来引导:"请您再说一遍可以吗?""我没有完全理解您刚才说的,您是否可以讲得更具体一些?"

4. **归纳总结** 指用简单、概述的方式将对方谈话的主要意思表达出来,以求核实的方法。如护士说:"您刚才说了很多的原因,又跟家人讨论了这么久,其实就是想说现在还不想做手术,想先采用保守治疗的方式,对吗?"

(七)合理共情

共情是从他人的角度感受、理解他人的感情,且把这种理解传达给当事人的一种沟通交流方式,也是感情进入的过程。共情是分享他人的感情,而不是表达自我情感,更不是同情、怜悯他人,而是站在当事人的角度和位置,客观地理解其内心感受。护患交谈中,共情常见的表达方式有以下几种。

1. **直接确认** 对患者传递的信息给予直接肯定。如"我非常同意你的看法""我觉得你分析得很正确"。

2. **表达理解** 使患者感到自己的想法被接受,如"你认为你这么想是正常的""我能这么做已经很不容易了"。

3. **表达积极情感** 对患者做出肯定、非评判性的反应,如"我非常高兴你能这么坚强"。

护士:"叔叔,我看您不是太高兴,您有什么想法,能跟我说说吗?"

患者:"我觉得我这是小病,不需要住院,回家养养就好了。在这住又花钱又不方便。"

护士:"叔叔,我非常理解您,您这么想也很正常,别看我是个护士,要是让我去住院,我也觉得很不舒服。"

患者:"是吗?你也是这样想的吗?"

护士:"是的,住院肯定没有在家里那么舒适,确实有很多不方便的地方。但是您也替孩子们想想,要是您就这样回家的话,他们肯定会很担心您呀,是吧?"

患者:"也是。"

六、常见的护理人员交谈失误及对策

(一)常见交谈失误

1. **出语不慎** 部分护理人员说话不慎重,缺乏思考,语言不当引起患者猜疑、恐惧等不良后果。如当患者服用口服药时问道:"为什么今天的药比昨天少了一片?"护士:"是吗,可能是搞错了吧,我去问问。"此类语言表达应尽量避免。

2. **表达缺失** 护理人员忽视语言环境的特殊性,在语言表达上不完整或出现缺失,影响语意,造成患者断章取义,引起误解甚至猜疑。比如手术后患者家属询问护士:"什么时候能吃东西?"护士:"排气后"。家属又问:"什么是排气?"护士:"放屁,这都不知道。"家属以为护士说他讲话是放屁,故而生气投诉。

3. **语言歧义** 由于沟通双方对语义的理解出现偏差,造成理解上的分歧。如护士交代第二天准备手术的患者"今晚8点后禁食,12点后禁水",患者却理解为"今晚8点后进食,12点后进水",因为理解的差异影响患者的治疗。

4. **单向思维** 部分护理人员在考虑问题时思维取向呈现单向式,在与患者沟通交流时常常引起纠纷。比如一位护士给一位患者进行会阴擦洗时没有戴手套,当患者委婉地提醒她时,护士满不在意地说:"没关系,我不怕脏",导致患者大怒与之争吵。患者此时担心的是自己会不会被护士没有戴手套的手触及引起感染,这位护士的表现即为单向思维,从自身的理解出发,没有为患者考虑。

5. **主观臆断** 主观臆断易发生在有一定工作经验的护理人员身上,如一位年轻女性主诉恶心、呕吐,当护士得知她月经已延迟半月时,便问"你是不是怀孕了"。患者很是反感,不满地争辩道:"我还没结婚呢!真是的。"

(二)交谈失误的补救

一旦出现语言失误,不能采取回避态度,要进行积极沟通以消除误会。常用的补救方法有以下几种。

1. **补充** 当护士意识到自己因表达不到位而造成沟通障碍时,应设法进行补充或解释说明,以求语义完整、理解准确。如一位护士对患者交代用药事项:"这个药喝之前,你要先晃一晃。"患者露出不解表情:"我晃一晃?"此时护士可补充道:"你拿着瓶子轻轻摇两下就可以了,主要是为了混匀。"即可表达清楚,消除歧义。

2. **重说** 当意识到自身言语不当引起患者反感或不满时,护士可收回重说,再次表达语义。比如一位护士查房,以为患者又没有吃药,就说:"你怎么总不按时吃药。"话音未落,即发现患者药杯是空的,马上说:"哎呀,我这眼神是不太好了,您已经吃了吗,表现非常好。"收回重说的方式尽量自然、坦诚。

3. 解释 当护士的语言失误导致患者出现疑虑时,可用进一步解释给予补救,解释后要力求患者理解,消除疑虑。

4. 致歉 如果交谈失误已经发生,消极影响已造成,需根据情况采取适当措施,勇于向患者表达真诚的歉意,以取得患者的理解与谅解。

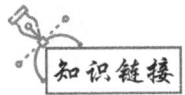

Calgary-Cambridge 沟通指南

Calgary-Cambridge 沟通指南是由 Kurtz 等人于 1996 年研发的一种医患沟通模式,目前已广泛应用于世界各国及各层次的医学教育中。它作为北美第二大沟通指南,大量应用于医学教学和评价过程中,英国有超过 60% 的医学院校使用该指南作为指导开设医学沟通课程。该指南整合了沟通教学中内容、过程及认知三类技能,将医患间会谈总结为"开始会谈""收集信息""解释和计划""结束会谈""会谈过程管理"及"发展医患关系"6 个过程,并将 70 项沟通技能和 6 个过程和目标框架相结合,从而提供了一整套实用性强的综合性技能指南,Calgary-Cambridge 指南最先也最常应用于疾病问诊和咨询沟通过程中。

第四节 治疗性沟通

 问题与思考

当患者缺乏疾病相关知识时,会出现各种不遵医嘱行为,如不按时服用药物,输液时随意调节滴速,不利于疾病的康复。针对治疗过程中的专业性问题,护士应该如何与患者进行沟通?

一、治疗性沟通的概念和特征

(一)治疗性沟通的概念

治疗性沟通(therapeutic communication)是一种有目的的沟通,指护士与患者、家属、同事等围绕患者的治疗问题展开并能够对治疗起积极作用而进行的信息传递。其理念是"沟通也具有治疗作用",是一般性沟通在护理工作中的具体应用,目的是帮助患者适应或应对环境及现状,克服心理障碍,正确应对疾病相关问题,从而促进患者的康复。已有研究表明治疗性沟通是除药物和手术治疗之外的一种辅助性治疗手段,可以改善患者的情绪障碍、满足其信息需求。也可有效改善患者的疾病认知不确定感,帮助其克服恐惧、焦虑等负性情绪,从而提高生活质量。治疗性沟通与一般性沟通的比较见表 7-1。

表7-1 治疗性沟通与一般性沟通的比较

	治疗性沟通	一般性沟通
目的	协助患者恢复、促进和维持健康	根据双方需要而制订,主要是加深了解
目标	以患者为中心,满足患者需要	无特定目标
时间	在特定的时间内	无特定时间
观念	患者的观念被理解	观念一致
责任	护士负责引导	双方共同负责
内容	与患者的健康相关	无特定话题
焦点	双方预先了解	双方不一定都了解
情感运用	鼓励患者表露自身情感和感受	因人而异,无特定要求
关系的长短	根据目标制订	无特定要求
关系的时间	经计划与讨论	没有计划或无法预见

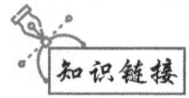

治疗性沟通系统

治疗性沟通系统(therapeutic communication system,TCS)是以治疗性沟通为核心,根据轻重缓急及患者的诉求和需要,筛选疾病相关的问题,运用可利用的资源解决问题,最终帮助患者寻求自助和(或)他助,建立良好的社会支持系统,积极应对疾病,减轻痛苦,恢复健康。TCS 由王维利教授提出的理论模型,其理论基础是申农(Shannon)的信息论(information theory)、维纳(N. Wiener)的控制论(cybernetics)和贝塔朗菲(Ludwig won Bertalanffy)的系统论(systems theory)。治疗性沟通系统是由评估性沟通、关系性沟通和治疗性沟通三个亚系统组成。这三个亚沟通系统循环往复,构成了可调控、可操作、可评价的治疗性沟通系统,帮助患者解决生理、心理、社会等各方面潜在及现存的主要问题。

(二)治疗性沟通的特征

1. **以患者健康为中心** 一般性沟通中双方的沟通强调平等互利原则,而治疗性沟通则以患者为中心,护理人员的主要精力用于满足患者的健康要求,以患者为中心对治疗性沟通非常重要。大多数患者患病后都有不同程度的依赖性和自卑感,在沟通互动时难免行为会出现偏倚或障碍。

2. **以护理目标为导向** 一般性沟通的目的多是加深双方了解,增进友谊或是双方实现某种业务往来,而治疗性沟通的目的是患者的健康服务,护患互动中通常确定有一个与患者健康需要相关的护理目标及期望,在工作时期,则须完成护理计划并加以评价。以目标为导向才能维持以患者为中心的治疗性沟通。

3. **以减少自我表露为特征** 治疗性沟通与一般性沟通的一个重要的区别是自我表露的形态和数量的不同。一般性沟通中双方都有一定的自我表露,虽然在量上不一定相等。而在治疗性沟通中,比较关注促进患者的自我表露以提高其对自身问题的洞察力,而对护理人员自我表露的要求会适当减少。

二、治疗性沟通的分类

(一)指导性沟通

在指导性沟通中,指导者(护士)向被指导者(患者)明确指出问题的原因和本质,并针对被指导者存在的问题,提出相应的解决方案,让被指导者执行。指导性沟通的特点是充分发挥护理人员的专业知识和技能,以识别和解决患者存在的问题。因此交谈过程通常较为迅速,用于磋商和协调的时间较少。在指导性沟通中,护士占主导地位,因此护患之间的互动性较差,不利于患者积极主动地参与治疗护理过程及决策的制订。指导性沟通的前提是医护人员比患者拥有更多的知识和技能,有时甚至要为患者做出决策。例如,在与一位糖尿病且血糖控制不佳的患者进行指导性沟通时,护士应在充分了解其用药和饮食习惯的基础上,为患者制订用药及饮食计划,并详细解释用药的注意事项以及合理进食的必要性。

(二)非指导性沟通

非指导性沟通是一种基于协商的对话方式,其核心理念在于承认患者有认识和解决自身健康问题的能力,鼓励患者积极参与各项治疗和护理过程,并主动改变对自身健康不利的行为和生活方式。在非指导性沟通中,患者与护理人员处于平等地位,患者有较多的自主权,参与决策制订,能够感受到被尊重,因而能积极主动地按照决策执行,主动采取有利于健康的行为方式。通过护患双方深入的商讨或沟通,错误决策的可能性较小。非指导性沟通的唯一缺点是较为费时,在护士工作繁忙的情况下较难实施。

在护理实践中,护理人员应根据患者的独特特点和需求,灵活选择沟通方式。例如,在康复医院或精神病医院的病房等环境,时间相对充裕,护士可以采用非指导性沟通。然而,在繁忙的急诊室环境中,使用非指导性沟通则不太现实。当护理人员需要对患者进行明确指导时,例如指导服药方法、术前准备事项、新生儿家庭护理等,应采用指导性沟通。涉及患者个人隐私的交谈,则宜选用非指导性沟通。

三、治疗性沟通的原则

(一)目的性原则

治疗性沟通具有明确的目的。即在良好护患关系的基础上,通过与患者的沟通、了解患者亟待解决的健康问题,从而拟定目标帮助患者解决其健康问题,以满足患者的需要,促进患者康复。

(二)全局观原则

治疗性沟通的对象不仅仅是患者还包括家属。治疗性沟通的全局观表现在:①护理人员要视患者为生理、心理和社会的统一体,在沟通中需要充分注意这三者之间的关系及相互影响。②护理人员也应重视患者家属及社会关系中每个成员的作用以及对患者带来的影响,良好的社会支持有利于患者问题的解决,帮助患者树立战胜疾病的信心。

(三)易懂原则

交谈时要根据患者不同年龄、性别、教育水平、职业、民族等特点,运用不同的沟通技巧,使治疗性沟通的内容尽量通俗易懂,便于患者理解。同时注意患者反馈,确保患者真正理解治疗性沟通的内容。

(四)尊重原则

在治疗性沟通中,要以礼貌的态度,认真倾听患者的需求,切忌将护士的主观意愿强加于患者,要充分尊重患者的人格,保护患者权益及隐私。

(五)个体化原则

因为患者文化背景和社会角色等方面具有差异性,即使同种疾病的患者在诊疗过程和健康问题上也会存在一定的差异。因此,在进行治疗性沟通的时候应根据不同患者的特点给予个性化、针对性指导。

(六)专业原则

在进行治疗性沟通前,护士要充分了解患者的健康状况和疾病相关信息。评估患者的具体情况,并查阅相关资料,提前制订好沟通策略,以专业的态度与患者进行沟通。

(七)伦理原则

在与患者沟通的过程中,要注意保护患者的隐私,尊重其信仰、人格尊严和自主权,以严谨工作态度与患者及其家属进行沟通。严格执行知情同意原则,在沟通或治疗开始前,均应取得患者的知情同意。

四、治疗性沟通的影响因素

(一)护理人员的专业素质

为了有效地进行治疗性沟通,护士必须掌握疾病护理知识、沟通技巧以及人文科学领域的相关知识,包括心理学、社会学和伦理学等。有调查显示,临床护理人员普遍能意识到护患沟通的重要性,但在实际操作中,沟通障碍仍然频繁出现。常见的沟通障碍有:沟通技巧不足(占45%)和专业知识缺乏(占30%)。如果护士专业知识欠缺,在为患者提供服务时就会出现问题,例如,在对患者进行健康教育时,说不清楚发病诱因、药物作用机制及副作用等;在回答患者疾病相关问题的询问时,无法准确传递必要的医学信息,无法消除患者的疑虑。这不仅损害了护士在患者心中的专业形象,久而久之,还会影响整个医院的声誉。

(二)护理人员的沟通技巧

多项研究表明,临床护理人员普遍认为自身在沟通技巧方面存在不足。一些护士在使用语言和非语言沟通技巧时不熟练,影响了护患沟通的效果。例如,为患者进行皮肤过敏试验后,护士可以利用等待结果的时间向患者讲解药物过敏的相关知识,包括常见症状和注意事项等。这样做不仅能使患者了解相关知识,还能感受到护士的专业和关怀。

(三)护理人员的培养方式

护理人际沟通课程在护理专业中开设较晚。美国的护理教学机构中,沟通课程总学时超过36个学时的仅占39.9%,我国于1994年开始开设本科生的沟通课程,1997年沟通技巧才被纳入护理中等教育的人际沟通课程中。关于沟通技巧的教材也十分有限,这导致护理人员在学校培养阶段就缺乏必要的沟通知识和技能培训,进而影响了工作中护士进行有效沟通的能力和治疗性沟通的开展。目前我国部分学校已经开设护理人际沟通课程,但这些课程往往偏重理论,缺乏实践的积累,难以学以致用。

(四)社会文化的影响

社会文化不仅影响护士的沟通态度和沟通行为,也影响患者对护士群体的看法。虽然生物医学模式已逐渐被生理-心理-社会医学模式所取代,但医护人员的观念转变是一个长期过程。一方面,临床护理人员配置不足,工作繁忙,护士完成日常工作已经感到压力重重,难以抽出时间与患者进行深入的治疗性沟通。此外,护理管理人员对沟通的重视程度也会影响护士对治疗性沟通的态度与执行情况。另一方面,部分患者对护士职业角色认知存在偏差,倾向于只和医生交流病情,这在很大程度上阻碍了护患之间治疗性沟通的开展。

(五)患者因素

导致护患间治疗性沟通障碍的患者因素主要有:患者对自身疾病以及相关知识缺乏了解;患者的文化程度、宗教信仰和价值观等方面的差异导致其行为和沟通能力具有差异性;不同年龄和性别的患者,对事物的理解和反应不同。这些因素均会影响护患治疗性沟通的效果。

五、治疗性沟通的基本步骤

(一)准备与计划阶段

为了使治疗性沟通顺利进行,护士在每次沟通前都必须做好相应的准备与计划工作,把握沟通的原则,明确沟通的目的、内容、形式,准备沟通的时间和环境。重点应注意以下几点。

1. 了解患者的基本情况　包括一般资料、健康史、身体评估、辅助检查、心理社会资料等内容。

2. 根据交谈目的列出谈话提纲,把握交谈主题　以引导交谈向正确的方向发展,使护患双方的交谈始终集中在主要问题上。对可能出现的问题要预先考虑对策,必要时向其他医护人员了解患者的有关情况或请教,以使交谈更为顺利。

3. 选择交谈的时间、地点和环境　根据交谈的目的,拟定此次交谈时间的长短,时间的选择要避开患者治疗护理、吃饭以及休息时间,应选择护患双方均感到方便的时间进行交谈。时间不宜过长易使患者疲惫,也不宜过短使沟通不充分。地点、环境合适,可选择安静环境,注意保护患者隐私。

4. 其他　明确此次治疗性沟通交谈的目的和特定的专业内容。

(二)沟通开始阶段

护士与患者开始沟通时,不要过于急促,应采用循序渐进的方式,给患者留下良好的第一印象,开始沟通时应当注意以下几点。

1. 注重第一印象　良好的第一印象是治疗性沟通的顺利开展的基础。护士自身应当衣着得体,举止端庄稳重,给人以信任感,并进行礼貌的自我介绍。

2. 态度和蔼,文明礼貌,称谓得当　对患者合适的称谓可拉近彼此的距离,为接下来的沟通进行良好的铺垫。护士对患者的称谓应考虑患者的年龄、性别以及职业。

3. 事先告知　告知患者此次交谈的主要目的以及大概所需时间,需征得患者同意后进行,并阐述清楚交谈的主要原则希望患者积极参与,有问题可以随时提问,消除患者的紧张情绪。

治疗性沟通的开始阶段建议从一般性问题开始,如"您今天感觉怎么样?""昨晚休息得怎么样?""今天的天气不错"等。当患者感到自然放松时即可进入交谈的正式阶段。

(三)沟通进行阶段

此阶段是治疗性沟通的实质性阶段。沟通过程中应坚持以患者为中心的原则,鼓励其多表达自身的想法。

1. 提出问题　为了使患者便于理解和回答,提出问题时应注意:一次只问一个问题;问题应当简单明了无歧义;提问内容要根据患者的文化背景、年龄、职业、文化程度等进行;减少书面性语言的使用,尽量使用患者容易听懂的语言和提问方式。

2. **适时反馈** 患者在表达自身观点时,护士要仔细倾听并给予适时反馈,如:点头或说"嗯""是的"等,一方面表示在认真听患者说,另一方面表示对他所说有兴趣,希望他能继续讲下去。

3. **复述** 护士在沟通中可重复部分或全部患者所述内容,以鼓励他继续往下讲。复述一方面可引导患者在这方面进一步阐述,另一方面是协助患者表达自身思想和感受。

4. **理解** 护士应能使患者感受到被理解和接受,并鼓励他继续表达。如患者说:"我特别想回家,医院里实在太不方便了",护士可回答:"我非常能理解你的心情,我要是住院了估计跟您的想法一致"。患者感受到被理解之后才会有继续表达的欲望,反之若不被理解,患者可能会选择结束话题,则会导致沟通的失败。

5. **选择性回应** 是指选择较重要的问题进行回应反映,如患者说:"我感到很累,我的腰很疼",护士可问:"你累了?"或问"你的腰很疼?"以进一步探索患者想要表达的真实意图。

6. **沉默** 沉默可给患者考虑的时间,同时也给护士提供观察患者非语言性行为的时间。适时的沉默会让患者感受到舒适和被接纳。

7. **给予信息** 在治疗性沟通过程中,护士应当适当地提供一些疾病有关信息。如准确回答患者的提问,纠正其错误的认知,帮助其建立健康的行为模式。

8. **澄清** 为了确保信息传达无误,护士对患者陈述中含糊不清、模棱两可的部分要及时澄清,这不仅有助于弄清问题,还能够使患者觉得护士在尽力理解他、帮助他。澄清的常用方法有:①用举例的方式将一个抽象的或含糊的意思用具体的事例表达。②提出可能遗漏的或前后不一致的内容,希望患者做必要的补充。③直接提问,对于需要澄清的内容可直接提问,注意问题应当简单明了,患者易懂,且答复简单。

(四)交谈结束阶段

此阶段的主要任务是为终止此次交谈并为下一次交谈做准备。接近尾声时护士可通过看手表的方式提醒患者,应抓紧讨论剩下的问题。结束前应对此次交谈内容、效果做简要的评价小结,必要时约定下次交谈的目标、内容、时间和地点等。治疗性交谈要有记录,在交谈结束后应尽快补做记录。

护士在结束谈话时应注意以下几个问题。

1. **告诉患者交谈即将结束** 询问患者是否还有需要补充的内容,以便护士查漏补缺。

2. **不要再开启新的话题和内容** 如果患者提出新的问题,则应向患者进行解释,另约时间。按原定时间结束交谈非常重要的,因为如果护士后续还有其他工作,就可能会表现出注意力不集中、疏忽甚至烦躁不安,这些表现会影响之后与患者的沟通。

3. **将此次谈话的内容作一总结** 在总结过程中,通过观察患者的回应,验证获取信息是否准确,总结是否恰当。

4. **主动告知未来的计划** 使患者也感受到此次交谈的成效,有助于激发患者沟通欲望,主动与护士沟通。

六、治疗性沟通的应用现状

治疗性沟通在临床实践中得到了广泛的应用,其理论也在不断完善之中。美国是最早将治疗性沟通引入护理专业学生教育的国家。在临床实践中,护理学生通过运用治疗性沟通技巧,能够更有效地应对抑郁患者,从而增强对护理职业的信心。研究表明,治疗性沟通可减轻心脏病患者的焦虑、抑郁情绪;同时在生理、心理、情感、精神四个方面改善生活质量,并提高患者的服药依从性。将治疗性沟通运用于和临终患者的沟通中,通过与患者建立信任关系、鼓励患者说出自己的感受,并随着患者心理体验的改变而不断修订沟通方法,可以帮助临终患者克服恐惧。治疗性沟通在卒中、肿瘤、妇科疾病、精神疾病患者的治疗中也显示出良好的辅助效果,受到了越来越多的关注。因此,医护人员学习和掌握治疗性沟通的相关知识和技巧,对提升临床工作质量具有重要意义。

案例7-2

李某,男,71岁,小学文化。因"慢性阻塞性肺气肿急性发作2 d"为主诉入急诊。急诊科护士遵医嘱给予氧气吸入2 L/min,静脉滴注等。护士巡视过程中,发现患者家属私自将氧流量调整5 L/min。

请问:此时护士需要运用什么样的沟通方法?主要目的是什么?

(黄彩辉　康佳迅)

▶ 本章小结 ◀

本章从共情、自我表露、交谈、治疗性沟通四方面,详细阐述了人际沟通的专业技能。学生通过本部分学习,应重点掌握共情的概念、定义特征、表达方式及过程;自我表露的定义、原则、护患沟通中自我表露的技巧;交谈的概念、交谈中常用的技巧及不同阶段的交谈内容;治疗性沟通的特征、原则及步骤。

复习思考题

1. 简述交谈的过程及注意事项有哪些。
2. 简述交谈时护士的语言要求。
3. 举例说明常见的护理人员交谈失误及对策。
4. 举例说明自我表露的步骤。
5. 治疗性沟通的特征及原则是什么?
6. 试述护患沟通的共情技巧。

第八章 非暴力沟通

学习目标

知识目标：①列出非暴力沟通的四要素。②阐述非暴力沟通的技巧。③解释非暴力沟通、人类共同的需要的概念。

能力目标：通过正确运用非暴力沟通的四要素的技巧进行护患间的有效沟通。

素质目标：能够在关爱患者、充分理解患者的前提下进行有效沟通。

第一节 非暴力沟通概述

问题与思考

67.7%的医患矛盾沟通是因为"语言暴力"，我们作为医护人员该如何应对呢？

众所周知，当前的医疗环境并不乐观，网络上常充斥着各种医闹或医护人员被暴力攻击的信息。研究表明在各种类型的暴力事件中，以语言暴力最为常见，占67.7%，可见医患沟通中的"语言暴力"无处不在。"语言暴力"就是使用谩骂、蔑视、嘲笑等侮辱、歧视性的语言，使他人心理和精神上遭到侵犯和损害，属于精神伤害的范畴。如果稍微留意一下现实生活中的谈话方式，并且用心体会各种谈话方式带给我们的不同感受，就不难发现：语言上的指责、嘲讽、否定、说教、任意打断、拒不回应、随意出口的评价与评判带给我们的情感或精神上的创伤，甚至比肉体的伤害更严重、更持久、更令人痛苦。

这些无心或有意的"语言暴力"让人与人之间变得冷漠和敌视。当我们说出的话令对方不适，进而导致关系紧张甚至产生争执对抗，最终反目成仇，这就是暴力性语言。暴力的语言常常有这几种类型：不负责任"关我什么事"；道德批判"你这样不对啊，你怎么能这样干呢"；进行比较"你看人家谁谁怎么样，你再看看你"；强人所难"你应该""你必须"。马歇尔博士称这样的语言为"疏离生命的语言"，因为它们与我们内心真正的渴望是疏离、背道而驰的。从小时候接收，到长大后向外表达这类语言，我们不仅会对别人这么说，也会对自己这么说。当我们在说出这些语言的时候，我们感受到的是与自己和他人的分离、关系的断裂。

语言沟通可以让两个人之间的关系疏远，也可以让两个人之间的关系更亲近；语言沟通可以让你觉得温暖，也可以让你感觉寒冷；语言沟通可以让你获得你想要的，也自然可以让你失去你本想要的。一些人的沟通方式可能容易推开别人,并得不到自己想要的。也许你本来希望患者早点配合治疗,但是却引发了一次"战争";也许你希望患者能养成好习惯或好好运动,但是你却得到了患者的反抗和憎恨;也许你希望获得一个支持,但是对方却丝毫不被打动……

希波克拉底说过,语言、药物和手术刀是医生的三大法宝。该如何避免指责、嘲讽、说教等沟通不当带来的伤害,找到超越我们彼此的不同、求同存异并且相互连结的可能性,寻找一种跨越价值观的沟通方式,是当务之急。

一、非暴力沟通的概念

非暴力沟通(nonviolent communication,NVC)也称"爱的语言"或"长颈鹿语言"。由美国著名沟通专家马歇尔·卢森堡博士于1963年提出,是基于"需要的"艺术。非暴力沟通是一种能够有效降低人际冲突,建立和谐人际关系的高效沟通技术。目前已被运用于教育学、管理学、医学等诸多领域。由于NVC的巨大影响力,2003年,联合国教科文组织(United Nations Educational, Scientific and Cultural Organization,UNESCO)将NVC列为全球正式教育和非正式教育领域非暴力解决冲突的最佳实践之一。马歇尔·卢森堡博士的著作《非暴力沟通》也是香港大学推荐的50本必读书籍之一。非暴力沟通包括自我关怀、四要素(观察、感受、需求和请求)、诚恳表达、同理倾听、感谢和道歉五大部分内容。结构如下(图8-1):树的根基是自我连接(自我关怀);树的躯干是非暴力沟通的四要素——观察、感受、需求和请求;诚恳表达和同理倾听是在四要素基础上的两个分支;树的果实是感谢和道歉。

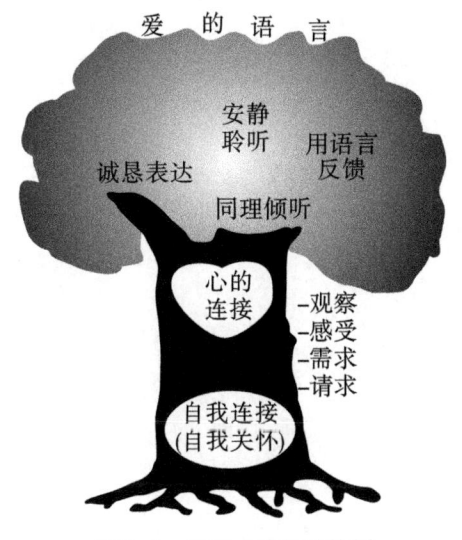

图 8-1 非暴力沟通结构树

二、非暴力沟通的发展历史和作用

非暴力沟通最早在1963年为美国联邦政府资助的学校项目,主要应用于纠纷调解和人际交流技巧培训。2003年,联合国教科文组织正式认同非暴力沟通的理念与技术并致力于在全球推广应用。从2009年起,我国学者开始传播非暴力沟通的理念。为了更好地理解非暴力沟通,马歇尔博士用长颈鹿与豺狗比喻非暴力语言与暴力语言。这是因为长颈鹿被认为是一种温和、从容的动物,生活在非洲草原的长颈鹿可以吃得下带刺的食物,咀嚼、消化,成为自己的营养。长颈鹿语言:用温和而有效的方式与他人交流,化解人际的冲突;体会并理解他人的感受和需要,看到行为表象下活生生的人;避免误会和猜疑;让语言成为窗户而不是一堵造成隔阂的墙。用豺狗比喻我们日常生活的语言:只知道一个方法,看不到其他选择;想的是谁是好人,谁是坏人,谁对,谁错,该怪谁,怪谁就咬谁;标签人、判断人、责怪人、否认选择、强人所难。

非暴力沟通实现了一个伟大的简单转变,从"他们有什么毛病"到"我有什么需要",这个转变就让解决问题的注意力从外在的不可控制的不可改变的周围世界,转移到了我们自己身上,让我们获得更多面对问题的力量,对周围世界有更多的控制感。我们总是认为他人的行为导致了我们的感受,要让他人为我们的情绪负责,实际上他人的行为并不是我们感受的根源,我们的内在需要是我们感受的来源。这个转变让我们把对别人的指责,把注意力转移到了我们自身的需要,这个世界就受到了控制,我们的心就可以安宁下来,就不再去攻击他人。

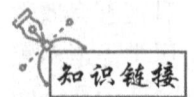

看到我的美好

请看到我的美好
请找到我最好的地方
这是真正的我
也是我想成为的样子
也许要花一点时间
也许找起来很困难
但是请看到我的美好

请看到我的美好
今天、明天、每一天
请你试一试
请你找一找
看到我闪耀出来的光芒
在我做的每一件事情里
请看到我的美好

案例 8-1

刘阿姨,55岁,肺炎患儿家属。入院后经过7 d的治疗,患儿逐渐康复预出院,与医生沟通后,医生建议明天出院,今天再进行输液治疗一次(肺炎治疗疗程不够),医生与患者家属沟通未果。护士遵照医嘱给患儿进行输液治疗。刘阿姨大怒说"你们医院都是骗钱的,都好了还不让出院,我要去投诉你们"。

请回答: 如果你是护士小王,你会如何与刘阿姨沟通?

第二节 暴力沟通的基石——自我连接(自我关怀)

> **问题与思考**
>
> 我们在医院工作会经常无端的收受到患者的指责谩骂甚至是人身攻击,我们该怎么样化解内心的委屈与不满,而获得内心的职业幸福呢?

自我联系就是自己觉察,探索自己,从而实现在困境中自我关怀。语言暴力实际上是施暴人因其内心的宁静遭到破坏而采用暴力的方式,维护或寻求心灵和平的方式。实际上自我联系之旅就是寻找自我宁静之旅,自我关爱是自我宁静的源泉。

爱丁堡大学哲学博士克里斯汀娜·布莱勒曾在书中写道,自我关怀是"我们对抗人生所有苦难的唯一方式",也是"爱和勇气的源泉"。它能帮助我们培养照顾自己的能力,从而提高我们的生活质量。自我关怀能够增强我们的情绪修复力,通过研究发现,擅长自我关爱的人抑郁和焦虑水平更低。自我关怀的能力能帮我们更好地面对困境,处理消极情绪,使它们对我们造成的负面影响更小。自我关怀也因此成了保护我们远离焦虑症和抑郁症的主要因素之一。

关怀始于关怀自己,关怀自己是关怀他人的前提,并以自我为中心,向我们所接触的人传递关怀。护理工作者作为传递关怀的群体,需要正视并接纳职业带来的压力,更需要其保持健康行为,提高自我关怀能力,只有学会更好地关怀自己,才能有更多的能量去关怀患者,最终提供更优质的护理质量。

一、自我关怀的概念

自我关怀(self-compassion)是美国心理学家克里斯廷·内夫于2003年在积极心理学的发展背景下提出的关于自我的新概念,是一种能够保护个体远离自我批评、反刍思维的积极的自我认知态度。自我关怀包含三方面的成分,即自我友善、普遍人性感、正念。自我友善指对自己更关心和理解的倾向,而不是严厉批评和指责;普遍人性感是自我关怀的中心,承认人无完人,即认识到所有的人都会失败、犯错或者沉溺于不健康行为;正念是指以一种清晰和平衡的方式觉察当前的情形,既不忽视也不对自我或生活中的不利方面耿耿于怀。值得注意的是,作为自我关怀组成部分的正念与 Jon Kabat-Zinn 提出的广义上的正念有所不同。前者聚焦于个体的消极情绪和想法,后者则广泛应用于个体一切积极、消极以及中性经验。

二、护士自我关怀的方法

自我关怀还要求以一种平衡的方式去处理负面情绪,让它们既不被压抑也不被扩大。想要关怀自己,需要先以开放的、不带评判的态度去觉察自己的消极思维或情绪。同时,也不过度沉溺在自己的想法或情绪之中,否则就会被负面情绪所束缚。

(一)全然允许自己的每一个当下

对自己无条件的允许和爱,包括爱自己的不足、怪癖、与众不同的特点、达不到期待、被别人厌弃的部分，就像天空一样，包容所有的天气状况，电闪雷鸣、风和日丽，都是被允许的。痛苦来临时，不是急于摆脱痛苦或与其争斗，而是要学会观察，学会接纳与臣服，去感受此刻身体内给我们带来痛苦的压力与负担。能够觉察自己行为、语言及应对方式下的冰山，深度探索自己的冰山，才能改变固有的，童年内化的思维模式，反应模式和情绪模式。护士的自我关怀从无条件接纳自己的全部情绪开始，做到全然允许。一个人能够以平和的心态承认并接受自己的缺点，但不自我嫌弃，自我厌恶，就是接纳自己爱自己。如"我虽然有点胖，但是我身心健康。我觉得自己的身材总体上还行，如果要减重，是因为我想看看自己能否做到坚持和自律。"现实是不完美的，我们每一个人都是不完美的，但是不完美的自己并不等于"我不好"。练习自我认可，修一颗"我是足够好"的心就是爱自己。爱自己是接纳现实中不完美的自己，承认那是真实自我的一部分，并带着这个不完美的自己大步向前。

（二）允许自己犯错，不苛责自己

与昨天的自己相比，逐渐成为更好的自己，拥有成长性思维模式，每天都允许自己犯1个错误，然后告诉自己，每天进步一点点，这样会减少内耗，让自己更自在。Be kind to yourself，善待自己，意味着停止对自己的无休止的挑剔和批判，理解自己的瑕疵和错误，不一味地加以苛责。同时，更应该积极主动地学习宽慰自己，就像宽慰一个失落的朋友那样。停止评判和评价自己，不再给自己贴上"好"或"坏"的标签，以开放的心态接纳自己。在遇到困难、挫折、痛苦的时候自我关怀，而不是自我苛责，对个人的缺点、不足和沮丧等采取开放、接纳和非评判的态度。在《拥抱你的抑郁情绪：自我疗愈的九大正念技巧》中，作者说："在痛苦的时刻如何对待自己，在很大程度上决定了你的痛苦程度。如果苛责自己，会更加受伤。如果友善地对待自己，时刻提醒自己也是普通人，自己不是一个人在战斗，痛苦的情绪体验就不容易伤害到你。"怎么做到自我关怀？克里斯廷·内夫（Kristin Neff）在《自我关怀的力量》里说，自我关怀的核心部分包括三个方面的内容：①善待自己，共通人性和静观当下。善待自己，就是说要以友爱的方式理解我们自己，而不是严厉的批评和指责。②共通人性，指的是我们要感受到与他人之间的生命体验上的契合，而不是被自己的痛苦所孤立和隔离。③静观当下指的是对我们体验要有客观平衡的察觉，既不忽视痛苦，也不要扩大痛苦。当我们感觉很难受，很痛苦，或者希望平复、安慰自己时，可以给自己一个温柔的拥抱，对自己说一些温柔、有抚慰力量的话语。告诉自己这是生活的一部分，是很多人都会遇到的难题。然后问问自己，我可以做一些什么让自己好受一些？自我关怀会让你更有力量，更快地走出负面的情绪，帮助你以整合的状态面前人生。

（三）善待自己的身体，多做一些让自己幸福的事

感恩身体的陪伴，一顿早餐，一杯水，良好的生活习惯，都是你善待自己的开始。社会学家芭芭拉将快乐分为消耗型快乐和补充型快乐，护士应该多选择健身阅读等补充型快乐，才能更好地面对工作，而不是沉溺于消耗型快乐里（如睡懒觉、刷抖音等），浪费光阴。把自己的需求放在重要的位置上。在我们的文化中，女性常常作为照顾者的角色存在，常常扮演着那个牺牲自己的需求，满足别人需求的角色。所以，尤其对于女性而言，要学会重视自己的需求，还要懂得满足自己的需要。自我满足是一种能力，也是爱自己的重要表现。

（四）培养乐观品质，坚持追求理想的自我

费斯汀格法则表明，生活中的10%是由发生在你身上的事情组成，而另外的90%则是由你对所发生的事情如何反应所决定。乐观的品质非常重要。有个故事：一个男人出差回来，发现家里被盗了。他仔细查看了一遍后，给太太打电话："老婆，我们家来了小偷。"太太大惊失色。谁知先生开心地说："哎呀，你说我们多幸运，这个家伙来的时候，幸好我们都不在家，不然我们可能受到伤害，而且这个傻瓜只偷了钱和你的耳环，你的衣服、我的书、儿子的玩具统统都在。"

坚持长期主义，不断提升自我，突破限制，释放潜力，拥抱更完整的自己。爱自己是接纳现实的自己，也是坚持追求理想的自我。人们总是高估自己短期里能做的事，却低估自己长期能做的事。秉持长期主义的心态追求理想的自我，学会和时间做朋友，允许自己慢慢来。遇到困难和挫折的时候，给自己多一点耐心和空间。给自己制订恰当的目标，一点点地努力达成，会让你对自己更有信心。实现目标和梦想的过程也是你提升自我，突破限制，释放潜力，拥抱更完整的自己。

（五）爱自己，要懂得调节自己的情绪，为自己的情绪负责

觉察自己每天的情绪变化，看看自己每天更多的是处在快乐、愉悦、平静、感恩等积极的情绪中，还是生气、焦虑、担忧、怨恨等消极情绪中。管理情绪，先要懂得识别自己的情绪，给它们命名，是愤怒、生气？还是受伤、失落、沮丧、愧疚……之后，还需要搞清楚是什么原因导致自己的负面情绪。针对不同的原因去解决问题，可以有的放矢，帮助你更有效地舒缓情绪。同时，可以通过倾诉与被倾听的方式疏导、发泄自己的情绪，比如，找理解你的朋友聊天，找心理咨询师倾诉，还可以通过深呼吸、运动、捶打枕头、到没人的地方喊叫等方式，调节和发泄自己的情绪。不要去对抗和回避自己的负面情绪，当你越去对抗和回避自己的负面情绪时，你的负面情绪可能会变得更多更糟。当有负面情绪的时候，还可以做一个这样的小练习：闭上眼睛，保持深呼吸，感受自己的情绪，看看这些情绪堆积在身体的哪一个部位；然后把手放在这个部位，去感受它，去看见它，也可以同时告诉自己"我感觉悲伤/愤怒/害怕……（给情绪命名）"。人生总有无法避免的诸多痛苦，负面情绪就像天边的云朵，来来回回。如果你允许自己和负面情绪待在一起，好好去接纳它，看见它，让它经由你的身体自由流动起来，你会发现情绪并不可怕，它来了又会走。所有的情绪，本质上都是由我们的内在情绪模式决定的。我们要为自己的情绪负责，非暴力沟通的伟大之处在于非暴力沟通实现了伟大的简单转变，从"他们有什么毛病"到"我有什么需要？"这个转变就让解决问题的注意力从，外在的不可控制的不可改变的周遭世界，转移到了我们自己的身上，让我们获得更多的面对问题的力量，对周围世界有更多的控制感。当我们试图回避责任时回归自己：我选择做＿＿＿＿＿＿，是因为我想＿＿＿＿＿＿。比如说"我妈让我早起我很烦"，改为"我选择早起，因为我想让我妈看到我的努力"。另外，要有界限意识，不要总是觉得他人的情绪与自己有关，别人的情绪应该由别人负责与我们无关。

三、自我关怀的好处

首先，自我关怀能够增强我们的情绪修复力。自我关怀是焦虑症和抑郁症的主要保护因素之一。这是因为，这种能力帮我们更好地面对困境，处理消极情绪，使它们持续时间更短，对我们影响更浅。而缺乏自我关怀的人，更容易苛责自己，在出现问题时一味地试图在自己身上找原因："我到底哪里不够好？是不是我做得好一点了，事情就不会发生了？"因此缺乏自我关怀的人，通常也更难从已经发生的事情中释怀。他们的无法释怀，更多的是无法"原谅"自己。值得注意的是，自我关怀不是帮你压抑负面情绪，因为对痛苦的抗拒只会使煎熬加剧（煎熬＝痛苦×抗拒）。恰恰相反，自我关怀鼓励面对伤痛，体验所有的情绪，并接受它们都是有必要的。

其次，自我关怀也与提升动机，促进自我成长息息相关。许多人学不会关怀自己的最大原因之一，就是认为这会让自己懈怠，致使一事无成。就如同我们从小就耳濡目染的"不打不成器"这样的话一样，我们倾向于相信，只有尽可能地严格要求自己，才能做成自己想做的事，成为自己想成为的人。但实际上，自我批评作为动机时，它的效果是浅而短暂的。此外，由自我苛责产生的焦虑还会大大地破坏行为表现，适得其反。相反的，自我关怀才是最有效的内在动机。这是因为，自我关怀包含了深层的、长期的对健康和快乐的渴望。如果你关怀自己，你就会做任何能让你学习和成长的事情。

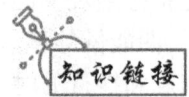

当我真正开始爱自己

——查理·卓别林

当我真正开始爱自己,
我才认识到,
所有的痛苦和情感的折磨,
都只是提醒我:活着,不要违背自己的本心。
今天我明白了,这叫作"真实"。
当我真正开始爱自己,我才懂得,
把自己的愿望强加于人,是多么的无礼,
就算我知道,时机不成熟,
那人也还没有做好准备,
就算那个人就是我自己,
今天我明白了,这叫作"尊重"。
当我开始爱自己,
我不再渴求不同的人生,
我知道任何发生在我身边的事情,
都是对我成长的邀请。
如今,我称之为"成熟"。
当我开始真正爱自己,
我才明白,我其实一直都在正确的时间,
正确的地方,发生的一切都恰如其分。
由此我得以平静。
今天我明白了,这叫作"自信"。

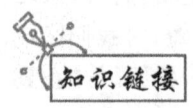

海蓝博士:自我关怀的七步法

第一步:自我关怀

(1)停下、呼吸、关注情绪。

(2)感受不舒服在身体的哪个部位、感受这个部位是哪种不舒服:是疼痛、紧张、憋闷、麻木抑或恶心。

(3).把关注点放在身体不舒服的部位:通过软化—安抚—允许三个步骤。可以把手放在感到不舒服的位置上,感受自己手的温暖。可以对自己说:我接纳此时此刻的自己,不管身体和情绪的感受是什么,有什么想法,我都接纳此时此刻的自己。怀着一颗关怀的心,允许自己痛苦、难受,学会陪伴自己,接受自己的情绪和身体。

第二步：探究自己的真实需求

现在，闭上眼睛问问自己：

(1) 引起我情绪波动的这件事情背后，我究竟想要什么，需要什么？

(2) 这件事给我带来的是悲伤、愤怒、难过、内疚、恐惧、羞愧还是失望？

(3) 我为什么会有这样的感受？

(4) 我究竟想要的是什么？

(5) 到底是什么需求没有得到满足，才会导致这种情绪？

(6) 对方的需求又是什么？

(7) 如果准备好的话，慢慢地睁开眼睛，把你想到的记在纸上。

细细觉察后，就会发现自己的情绪是层层的，然后探究层层情绪下包裹的深层需求到底是什么。

第三步：情绪ABC(Activating events\Beliefs\Consequence)

(1) 我们的难过是因为只从自己的角度去看人、看事和解读。当我们情绪平复一些，也了解自己的需求的时候，也许情绪已经化解了。造成人们情绪的直接原因并不是客观事件，而是主观认识和评价才直接导致我们的情绪。事实上，在大多数情况下，人之所以难过是因为只从自己的角度看人、看事和解读的结果。

(2) 对一件事情的不同解读，就有不同结果。

第四步：与智者对话

做一个关于"神秘乐园"的冥想者与智者的对话。

第五步：核对

核对是一个有效沟通的习惯，是心平气和了解对方需求，表达自己的需求，共同探索以后如何满足双方彼此的需求。千万不要把核对搞成质问或兴师问罪，变成发泄自己的情绪、表达自己的不满、讨伐对方的不是、实现自己目的的行为。每个人都希望优雅、淡定地处理问题，没有一个人例外。每个人都希望成为更好的人，但有时候会情不自禁地说了不该说的话，做了不该做的事，这跟我们过去的经历和伤痛有关。

第六步：制订未来行动计划

在日常的生活实践中，在一次次的和人的交往中，我们打破了自己原有的思维和行为模式，开始练习用新的利人利己的方式来回应。这就像你在大脑中开辟了条新的道路，只有积极地开荒、除草、一遍遍地铺路，才能让这条新路越来越明显、越来越平坦、越来越习惯。行为决定习惯，习惯决定性格，性格决定命运。

第七步：收获总结

我发现自己很多时候会陷入自己的情绪和思维中，无法看到事情的更多可能性。我会不断练习多方面的解读，帮助自己成为一个更宽容的人。

学习的三个途径：有的学习是在事情发生之后去学习；有的学习是在事情发生的时候去学习；有的学习是在事情还没发生时就去学习。如果我们能在平时就坚持静心、学习，我们在情绪爆发时，就会有更多应对的方法；如果我们能够在事后总结收获，就能建立一个全面和良性的学习循环。

第三节 非暴力沟通的四要素

问题与思考

患者小王，有些发热咳嗽的症状，护士安排他去发热门诊就医，他坚持称自己没有接触过新冠患者，不需要去发热门诊，怕因为就医传染新冠病毒，如果你是护士小张，该如何与小王沟通呢？

非暴力沟通的四要素包括：观察、感受、需求和请求。

一、观察

我们平时的语言包括了我们的外在观察与内在想法，观察一个人真正做了什么，还有被我的假设、期待所过滤的评判。当人们能看到外在的发生时，会伴随内在升起一定的想法、评判，所以人们的语言总是把观察与评判混为一谈。然而，非暴力沟通的观察只是要求我们观察客观事实，不带评论的观察。

语言和表达方式虽然致力于满足某种愿望，却倾向于忽视人的感受和需要，导致彼此的疏远和伤害具有负面影响。异化的沟通方式包括以下几种。

1. 道德评判　暗含着我们的价值观及需要。比如护士因为患者不想住院治疗，说道："没见过你这么不听话的患者！"这里有护士自己的价值观：我为你们好，为你们少走弯路，我需要被尊重。这个事情会有什么样的结局呢？患者会心怀怨恨，心里有很多委屈，即使接受住院治疗，也是迫于压力。苏菲派诗人鲁米写道："在道德与不道德的区分之外，有片田野。我将在那里见你。"然而，语言使我们陷入是非之中。它擅长将人看作好人或坏人，正常或不正常，负责任或不负责任，聪明或愚蠢等。可见道德评判忽视了对方的感受和需要。

2. 进行比较　丹·格林伯格《让自己过上悲惨生活》建议读者"如果你想过上悲惨生活，就去与别人做比较"。比较也是一种评判的方式：例如"别的患者都能很好地进行康复训练，就你不听话"等等，这种进行比较的说话方式蒙蔽了医务人员对患者关爱的表达。

3. 回避责任　用不得不、上级的命令等逃避责任的表达方式，例如：为什么欺骗医生？"因为我控制不住"；为什么要抽烟？"所有的朋友都抽烟"；为什么熬夜？"因为工作做不完"等等，逃避自己的主体性的表达方式，均是回避责任的表达。

4. 强人所难　当我们对别人的要求暗含着威胁，如果他们不配合，就会受到惩罚时，就意味着我们在做"强人所难"的事情。例如"你必须听我的！""这事没商量！""你非做不可！"

这些异化的沟通方式中导致误会的原因是什么？是因为参考答案不一样！当我们受到一个刺激后，我们对刺激的反应，是因为自己不同的期待需要导致不同的感受，两个具有不同成长经历、不同价值观的个体，沟通中往往以自己的价值观来衡量对方。非暴力沟通不要求完全客观而不作任何评论，只强调区分两者的重要性。提倡在特定的时间和情形中进行观察，并清楚地描述观察的结果，将观察和评论混为一谈，人们将倾向于听到批评，甚至会产生逆反心理，并反驳。区分评论和观察的时候：需要清楚表达观察结果，不评断或评估，区分观察与评论。比如"你很少配合我"，这个是评论性语言，而"我最近组织的三次活动，每次你都说你不愿意参加"，这就是观察性语言。"他经常过来"是评论性语言,而"他每周至少过来三次"则是观察性语言。

观察就是客观事实,评论就是自己的想法,自己的判断,我们用自己的尺子去衡量别人的时候就认为:自己的判断是事实,把自己心里的想法强加给对方,把责任划分给对方,所以容易产生误会。所以评判和评论有时候是沟通的一堵墙。评判的反面,不是不可以评判,而是诚恳表达(见本章第五节)。非暴力沟通中的观察也不是完全杜绝评论,但评论时一要先提出事实再评论,二要明示或暗示仅仅是个人意见,不代表其他人,即客观地说出正在发生的事情,尽量不评论,因为批评容易产生逆反心理。印度哲学家克里希那穆提曾经说:"不带评论的观察是人类智力的最高形式。"

观察和评论混为一谈,往往让双方进入争论评判的情境,而忽略对事实的关注和了解。区分观察和评论,我们更容易了解到更多的事实,从而理解当事人。以前我们的表达方式可能是这样的:"他很粗心""他很懦弱"。现在,我们可以让表达更富有建设性,"我认为你太粗心了,我看到你中午忘记按时吃药了""她做胃镜检查,你哭了二十分钟,这让我觉得你很懦弱"。

另外,沟通过程中禁忌过早下结论,以免评判不当。有一次,孔子路过厨房,看到学生颜回自己拿着勺子喝汤,心里就不开心了,孔子问颜回:"你怎么能自己一个人在这喝汤呢?其他人还没有喝。"(责问的语气中带有评判:你不该这样)。颜回说:"从房梁上掉进锅里一点灰,在锅里又很脏,舀出来后呢一是没地方倒,二是我也不想浪费。"孔子才明白原来自己误解了学生。这个故事告诉我们:我们看到的确实发生了,但是急着下结论、评判,很容易造成误会。

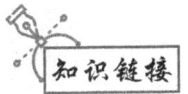

法国作家拉·封丹写了这样一则寓言:北风和南风比威力,看谁能把行人身上的大衣脱掉。北风使出浑身解数,狂风呼啸,试图吹掉行人身上的衣服,结果行人为了抵御寒冷,把大衣裹得更紧了;而南风则是徐徐地吹动,使天气温暖起来,行人因为觉得暖和,相继脱掉了大衣。最后的结果很明显南风获得了胜利。

这个寓意深刻的小故事,后来便成了社会心理学中一个很重要的概念。这就是我们所说的南风效应,也被称之为温暖法则。它告诉我们在人际相处中一定要注意方式方法,因为相比寒冷,人们更喜欢温暖。俗话说"良言一句三冬暖,恶语一句六月寒",如果你总是向最亲近的人发泄坏情绪,那么这些坏情绪就像刀子一样刺向对方,不仅会让对方的心灵受到伤害,更会对一段亲密关系造成毁灭性的打击。所以,你想要走进对方的心里,并拿捏住对方,那么一定要学会温暖相处,多用一些平和的语气和对方进行沟通,并且有针对性地表达自己的想法,多聆听对方的需求,引起双方的情感共鸣。这样才能让一段感情得到升华,让彼此的精神世界更加丰富。把这一效应充分运用在自己的情感生活中,我相信一定会给你带来巨大的变化。

二、感受

非暴力沟通的"感受"是指情感、身体感觉、心情或精神状态。通俗地讲,感受包括两部分:①是我们身体的本体感觉,比如腿酸、脸涨、背痛、头晕、肚子饿等。②是情绪就是沮丧、悲伤、开心、乐观、压抑等。在我们的文化与教育中,我们很少谈感受。在孩子很小的时候,父母就会对他说,要坚强,不要哭……但是,感受是我们每个人活生生的体验。我们很少去关注自己在当下的生命体验是怎样的,更不要说去关注背后的渴望、需要会是什么?我们很多时候只是以外在告诉我们的"认为""应该"来行动,而非从自己真正的渴望出发。表达感受不是示弱的表现,体察自己的感受可以增加我们对自我的了解,消除我们的过度防御。敢于向对方开放自己,会更容易得到对方情感上的认可或支持。

"想法"是指人的主观判断,是大脑依据过往经验的判断,经常容易失误。人类在自然进化过程中为了自我保护会过度的关注负面信息,但是这一保护机制,导致了人与人沟通交流的障碍,总是出现一朝被蛇咬十年怕井绳的情况。马歇尔博士的非暴力沟通理念中展示的是人的需要被满足和未被满足的感受词汇表。例如悲伤、难过、痛苦、困惑、苦恼等负性感受,还有开心、快乐、喜悦、激动、满足等正性感受。

感受和想法的重要性,比如"我被抛弃了"别人对我会有什么样的想法,是大脑层面的,"我感到害怕和孤单"是我们实际的情感体验,是我们心灵层面的。有情绪的时候,要表达感受,而不是情绪。表达自己是愤怒的,而不是愤怒地去表达。比如非暴力沟通的理念认为:可以表达自己非常生气,而不是语气强硬咆哮地去表达问题。

练习:区分感受和想法
(1)我觉得你不爱我(想法)。
(2)你说要离开,我很难过(感受)。
(3)当你那么说时,我很害怕(感受)。
(4)你没有理我,我觉得不在乎我(感受)。
(5)你不喝,就是不给我面子(想法)。
(6)你真可恶(想法)。
(7)我想打他(想法)。
(8)你帮我的忙,我很开心(感受)。

非暴力沟通强调表达感受而非情绪是因为人类有共同的感受,也乐意照顾对方的感受。感受是沟通的桥梁。奥地利著名心理学家维克多·佛兰克说过:在刺激和反应之间,有这样的一个空间,而这个空间是需要锻炼和培养的,它是一种能力。我们把这种能力,叫作对自己的内在进行觉察和掌控的能力。如果没有这种能力,我们就会听不到别人真正想表达的意思,而只是自己被刺激到了,然后就在自己关注和在乎的世界里打转。在个人层面我们会不断地跟别人冲突和较劲,彼此折磨,最后相信"他人就是地狱"。感受就是身体的反应,感受是通往知识最真实的路径。最大的勇气是和感受待在一起,和自己的感受待一会儿,不去评判它,在这个间隙里成长,最终会实现从知识到智慧的成长。训练感受敏感性的方法如步行禅:走路的时候,把注意力放在大脚趾上,如果能感受到大脚趾,就把注意力放到第二脚趾,如果感受不到第二脚趾,就继续把注意力放到第二脚趾,等感受到了,再依次将注意力放到第三、第四和小脚趾。如此循环感受。每天练习 5 min 并坚持一段时间,你会有非常奇妙的发现。杏仁核是脑中负责处理情绪的,可以直接作用于身体的反应。大脑皮层是负责理性思考的,所以我们无法通过理性来控制情绪,情绪脑做出反应,比理性脑快。但是,身体远远快于头脑知道我们的情绪。

所以在医疗工作中,医护人员习惯了生老病死,但是患者往往是初次经历,会有我们不能感同身受的情绪,所以医护人员一定要同理患者的情绪,先解决情绪,再解决事情。每一个生命都是活在自己的感受和需要里,每一个生命的行为都是源于他们自己内在的需要和感受。相比较而言,暴力沟通更关注事,交流的是事件本身原理的对错;非暴力沟通更关注人,交流的是人做事背后的情绪和内心深处的动机。这些动机是能促进生命健康成长的基本心理感受需要,因此都值得肯定。关注这样的动机,就不会有批评指责;没有批评指责,也就不容易产生逆反心理和伤害。最大的勇气是和感受待在一起,和自己的感受待一会儿,不去评判它,你会觉得这个世界有无尽的美好,你能感受到这个世界传递的无尽关爱。

三、需要

马歇尔博士认为,无论人们是做还是不做某件事,都是为了满足某种内在的需要。非暴力沟通是基于需要的意识,这个需要是人类共有的,看到了这些需要,就看到了彼此的美好。所有人都有喜怒哀乐,都有对生命的渴望,我们叫作需要。需要是我们内在的生命驱动力,也是人类共通的。我们每个人发展出的回应需要的策略都是不同的,从小到大影响我们的信念也都是不同的。在这些不同的做法背后,却有着我们可以理解的,你我共通的需要。我们能够在这个层面与他人产生同理和共感。因而当我们能够通过非暴力沟通看见彼此的需要,经验被同理、被理解,我们可以很自然地找到新的可能性去回应双方的需要,从而走出非此即彼、二元对立的割裂,走向真正的连结与由衷的相互协作。

非暴力沟通总结的人类共同的基本的需要有安宁、接纳、欣赏、理解、尊重、陪伴、健康等。发现这些需要具有抽象性(不包含具体的人、地点、时间或行为)、普世性及被所有人都珍视的特征。这些需要不是属于某个人的,而是大家共有的东西。钱不是需要,得到他人赞同也不是需要,这两者都是外在动机,而真正的需要是内在的;逃避惩罚、避免羞愧、避免内疚、履行职责义务也都不是需要,原因是只有对生命的爱才能主导生命成长,而这些无法让人体会到生命的乐趣,需要是不依赖外在的策略的。

当我们彼此的需要被看到的时候,就会安静下来。马歇尔·卢森堡博士说过:感受的根源是需要,当我们理解了我们和其他人行为背后的需要时,我们就没有了敌人。别人的行为可能刺激我们,但不是我们感受的根源。我们的需要和期待,以及对他人言行的看法,导致了我们的感受。例如:当患者抱怨护理质量不好的时候会非常的厌烦,护士可能有不愿搭理患者的冲动,"厌烦"是护士的感受,感受下边的需要是什么呢?是护士也需要患者的陪伴和欣赏。需求是有助于生命健康成长的要素,而不是某种具体的行为。从"感受"入手,我们就可以知道我们的需求到底是什么。需要是感受的来源,感受是需要的信使。当我们知道了自己的需求时,如何提出才是关键。

我们的情感反映了需要是否得到满足。体察内心感受的好处就在于,我们不再停留于指责外在,而是反观自己内心的需要,从自己的需要出发,建立关系,获得生命的主动权。人类共同的基本需要见表8-1。

表8-1 人类共同的基本需要列表

安宁	意义	连接	爱	社群
健康	一致	沟通	喜爱	归属感
营养	贡献	同理心	慈爱	陪伴
运动	力量	相互依存	亲密关系	合作
可持续性	精神追求	临在	赏识	公平
安全	自由	理解	庆祝生命	创造力
一致性	富足	接纳	感激	自我表达
信念	选择	清晰	美	灵感
秩序	独立	好奇	感恩	热情
结构	正直	灵敏	愉悦	玩耍
保护	自发性	信任	欣赏	乐趣
平和	诚实	关爱	哀悼	学习
平衡	言行一致	体贴	分享	挑战
觉知	开放	帮助	更新	胜任
流动	责任	支持	脆弱	探索
静止	自我觉察	尊重	倾听	融合

我们提出自己的需求时,要避免只提相关的事情和对方的行为,可以用"我(感到)……因为我……"的句式来表达。需要大家特别注意的是"批评""指责他人"等方式实际上也是在间接地表达我们尚未满足的需求,但这样对方的反应会是申辩或者反击。

四、请求

请求是非暴力沟通的落脚点。请求是满足需要的具体策略。

不容易被接受的请求:

（1）否定,负面的请求。

（2）模糊的请求。

（3）请求中包含比较。

（4）并非请求行为,而是请求某种感受。

容易被接受的请求:

（1）告知对方我们提出请求试图满足的需要。

（2）正面肯定的行为。

（3）明确具体。

（4）开放的态度。

请求不被满足时,给予批评和指责,或者利用对方的愧疚来达到目的,这就是命令。如果人们认为不答应我们的请求就会被责罚（愧疚）,我们的请求就会被看作命令。人们不愿意被强迫,所以相应的反应就会是反抗。请求越具体越好,要避免抽象的、不具有可操作性的要求,也不要仅说请求他人不做什么,而要提醒他人主动做些什么。非暴力沟通的目的不是改变他人来迎合自己。因此请求不是命令,表达你的需求,而不是抱怨；不要让对方猜测,你想要什么。表达你要去的方向,而不是抱怨你所在的位置。所以我们要学会:表达你要的,而不是不要的。

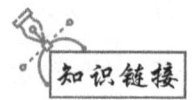

做一个实验:大声告诉大家

（1）不要想粉色的大象。

（2）不要想粉色的大象。

（3）不要想粉色的大象。

大家都想"粉色的大象"了吧！因为语言是由大脑的不同部位产生的。当我们去想粉红色的大象的时候,大脑的一个部分在工作,而想"不去想"的时候,是大脑的另外一部分在工作。当两个部分加在一起的时候,才能够形成"不去想粉红色的大象"这个概念。而这个概念必然包含"粉红色的大象"。

这四个要素与我们习得的思维/表达不一样,因而需要我们通过持续的练习去培育觉察、新的思维与表达,因为我们从小到大基本是在疏离生命的语言环境下长大的,所以,相对于影响我们几千年来的支配文化以及相应的互动方式和语言,这四个要素可以说是一条完全不同的路径。通过这四个要素,我们练习如何真正地看见一个人、看见生命,他真正做了什么,他作为生命的体验是什么,甚至于从内心更深的层面去理解他的处境。这也是为什么我们需要花足够长的时间来练习这四个要素,因为我们在建立一个新的习惯,新的心智模式与意识,一种完全不同的对待生命的态度。

在非暴力沟通的理念里这样表达请求的时候,对方更容易对你说"是"!

案例 8-2

护士小王值夜班,有个患者急匆匆地来了,指责说:"你们是不是学医的呀,啥都不懂,还没百度知道得多!"

请回答:
(1)如何灵活运用非暴力沟通四要素去和患者沟通?
(2)患者指责背后真正的需要是什么?
(3)如何满足被患者指责后护士自己的需要?

第四节　非暴力沟通的同理倾听

问题与思考

卡耐基说过这么一句话:"一双灵巧的耳朵胜过十张能说会道的嘴巴。"倾听为什么如此重要呢?

众所周知,最高级的沟通是倾听。一个人际关系好的人,都是善于倾听的。关于听我们知道:我们只记得听到的 25%;7% 语言+38% 声音+55% 面部表情。我们每分钟听 125~250 个词,却每分钟思考 1000~3000 个词;一个人被倾听到,就被疗愈了。

一、同理倾听的公式

同理倾听的公式:目光对视+关注感受需求+不做评判。

倾听过程中,不急于解决问题,让对方尽情释放情绪,全心倾听对方的感受、想法,不急于对他说的事件和想法进行评判。认可对方的感受,一旦对方的感受得到认可,并有机会平静下来,他们往往就会愿意接受并考虑新信念和行为。

二、倾听障碍

倾听障碍包括以下七种。
(1)建议:"我认为你应该……""为什么你没有……"
(2)抢话题:"这没什么,你先来听下我所经历的吧……"
(3)安慰:"这不是你的错,你做了你能做的。"
(4)忽视感受:"开心起来,别感觉那么糟。""别担心,干嘛这么敏感。"
(5)同情:"哦,你真可怜,我真为你感到难过……"
(6)纠正分析:"事情并不是这样的……""我觉得他是嫉妒你。"
(7)开导:"当一扇门关闭时,另一扇门就会打开。"

三、同理倾听的三个阶梯

阶梯一：反馈听到的内容

在对方说的时候认真地听而不打断对方，然后反馈我们听到的真实内容。（反馈的时候结尾最好用问句："这是我听到的，你看我有什么遗漏的？"不对内容做对错的评判）

阶梯二：留意对方的感受

我们可以结合"感受词汇表"，这样会让我们的反馈更加精准，找到对方的感受——认同感受。只有认同了对方的感受，对方才觉得被理解了，因为每个人生活的背景不同，价值观千差万别。无论在你看来你自己认为多么荒谬的价值观，在对方的世界也许就是理所应当的。只有回归到感受层面才有了沟通的基础，感受是人类共同的，不分对错。倾听的核心是帮一个人和自己的需要建立深深的连接。

阶梯三：顺着感受找到对方的需要

所有的外在行为，都是由冰山水平之下的需要所驱动。可以说出一些需要的词汇放在前面，让对方来挑选。被倾听的人才真正知道自己的需要。在临床工作中，患者情绪之下，均有自己的需要尚未被满足，护士要有能力做到同理倾听，去从超越患者的情绪看到对方真正的需要。

四、与处在愤怒之中的患者或家属沟通

（1）患者愤怒情绪的实质是自己的需求没有被满足，当一个人情绪的开关打开的时候，认知的开关就相应的关闭，所以要先处理"情绪"再处理事情，患者愤怒的情绪有时候与我们工作的好坏无关，与患者的需求层次有关。患者只是已习惯用它们来表达不满，来表达要求，希望达到目的。患者愤怒情绪实质就是"沟通邀请"，所以我们护士要放下对患者沟通模式的评判，带着爱，带着慈悲去探索患者内心的需要是什么。

（2）与处在愤怒之中的患者进行沟通的时候，首先要接纳患者的情绪，人只有感觉安全不被攻击的情况下，才能放下自身的防御机制，去探索自己的情绪来源的实质是什么，切莫与患者争执，以免激化患者情绪。

（3）然后要给患者道歉，这时候的道歉，并不代表我们医护人员做错了什么，我们是为患者这么不好的就医体验而道歉，让患者体验到被尊重，也能让患者感知到他的情绪被觉察到。

（4）有必要尽量带患者脱离当下环境，来到环境安静的医护人员办公室，并让患者坐下，倒一杯水。研究指出，一个人的情绪状态与身体的重心成正比，降低患者的重心有助于缓和情绪。另外，让患者坐下后可以让患者帮个小忙，比如递个笔、拿张纸，这样就可以把我们与患者之间的敌对状态，转化为合作状态。

（5）接下来，询问患者情绪的来龙去脉。耐心倾听，关注感受和需求，时刻记住说话的语气比内容重要，所以无论患者的认知是多么的不可理喻，切莫争辩和评判，一个患者的认知是过去经历的总和，是很难改变的，我们医护人员要寻找更高层次的目标框架去与患者沟通。

（6）最后，合理地回应患者的需求，并向患者给我们提的建议表达感谢。患者的愤怒情绪实质就是沟通邀请，情绪被看见了，自然情绪就没有了，所以一定要合理地回应患者的需求，如果患者的需求是无理的，不要正面拒绝患者的要求，我们尝试提出其他的可以代替的方法。

（7）千万记得若发现患者精神不正常或暴力倾向，请及时与保安部门联系。

所有冲突背后的核心原因是我们和其他生命的连结断裂了。这种连结的断裂来自很多人为创造的机制、系统的影响。非暴力沟通的方式就是让我们从内向外修复切断的连结，重拾我们的相互依存。非暴力沟通的开创者马歇尔博士说：我们学习非暴力沟通，不是去要求别人也要去学习它。

我们可以做的是,从自己开始先去真正地听见对方。人性都有着善意、柔软的一面,当我们听见对方,对方也才有可能有意愿也来听见我们。用同理的方式,就是在邀请他人心中原本就有的善意。

案例8-3

护士小张在急诊工作,有一次来了一位误食药物的患儿,要抽血化验,由于是夜里急诊,光线昏暗,静脉穿刺没有成功,患者家属,大声指责和谩骂护士小张。小张护士不急不躁地说:"对不起,您生气是应该的,我知道您非常担心孩子的病情,您吵我骂我没有关系,但我们不能耽误孩子的病情,我马上请护士长来再次穿刺,您看可以吗?"

请回答:护士在此时运用了同理倾听的技巧,发挥了什么作用?

第五节 非暴力沟通的诚恳表达、感谢和道歉

问题与思考

当患者采用指责谩骂的语言与我们沟通,我们该如何诚实表达呢?
不同的表达方式会有哪些不同的感受呢?

一、非暴力沟通的诚恳表达

很多时候我们会向外归因,指责他人,认为都是对方不够理解、不负责任从而冒犯了自己,让自己产生了不良的情绪,要他人为自己的情绪负责。非暴力沟通强调的则是向内归因,我们之所以会产生某种感受并不是因为他人做了什么,而是我的某种需要没有得到满足或者自身没有得到认可。向内归因既不是简单地指责他人,也不归责于自己,而是学会坦率、明确地表达自己的需求,为自己的情绪和感受负责。非暴力沟通让解决问题的注意力从外在的不可控制的世界,转移到了我们自己的身上,让我们获得更多面对问题的力量,对周围世界有更多的控制感。

理解他人的话语信息有两种模式。第一种模式是责备和评判,又称为豺狗模式。第二种模式是倾听,又称为长颈鹿模式。这两大种模式又细分为以下四种模式。

1. **责备和评判自己** 把豺狗的耳朵朝向自己,专注于自己有什么问题。
2. **责备和评判别人** 把豺狗的耳朵朝向别人,专注于别人有什么问题。
3. **和自己联结** 把长颈鹿的耳朵朝向自己,专注于自己的感受和需要。
4. **和他人联结** 把长颈鹿的耳朵朝向别人,专注于讲话的人的感受和需要。

有些人总是委婉地表达自己,而不喜欢直接说出自己的需求;也有些人通过发泄不满,让人来猜自己的需求,但是如果你直接表达清楚你的需求,对方有可能反而会给你积极的回应。诚实表达公式:在诚实地表达自己时,我们可以说"当我(看、听、想到我看到的/听到的)……我感到……因为我需要/看重……你是否愿意?"例如:当我看到你不遵医嘱依旧高盐饮食的时候,我感到非常难过,我觉得一个人的健康非常重要,你是否愿意以后慢慢适应清淡饮食呢?

要想中断一场争执,由心理学家海穆·基诺特博士——有效沟通之父发明的XYZ方法很管用。他是这样说的:"当你做X的时候,我感到的是Y,而其实我想让你做的是Z。"比如:"当你对我说明天出院时放弃治疗,我感到担心,我更希望你及时治疗你的病,而不是就此放弃。"

表达愤怒时,不要指责他人,切忌使用反问句,反问句自带攻击属性,批评和指责他人倾向于自我保护并变得更有攻击性。这样长期下来,我们给自己增添许多麻烦。我需要把每个指责都转化为自己尚未满足的需要,比如,我不喜欢在病房抽烟的患者,我不喜欢患者在病房抽烟是因为需要一个洁净的空气环境使其他患者身体健康。当我们痛苦得无法倾听他人时,要学会体会自己的感受和需要。有时,我们会发现自己没有心情去关心别人,这反映了我们也需要得到关心,先进行自我关怀。联合国前秘书长达格·哈马舍尔德(Dag Hammarskjöld)曾说:"你越是留意自己内心的声音,就越能够听到别人的声音,一旦能够敏锐地察觉并照顾自己的感受和需要,我们就有能力迅速调整状态,来倾听他人。"除了体会自己的感受和需要,还可以提出请求,是为了提醒他们注意我此时此刻的感受;还可换一个环境,我们需要时间和空间来调整状态,等平静下来,再回来。如果别人说"不",体会他人的感受和需要。当别人说"不"的时候,我们常常会认为他们是在拒绝我们。有时,我们甚至还会觉得自己受到了伤害。然而,如果我们能够体会他人的感受和需要,我们也许就会发现是什么使他们无法答应我们的请求。我们就能够体谅他人,让关系融洽。

非暴力沟通表达愤怒的四个步骤:①停下来,除了呼吸,什么都别做。②想一想是什么想法使我们生气了。③体会自己的需要。④表达感受和尚未满足的需要。需要注意,表达愤怒之前,先倾听他人。越是能够倾听他人,也越有机会被倾听。大多数情况下,在表达自己之间,我们需要先倾听他人,如果对方还处于某种情绪,他们就很难静下心来体会我们的感受和需要。表达愤怒,给自己时间,刻意练习。在与人交往的过程中,我们的第一反应常常是习惯性反应,因此非暴力沟通有时是很别扭的事。如果我们想要实现自己的人生选择,我们就要给自己充足的时间。在刚开始使用非暴力沟通时,我们可以把节奏放慢些,在说话前先想想,有时,甚至停下来,什么也不说。运用非暴力沟通聆听彼此心灵深处的需要,我们将以全新的眼光,看待关系。

二、感谢的力量

"谢谢你"这句话具有的神奇力量——加深友谊,维持相互之间的联系,确保他人知道他对你的意义,传递的是信任与连接。

非暴力沟通表达感激时,我们应放下评判的态度去说出:

(1)对我们有益的行为(观察)。

(2)我们的哪些需要得到了满足(需要)。

(3)需要得到满足后,我们是什么样的心情(感受)。

例如:小张同学,非常感谢你,你已经连续三次按时复查了,我感受到了你对健康的重视,你能够这样做,我们非常开心。

另外一种表达感谢的方式如下:

(1)谢谢你。

(2)对方的名字(名字代表着尊重)。

(3)原因(真诚可信)。

(4)意义(拔高)。

(5)对方的人品(精神境界)。

例如:我特别感谢您的反馈,张阿姨,让我感觉特别温暖,特别有心,也可以让我们更好地服务其他人,让我们感受到我们医护人员的价值的存在,您真是一个有爱心的,宽容的阿姨。

三、道歉是对生命的尊重

我们知道医学对生老病死的作用是有限的,患者可能想让我们有药到病除、起死回生的能力,但是我们的作用非常的有限,承认我们的无能为力,袒露我们的脆弱,是一种担当,是对生命最大的尊重。当我们学会暴露脆弱的时候,我们脱下厚重的外壳,回归人性柔软的地方,彼此开始在人性上连接。

道歉是化解冲突的重要手段(一句恰到好处的"对不起"能缓解90%的人际压力)。道歉是因为来自我们内心的强烈感受、对对方心境的感同身受。我们感受到对方遭受的委屈、羞辱、自尊心受损,并因此而内疚、羞愧。我们希望能抚平对方的伤害,也希望挽回自己的自尊,于是我们能为曾经不得体的行为道歉。

1.道歉的功效

(1)道歉可以疗愈创伤:恢复敬意与尊严,帮助和解,修复破裂关系,确保人际关系中的安全感。

(2)道歉是种关系的润滑剂:道歉可以增加患者对医护人员的满意度,消除医患之间的误会,增加医患间的信任。道歉不只是承认自己犯了错,并呈现自责的样子,它是犯错之人要改变自己行为的承诺。

(3)道歉,是一种承诺,是一种担当。正视道歉的力量,很可能就会给你带来意想不到的能量。武志红说过:生命的本质是渴望被看见,道歉就是让对方觉得被看到的过程。对不起,强者的个人宣言,会说对不起的人,才是真正负责人的强者。

(4)临床上有时候我们本身没错,但是为什么要道歉?道歉不等于低头,也不等于承认对方是对的,而是为了给对方传递一种理解,是传递一种尊重的态度,我们不仅是为患者不良的就医体验而道歉,也是为了防止进一步激化医患矛盾,缓解患者情绪的有效方法。

2.正确的道歉方式

(1)认错。

(2)做出解释。

(3)表明态度和行为(自责、羞耻、谦卑、真诚)。

(4)提出解决方法。

举例:张叔叔去做CT检查,没有找到地方,又回到了科室,找到护士长说:"你们医院服务态度真差,这么大医院,只给了一个检查单,也没人带我去,我眼又花,也看不清这上边的字,没有找到地方。"护士长回答:"对不起,张叔叔,这个事我们有做得不到位的地方,我们科室是有一个科室助理带领大家去做检查的,但是今天上午,她临时紧急被借调到门诊了,护士们也在忙着抢救一个患者,您看您要不先等一会儿,我看看谁有空,立马让她带您去,您看可不可以?"

3.不当的道歉方式

(1)含糊不清或不完全的认错。

(2)认错时有附加条件。

(3)质疑受害者是否真的遭受到伤害。

(常红娟　胡健薇)

本章小结

本章从非暴力沟通的四要素、同理倾听、诚恳表达、感谢和道歉等方面,详细阐述了非暴力沟通在医患关系中的运用;学生通过本部分学习,能够初步了解非暴力沟通的本质,并可以运用非暴力沟通的理念到日常工作中。

复习思考题

1. 非暴力沟通的结构树包括哪些方面的内容?
2. 人类共同的需要有哪些?
3. 同理倾听的三个阶梯层级是什么?

第九章　跨文化沟通

学习目标

知识目标：①列出跨文化沟通的特点、技巧及策略。②阐述跨文化沟通常见障碍及其影响因素。③解释跨文化沟通、文化的概念。

能力目标：在多元文化背景下，能够运用跨文化沟通的相关理论，进行有效的跨文化沟通。

素质目标：能够具备同理心，能够理解关爱患者。

第一节　跨文化沟通概述

问题与思考

当面对不同文化背景的患者时，常见沟通不畅的原因有哪些？我们应当如何进行差异性沟通？

随着全球化进程的加速，世界各地的文化正在经历前所未有的交融与碰撞，不同文化之间的互动变得日益频繁。跨文化沟通不同于一般性沟通，其关键在于沟通双方拥有不同的文化背景。文化差异不仅影响沟通的方式和过程，还可能影响沟通的结果。一个成功的跨文化沟通者，不仅要拥有足够的沟通知识和技巧，更重要的是要对不同文化背景下个体的心理和社会状况有深入的理解。新时代的护理人员应该明确跨文化沟通的相关定义、特征，了解跨文化沟通的相关理论，从而增强自己的跨文化沟通能力。

一、跨文化沟通的相关定义

(一)文化的定义

广义文化涵盖了人类创造的所有物质和精神财富的总和。狭义文化指的是除了政治、经济、军事之外的观念形态和精神活动的产物。1871年，英国人类学家 E. B. Tylor 在其著作《Primitive Culture》中首次提出了文化的人类学定义，认为文化是一个社会成员所获得的知识、信仰、法律、艺术、习俗、道德以及其他能力的综合体现。随后，人类学家 V. Barnouw 在此基础上提出了一个更为综合的文化概念，认为文化是一群人的生活方式，包括所有通过语言和模仿代代相传的习得行为和类型化模式。这一定义强调了文化与生活方式的紧密联系,以及文化的后天习得性和通过语言与模仿进行传递的方式。

在心理学领域,文化有其特定的含义,是指影响某一群体总体行为的价值观、态度、类型和准则。具体而言,在特定的历史时期,一个民族或社会阶层的人们拥有独特的心理状态、思维方式、社会习惯、人情世故和行为准则。人们在工作、学习和日常生活中的一举一动,都反映了文化的深层内涵。

(二)文化的特征

1. **文化的群体性** 文化是对一群人或一类人的描述,它反映的是人类群体的本质和集体现象。仅展现个人特质的现象并不构成文化现象。文化是社会的产物,代表了整个社群的价值观。

2. **文化的习得性** 文化是通过与他人的互动交流中获得的,人类的进化不仅包括生物遗传,也涵盖了文化的传承。人类的幼年期是所有动物中最长的,是因为人类在漫长的进化过程中,还要学习大量的知识以传承文化。在这一过程中,沟通既是文化的载体,也是文化学习的重要工具。

3. **文化的继承性** 文化的继承性在文化发展的各个阶段转变中表现得尤为明显,它涉及对文化发展过程中特定现象和特质的筛选、保存和强化。在文化的历史发展中,每个新阶段在摒弃前一阶段的同时,不可避免地会继承其部分进步成果,以及人类在该阶段所累积的成就。这种继承不仅确保了这些宝贵财富得以代代相传,而且允许我们在过往的文化遗产中寻找思想的寄托。

4. **文化的差异性和共性** 文化的差异性即相对性。文化的群体性决定了文化只适用于一定的范围,但由于自然条件、历史、社会制度、经济水平等的差异,世界各地形成了灿烂的文化种类。如中国人和美国人的价值观不同,中国人崇尚天人合一、仁爱温良、求大同存小异、重视集体利益等;西方人崇尚平等、尊重隐私、冒险等。每种文化皆自成一体,遵循各自的价值体系,相对独立于其他文化。文化的差异性并不否定文化的共性,人类生理和生存环境的相似是人类文化共性的基础。人类具有在不同文化间寻找普遍性的内驱力,即"人类心理统一性"。

5. **文化的时代** 文化具有鲜明的时代特征。不同时代文化划分的依据是生产方式,生产方式的差别使文化具有鲜明的"时代痕迹"。

6. **文化的变迁性** 每种文化都在持续的发展和演变之中,其内涵和结构都会经历一定程度的转变。社会环境、自然环境、意识形态和科学技术的变化,都可能触发旧文化的衰退或新文化的诞生。文化变迁可以呈现出多种形式,如各种文化内部孕育出新的特征,或演变为全新的文化类型。近半个世纪以来,人类沟通文化的变迁主要得益于以计算机技术为核心的通信技术的飞速发展,这些技术突破了时间和空间的界限,极大地促进了沟通的便捷性。随着全球化进程的加速和通信技术的迅猛发展,人们开始思考不同文化是否会融合成一种新的世界文化,民族文化是在消失还是会更有活力?

(三)文化和沟通的关系

文化与沟通之间存在着密切的相互作用。文化是通过人类间的沟通而产生的,也通过沟通得以保持,并随其成员的沟通方式的变化而演变。沟通也是文化的产物,人们的文化认知指导并制约着沟通的方式和内容等。日常生活中,由于人们往往对沟通背后的文化因素习以为常,因此很少探究不同沟通行为和表达方式背后的原因,实际上沟通行为的背后是由文化所引导的。

文化与沟通的关系还体现在文化的两难困境上。文化存在的本质是为了满足人们的需求、创造性、自主性、社会性等,但是文化一旦形成又需要大多数人的服从。文化的服从、控制性和人们的自主性、创造性之间便产生了冲突。文化确立了人们的沟通规则,要想真正理解对方的意图,就必须回归到文化中寻找解码的规则。

(四)跨文化护理沟通

在人类沟通史上,文化始终扮演着背景的角色。但随着现代社会的飞速发展和全球化的不断深入,文化已经从幕后走向了前台,跨文化沟通成为人类沟通的重要组成部分。不同文化背景的人相互之间的信息交流,其关键在于理解对方的文化。

跨文化护理沟通是指护理人员根据患者的文化背景和社会环境,深入理解其生活方式、价值取向、道德信仰,并向患者提供高水平、多层次、多体系、全方位有效的护理,使其处于一种良好的身心状态,愉快地接受治疗和护理的沟通过程。

二、跨文化沟通的特点

1. **寻求共同点** 有效沟通的重要基础之一在于双方拥有共同点,包括相似的信念体系、共同的知识背景和共同的价值等。而跨文化沟通最大的挑战往往源于双方共同点的匮乏。因此持续探索和发现彼此之间的共同点,成为跨文化沟通的一个显著特征。共同点的寻求有以下几个方向。

(1)寻求过去经历中的共同点:如来自相同的地区,共同的学习经历,去过相同的地方,共同的业余爱好、兴趣等。如此可以增进双方的亲近感,淡化文化上的陌生感。

(2)寻求现实交往中的共同点:如共同的现实利益、共同的责任和目标等。寻求到这些共同点之后,双方会自然而然地产生一种求同存异的心理需求。在这种心理驱动下,双方的冲突意识会淡化,沟通的愿望亦会因此增强。

(3)寻求未来关系中的共同点:如未来共同的合作关系、共同的前途、共同的约定等,这些易使沟通双方产生宽广的胸怀和视野,从而主动寻找消除双方差异的动机及愿望。

2. **充分投入** 跨文化沟通的效果依赖于双方的互动程度,即沟通双方对彼此的感情、思想和行为的敏感程度,它对互动双方的心理素质、感情素质和智力素质的要求都较高,故必须要全身心地投入才能获得好的沟通效果。

3. **沟通易中断** 通常文化内的沟通失败多由外部因素引起,如时间紧迫或外部干扰信息等。而跨文化沟通的失败往往源于内部因素,如对沟通主体缺乏了解,沟通时双方的紧张焦虑感等。因此,跨文化沟通常因为双方缺少共同点而造成沟通中断,不仅加重了沟通时的心理负担,还影响了沟通质量。

4. **评估的持续性** 与文化内部的沟通不同,跨文化沟通是一个持续的评估、分析、判断和决策过程。在跨文化沟通中,双方要不断地审视沟通的方式、过程和结果。沟通的过程和效果决定了双方是合作还是竞争关系,是等级关系还是平等一致关系,是正式还是非正式关系,正是这一特点决定了跨文化沟通的难度。

三、跨文化沟通的影响因素

1. **语言差异** 文化差异引起的理解障碍是影响跨文化沟通效果的主要因素。语言是文化的一部分,也是沟通的重要工具。社会学家认为语言是文化的基石,没有语言就没有文化。同时语言又受到文化的影响,它能够反映一个民族的特征,不仅包含该民族的历史和文化传统,而且还蕴藏了该民族的价值观、生活方式和思维模式。语言和文化之间相互影响、相互作用,理解语言必须先了解文化,了解文化必须掌握语言。

现在世界上查明的语言有5651种。其中有1400多种还未被认可是独立的语言,或者正面临消亡的威胁,这些语言差异直接导致了交流障碍。我国56个民族各自拥有独特的语言,即便在同一民族内,也存在较大的语言差异。以汉语为例,可细分为北方方言、湘方言、赣方言、粤方言、客家方言和闽方言等。受到方言影响时,护士可能无法迅速且准确地理解患者的需求,不仅影响信息传递的准确性,还会发生误解或医疗纠纷。

2. **生活方式差异**　生活方式是指人们在特定条件下的生活模式和方法,涵盖社会生活各领域全部活动的形式和特征,包括物质生活、精神生活、社会生活和政治生活等。生活方式不仅涉及个人的行为模式,还包括整个社会、民族、家庭等集体的活动形式。不同国家和民族在各自特有的文化背景下,孕育出截然不同的生活方式,这些差异具体体现在人们的价值取向、生活习惯、爱好、行为模式等方面。例如,不同的国家在道谢、致歉、打招呼、告别等方面展现出不同的习惯。中国人习惯用"吃饭了吗""去哪儿"等客套话打招呼,而西方人认为衣食住行纯属个人隐私,别人不应过问。因此,和西方人打招呼应当使用"早上好""您好"等。在人际交往的空间距离上,拉丁美洲文化倾向于保持较亲密的距离,而美国人则会把过于亲密的距离视为对个人"领土权"的侵犯。

人们在健康理念和健康行为方面也存在许多不同的行为方式。例如,有宗教信仰的患者可能会将疾病视为上帝的惩罚,认为这是必须忍受的苦难,因此对疾病采取隐忍态度,不轻易向护士倾诉病情,甚至隐瞒症状。另一些患者则认为,生病时应该频繁表达自己的不适,甚至夸大症状,以确保得到他人的关注。因此,一旦感到轻微不适就会大声呼喊,以引起他人注意。因此,护士在与具有不同文化背景的患者沟通时,应主动了解他们的健康观念、生活习惯以及表达方式,以便提供更加个性化的护理服务。

3. **风俗习惯差异**　风俗是指社会上长期形成的礼节、风尚和习惯的总和。习惯是经长时间逐渐形成的,一时不容易改变的行为和倾向。不同国家和民族间存在着千差万别的风俗习惯。"入乡问俗,入国问禁"就是指的这点,也是国际交往中的基本礼仪。例如,在饮食方面,我国西南山区居民喜欢腌、熏食品,北方地区的人们则偏好面食,多数西方国家的居民常吃生冷食品。拉丁美洲人习惯在早餐和午餐之间加茶点,美国人则倾向于在午餐和晚餐之间加茶点。在禁忌方面,基督教徒不喜欢数字"13",因为这个数字易与耶稣殉难日联系在一起,被认为是不祥的征兆。有些国家看望患者时禁用黄、白色花朵。在礼节习俗方面,意大利人喜欢在交谈时用拍打对方的方式表示友好,亚洲人在沟通时往往避免身体接触,日本人初次见面常用鞠躬表示问候,欧美国家的人们则倾向于用拥抱接吻的方式表示欢迎。这些根植于风俗习惯的自我信仰以及对异质文化的排斥,无疑会增加护理工作的复杂性。因此,护士应当根据患者的不同文化背景,尊重其风俗信仰和生活方式,通过积极和有效的沟通,促进患者的康复。

第二节　跨文化沟通理论

> **问题与思考**
>
> 当与来自不同文化背景的患者沟通交流时,护士需要更加科学地与之进行沟通交流,作为责任护士应该学习哪些相关理论?

一、高、低语境文化理论

美国著名人类学家霍尔指出,人类交际受到语境的影响。他在1976年出版的《超越文化》一书中,提出了文化具有语境性,并将语境分为高语境与低语境。语境是指使用语言的环境,包括使用语言的一切主客观因素。

(一)理论内容

1. 高、低语境文化的定义　高语境传播的信息绝大部分存于物质语境中或内化于个人,极少数信息则处在清晰、被传递的编码信息中;低语境传播正好与之相反,即将大部分信息置于清晰的编码中。

(1)高语境文化:是指倾向于传递高语境信息的文化。人们在交往时,将较多的交际信息反映在社会文化情景中,较少的信息存在于实际的言语交流中,重在"意会"。中国、韩国及日本等国家属于典型的高语境文化,其偏好于整体地观察世界,更多使用社会文化背景知识传递信息。

(2)低语境文化:是指倾向于把大部分信息编入明晰的语言中,直接表达出来。语境因素的影响相对较小,而实际的言语信息起着更为重要的作用。所以,低语境文化中的人们在沟通过程中,更注重的是实际的语言信息("言传")。德国、美国和北欧等国家属于低语境文化,其偏好于更多使用明晰的语言进行交流。

低语境文化中,人们易忽视交流中的一些非语言交际行为;而高语境文化中,交际双方的表情、手势、行动、动作及周围环境细节等都是丰富的信息符号,蕴含着无限信息。所以,高低不同语境文化的人在交际中易产生误解、冲突等,这些均是跨文化沟通所要解决的问题。

2. 高、低语境文化产生的原因　不同的文化背景是高、低语境文化产生的重要原因。高语境文化可追溯至儒家文化,以儒家思想为基础的中国文化强调在交际时以建立和维护和谐关系为宗旨,重视集体主义,注重和谐、内隐而含蓄。希腊文明是低语境文化的起源,低语境文化起源于古希腊的"逻各斯",以及苏格拉底、亚里士多德的逻辑理性与辩论术。西方人崇尚个人主义,突出表现为对个人的价值、人格、尊严等多方面的肯定,对人的个体独立性的尊重与倡导。西方人有较强的竞争意识,在处世上追求独立、自由、平等。这使得低语境文化的人在交际中说话简单明了,反应外露,不受太多的规范的限制。

(二)理论的贡献和局限

1. 理论的贡献　强调语言以外的各种文化代码在沟通交流中的作用,揭示了在跨文化交际中,无论是高语境文化成员,还是低语境文化成员,都不仅要关注语言信息,而且要留意隐含在各种语境中的非语言信息,不应仅仅从个人的文化背景出发,片面地理解对方的意图。

2. 理论的局限　将东西方文化界定为完全依赖语境和基本不依赖语境的两个文化连续流,过于肯定。虽然非语言行为在交际活动中占比较高,但跨文化交际中沟通与理解的主要渠道仍然是语言。非语言信息虽隐含于文化情境内或内化于大脑之中,但其往往以各种形式出现在民俗、文学、宗教和艺术等类型的作品中,对于那些心照不宣的非语言文化进行解释和分类的仍然是语言。相对而言语言无疑是最可靠和最常用的工具。

二、交际认同理论

任何参与跨文化沟通的人都会有自己特定的文化认同,任何沟通既是信息的交换,又是身份的确立和认同。美国宾夕法尼亚州立大学的人类传播学教授迈克尔.海齐特提出的交际认同理论,通过探讨核心词语"认同",揭示了个人如何在社会交际中通过协商实现自我认同。

(一)理论基础

交际认同理论立足于文化对自我和认同的阐释,其直接的理论基础来自社会认同理论和身份理论。

1. 社会认同理论　该理论视认同为社会分类的产物,诸如性别、族群和职业等社会分类被认为是社会结构化的一部分。社会赋予每个个体以社会身份,并使其心甘情愿地接受其所属的社会分类。同时社会认同通过团体身份把个人与社会联系到一起,影响他们的信仰、态度以及与其他社会群体的关系。

2. 身份理论　该理论源自符号互动学说,以角色的概念来解释个人与社会的关系。在该理论中角色是指"一个人在特定的社会环境中、占据特定地位时所发挥的功能或所起的作用"。角色一旦内化,角色认同就会随之形成。因为认同是在自我与他人的对立或联系中产生,故而角色有与生俱来的社会性。

(二)主要内容

交际认同理论主要围绕关键性概念"认同"展开。认同不仅寓于独立的个体,而且寄身于社会过程中。它可以分为个人的、实现的、关系的和群体的四个层面。①个人层面:指作为认同载体的个人。认同以自我认知、自我概念、自我形象、自我存在感和自我情感等形式储存于个人层面。②实现的层面:指认同在沟通中通过信息的交换付诸实践。在这个层面中,自我被看作行动的、得到表达的自我。③关系层面:指认同属于人们在沟通中相互商谈和相互塑造而形成的。④群体层面:指认同所属的集体。集体成员往往有共同的、特定的记忆,他们在共同历史和共有特性的基础上建立集体认同。总之,认同的四个层面相互联系、相互渗透,在各种特定的场合中形成复杂多样的互动关系。

交际认同理论的主要贡献在于其对于认同本质、特性、层次及形成过程的解释,为跨文化交际理论及实践研究提供了基础性的分析框架。尤其对认同建构双重性的阐述具有启发意义。每个社会个体都有多重身份,认同的确立与建构必然要经历各种对抗、选择和调和,而个人与社会两个层次各自的互动和运作无疑最具根本性。

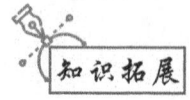

疤痕实验

1980年心理学家施卷塔(Strenta)和克莱克(Kleck)曾经做过一个非常有意义的心理学实验,就是让研究对象误认为自己的脸部由于某种原因而出现了缺陷,而这种缺陷可能会影响别人对自己的评价。研究者请电影化妆师在每位研究对象脸颊上精心地涂抹上逼真的鲜血和令人生厌的瘢痕。然后用随身携带的小镜子使每位研究对象都看到自己脸上的瘢痕。当研究对象在心中记下自己可怕的"瘢痕"后,研究者收走了镜子。之后,研究者告诉每一位研究对象,为了让瘢痕更逼真、更持久,他们需要用一些喷雾剂。事实上,喷雾剂的作用是抹掉这些伤疤。但是研究对象并不知道,以为自己脸上的化妆伤疤依然存在。这些知觉到的"伤疤"对研究对象会有什么影响呢?

研究者发现了一个有趣的现象,那些认为自己脸上有"伤疤"的研究对象,往往会误认为别人的行为是对自己"伤疤"的反应。交往对方表达出一些局促不安的行为时,研究对象往往认为对方是歧视或者嘲笑自己。事实上,对方并没有看到这些研究对象的伤疤,因为伤疤是不存在的。所以,我们自认为存在的缺陷,实际上在交际中对我们的影响超过了对他人的影响,也就是体现了自我认同的重要性和影响力。在跨文化沟通交际中,我们自认为的某些特性,会影响到我们的行为,而不一定会影响对方。而且这一研究还发现,自认为有某些特性或缺陷的人,往往对自己的行为也表现出很多过于敏感的反应。例如,表现出非常强烈的自我防御,或表现出歧视和批评他人的倾向。

三、跨文化敏感度发展模型

跨文化敏感度指人激发自身理解、欣赏并接受文化差异的主观意愿,属于跨文化交际能力的情感层面,其高低直接影响着跨文化交际的效果。贝内特首先提出跨文化敏感度的概念化框架,并创建了跨文化敏感度发展模型(developmental model of intercultural sensitivity,DMIS)。在该理论中,贝内特将个体的跨文化敏感度对异文化的适应过程认为是从民族中心主义到民族相对主义的过渡。在整个过程中分为六个阶段,前三个阶段为民族中心主义,后三个阶段为民族相对主义。具体分别如下。

1. 否认阶段　在该阶段个体否认文化差异的存在,以孤立或被隔离的状态完全处于自身民族中心。

2. 排斥阶段　在该阶段个体已认识到文化差异的存在,但差异带给个体的不安全感使得其强烈排斥异文化,文化冲突是该阶段的典型表现。

3. 差异最小化阶段　个体开始认识到本土文化和异文化的共同处,故而故意放大共性,忽略差异,以达到"所有文化与我相"的安全暗示,此阶段还是以自我文化为中心的表现。

4. 差异接受阶段　在该阶段个体意识到文化之间依然存在差异,并会接受差异,意识到任何文化都是世界文化中的一种。

5. 差异调试阶段　在该阶段,个体已经学会从对方立场看问题,并愿意改变自己的行为来适应环境变化。

6. 差异融合阶段　在该阶段个人摆脱了任何一种文化中心说,将自己置身于所有文化之外,能灵活自如地在多元文化中自我调适,成为一个好的文化融合者。

贝内特的DMIS模型客观详细地描述了个体在跨文化敏感体验异文化中的历程,是对文化敏感度探讨中较为著名的理论,有很强的现实指导意义。对后期个体处于敏感度阶段的测量和针对该阶段的应对措施提供了理论依据。

四、超越式文化关怀理论

美国的简·华生(Jean Watson)博士提出了超越文化的关怀理论。他认为关怀是两个个体之间的一种人际关系体验,这种体验表现为关怀活动的双方都能进入对方的内心世界,使得双方在认知上得到认同,文化上得到同化,形成了一种超越语言的超越式文化关系,并通过精神的体验、非语言的交流、心灵的感悟、超越文化间的关怀行为等方式表达出来,即超越式文化关怀理论。

在上述观点和假设的基础上,简.华生对该理论进行了进一步探讨,使其与护理实践有机结合。在跨文化护理工作中,她提出需以10个因素为基础,展开超越文化的认识和思维,才能实施超越文化的护理关怀。10个因素分别为:①赋予延伸和个人意义,形成利他为乐的价值体系。②在护理人员与服务对象不间断灌输忠诚与希望的理念,对促进患者健康有积极意义。③在超越式人际关怀的护患关系中,帮助与信任的关系是基础。④通过认可和接纳他人达到自我实现。⑤促进和接受消极或积极的情感表达与体验,对护患双方都是一种挑战性经历。⑥将决策理论中科学系统解决问题的方法应用于护理关怀过程中。⑦将治疗与关怀区分开。⑧护理人员识别并评价与患者疾病和健康相关的环境状况,包括内在环境和外在环境。⑨科学地应用人类基本需求理论。⑩人类的思维和对现实的理解程度推动着自我认识水平,从而有助于帮助护士理解存在的与自我文化不同的现象或状况。

第三节　跨文化沟通障碍

> **问题与思考**
>
> 当我们在进行跨文化沟通时，常遇见的沟通障碍有哪些？

全球化背景下不同民族、不同国家间的接触越来越密切，随之而来的碰撞也不可避免。在跨文化沟通中，由于多种原因形成了沟通中的障碍，阻碍了跨文化沟通的顺利进行。跨文化沟通的障碍主要表现为以下几方面。

一、不同文化观念

（一）文化中心主义

文化中心主义以本民族的文化为基准，来评判其他民族的行为和习俗。人们往往不自觉地认为自己所属群体或民族的社会规范、价值观念、语言规则等比其他群体或民族更为真实和精确。在跨文化交流中，文化中心主义容易导致人们不自觉地展现出一种文化上的优越感。导致人们在评价其他文化时，不自觉地以自身文化的价值观、文化观念和道德体系为标准，往往会以否定的态度评价其他文化形式，这种否定性的评价势必引起对方的防御性反应。结果，在交往中形成了相互否定的评价模式，从而阻碍了不同文化间的深入交流。

（二）文化霸权主义

若未能及时认识到文化中心主义的局限性，放任其发展，可能会演变为文化霸权主义。

文化霸权主义的表现形式多种多样，其带来的负面影响也较大，成为跨文化沟通中的主要障碍。由于文化霸权主义在政治、经济和传媒等领域中的表现，往往是为了满足特定民族和国家的利益，因此它带有明显的功利性和意识形态色彩。这些特征导致在与他人交流时，常常带有强烈的偏见，对对方的行为作出不公正的评价，进而引发沟通的失败。

（三）文化自卑心理

与民族中心主义和霸权主义不同，长期处于劣势的民族群体在跨文化沟通中容易产生文化自卑感。在这一过程中，文化自卑感通常表现为两种截然相反的文化心理行为：一是文化依附心理。这种心理导致他们在与强势文化交流时，往往以一种仰慕和渴望的态度看待对方，有时甚至在不平等的沟通条件下放弃自己的合法权益。二是文化反抗心理，这种心理具体表现为狭隘的文化民族主义观念。面对文化中心所展现的种种优势，人们不得不承认自己文化的不足。在这种文化自卑感的驱使下，他们往往以保护本民族文化为借口，对先进的外来文化产生不同程度的抵触情绪，严重时甚至会演变成文化孤立主义，排斥别国优秀文化，推行狭隘的民族主义。

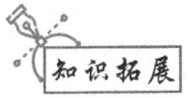

文化依赖感

根据文化扩散理论,在优势文化向外扩散的过程中,由于文化中心长期源源不断地向外部辐射,一旦这种源自文化中心的高能量文化影响甚至替代了接受区域的文化,就会产生一种向心倾向,即文化依赖感。这种依赖感会随着文化源影响的强度而变化,距文化源较近的地区,接受的文化辐射更为强烈,对文化源的依赖感也更为显著。

二、语言差异

语言是文化的重要载体,语言差异是不同文化间最重要的区别之一,也是跨文化沟通中最大的障碍之一。文化会对语言产生一定的影响,语言也是文化的承载,二者之间的相互关系通过语意、语用等表现出来。不同语言使用主体在进行跨文化沟通时易在语意和语用两方面引起误会,从而产生跨文化沟通的障碍,引起文化冲突。

(一)语意

语意指符号与所指概念或事物之间的关系。换言之,语意就是语言中词语的意义。在跨文化沟通中,语意的异同与文化发生的关系最为密切,对沟通的影响也最为突出。每种文化都给词语赋予了其特有的含义,不同文化群体对同一事物有不同的命名和说法,甚至同一文化内对同一事物也有不同的命名和说法。

(二)语用

语用学是语言学的一个分支,它研究语言在社会交往中的使用,即人们如何使用语言来传达意义、实现交际目的。语用学关注的是语言行为的语境、意图、效果和交际策略。不同的语言有不同的语用规则,这也是影响跨文化沟通的因素之一。一句不符合语法规则的话,用于不恰当的场合,或说话人身份不匹配,或与当地的风俗习惯不符,就达不到有效的沟通的效果,甚至会产生冲突。

三、非语言沟通方式的差异

在跨文化沟通的过程中,人们倾向于更多地使用非语言沟通方式。不同文化背景的国家和群体对非语言沟通的使用偏好不同。但是非语言沟通和语言一样很容易被人误解。跨文化沟通中差异较大的非语言沟通方式有人体语、空间语、时间语等。

(一)人体语

通过人体传达出的非语言信息称为人体语,它是非语言中最丰富的一种,包括面部表情、眼神、体态、体触、姿势、气味和相貌服饰等。不同文化背景下人体语所表达的含义是不同的,且会对跨文化沟通产生影响。以眼神为例,日本人交谈时要求正视对方的颈部;而在韩国,长时间盯着对方是很无礼的一种行为。试验发现,阿拉伯人比美国人或英国人注视彼此的频率高,对他们而言,交谈中注视彼此很重要。因此,他们不喜欢同戴墨镜的人谈话,也不喜欢肩并肩交流。在伊斯兰国家,男女之间不允许任何对视。在多元文化的工作环境中以上种种差异常是产生误解的根源。

(二)空间语

空间传达出的信息称为空间语,它包括固定空间、半固定空间、人际活动空间以及空间朝向等。

不同的文化背景决定了沟通双方对空间的要求是不同的。以人际活动空间为例，北美、北欧人与法国和意大利人相比，倾向于更大的个人空间；而南美人、巴基斯坦和阿拉伯人交流时则站得最近。这种差异就会在跨文化沟通中引起误解。

(三)时间语

用时间表达出的信息称之为时间语，它包含人们对准时、及时、延时等问题的理解，时间偏见的根源可能是理解的差异。

四、沟通风格的差异

虽然人们的沟通过程基本相同，但在不同文化背景下，人们的沟通风格却有很大差异。沟通风格是指人们在沟通过程中将自己展现给对方的形式，包括自己喜欢谈论的话题、喜欢的交往方式：如礼仪、应答方式、辩论、自我表白及沟通过程中双方期望达到的深度等。它还包括交往双方对同一沟通渠道的依赖程度，表达信息内容主要是依靠声音、词汇，还是非语言因素。跨文化沟通是一个互动的过程，如果相互之间的沟通风格不同，就可能带来沟通障碍。

高、低语境文化及表现为典型的沟通风格差异，这两种沟通风格的差异主要表现在以下几个方面。

1. 沟通双方是否能推测出对方要表达的意思　高语境文化中，人们往往能够轻松捕捉到对方言辞背后的隐含意义，"听鼓听声，听话听音"，这正是长期处于高语境文化中的人们具备的优势。在低语境文化中，个体通常需要对方把话讲透彻，否则很难理解到话外之音。

2. 具体表达方式不同　高语境沟通风格的人通常避免使用坦率、直接或评价性的语言，而是更倾向于使用委婉、间接和礼貌的语言。因此，在高语境文化中的人可能会觉得低语境沟通文化中的人在交流时显得过于直接和粗鲁。例如，在评价一个学生的表现时，尤其是当这个学生并非自己的学生时，高语境沟通风格的人往往会说："你的研究做得很不错，但是也许还有改进的空间。"而低语境沟通风格的一般会直截了当地指出不足，并提出改进意见。

低语境文化中的个体更倾向于使用一些戏剧化的表达方式，他们往往喜欢使用一些夸张的词汇来强化要表达的意义。高语境沟通文化中的个体对双方想要表达的隐藏意义相对比较敏感，因此不需要过分戏剧化的表达方式来传递信息。中国领导在表扬自己的下属，或父母夸奖自己子女时，往往一个简单的点头或微笑，就把意思表达得非常清楚。而同样的情景美国人会毫不犹豫地用热烈的词汇来表达。双方对彼此的沟通风格的不理解甚至抵触，往往会成为跨文化沟通冲突的来源。高语境沟通文化下的个体会较多地利用自身的情感来指导行为；低语境沟通文化的个体往往直接用语言来指导行为。比如对沉默的理解和反应，高语境沟通风格认为沉默依据情境可有多种含义：可认为是对方对你意见的默认，也可理解为对方不认同你的意见；亦可理解为对方在对你的意见进行深入思考，甚至也可理解为对方对你的意见毫无兴趣。

3. 对人际关系的敏感度上有差异　在高语境文化中，个体往往对细节更加敏感，他们能够很快地从沟通双方的表情、态度、身体姿势中洞察出双方关系的亲疏远近。反之，低语境文化中的个体较难从这些非语言线索中解读出类似的信息。

4. 对对话和辩论的兴趣不同也是区分高、低语境沟通风格差异的指标　低语境文化强调对话和争论，因为它需要对所讨论的内容有较为直接地理解、详细地分析和区别。而高语境沟通文化往往避免争执，更注重双方间的和谐、礼貌。因此，在高语境沟通文化中，人们通常认为低语境沟通文化中的人好斗且霸道；而低语境沟通文化中的人们则认为高语境沟通文化中的人虚伪和懦弱。这些偏见实际上源于沟通风格的差异，而不是双方真正的人格差异。

五、人格特征的差异

在儿童时期,中西方的人格差异就已经表现得相当明显。西方家长普遍认为孩子从出生就是一个独立的个体,有自己独立的意愿。无论是家长、亲友还是老师,都没有权利去支配和限制他的行为,大多数情况下家人都不能替孩子做出选择,倡导理解和尊重孩子的愿望和心理需求。相比之下,中国家长受封建意识的长期影响,往往认为孩子是自己的,家长对孩子负有全面的责任,故而就以孩子的"主人"自居,普遍期望孩子顺从听话,认为只有听话的孩子才是"好孩子",这种做法极大地束缚了孩子的自主意识和自我发展。

从人格发展的角度来看,中国的传统文化衍生了长辈的绝对权威观念,晚辈们应绝对服从长辈。这种文化严重阻碍了年轻人独立、健康地发展,导致中国人笃信权威、依赖性较强、求同、保守等,但也培养了人们吃苦耐劳、坚韧不拔的品质。相比之下,西方人则显得更加外向,具有较强的主体意识、创造力和对新事物的追求,但在责任感和忍耐力方面稍显不足。西方人在处理事务时往往计划性强,对时间的观念也更为严格。与中国文化不同的是,美国人在休闲时间里几乎不涉及工作话题。

第四节 跨文化沟通策略

问题与思考

随着国际交流的深入,护理人员在工作中经常要面对不同国家、不同民族、不同信仰、不同语言的患者,为了提高沟通效果,保证治疗护理顺利进行,护士应该如何进行沟通?

当面对不同文化背景的患者时,护理人员应该根据其文化特性提供针对性、个性化的护理服务,以满足不同文化背景患者的护理需求。在护患沟通过程中,护士需深入了解并掌握各种文化差异,特别是不同民族的健康观念、照顾方式和传统习俗,运用跨文化护理相关理论和知识为患者提供最符合其文化背景的关怀和护理,提升护理质量。

一、不同文化沟通技巧

(一)具备文化自觉的能力

文化自觉是指个体或群体对自身文化特征、价值观、习俗和传统的认识和理解,以及对其他文化的尊重和欣赏。它涉及对文化多样性的认识,以及在全球化背景下,不同文化之间相互作用和交流的能力。文化自觉包括以下几个方面。

1. **文化认同** 个体对自己所属文化的认同感,包括语言、宗教、习俗、传统和历史。
2. **文化理解** 对自己文化和他人文化的深刻理解,能够从多个角度和层面认识文化现象。
3. **文化尊重** 对不同文化的尊重,不因文化差异而产生偏见或歧视。
4. **文化开放性** 对外来文化的开放态度,愿意学习和借鉴其他文化的优点。
5. **文化适应性** 在跨文化交流中,能够适应不同文化环境,有效沟通和合作。

6. 文化批判性　对自己和他人文化的批判性思考,能够识别和挑战不合理的文化习俗和信仰。

7. 文化传承与创新　理解和保护传统文化的同时,也鼓励文化的创新和发展。

文化自觉是全球化时代中个体和国家重要的素质之一,它有助于促进跨文化交流和理解,减少文化冲突,增强国际合作。通过提高文化自觉,可以培养更加和谐、包容和多元化的社会环境。文化自觉是在全球范围内提倡"和而不同"文化观的一种具体体现。

在认知层面上,文化自觉主要体现为跨文化交际者能够尊重且重视文化的多元性和差异性,主动反思和调整本土民族文化与沟通对方文化间的差距,超越本土民族文化与沟通对方文化之间的界限,按照新的文化环境进行调适,实现多元文化间新的整合和重新建构。在实践层面上,文化自觉主要表现为跨文化敏感性,对不同文化的反应和适应能力,设身处地理解他人行为,避免用自己的文化习惯解释他人行为。主动调和跨文化交际中的文化差异,尽量减少和避免因文化差异而导致的跨文化交际的失误或失败。在临床工作中,护士要保持一定的文化自觉性和敏感性,要充分了解不同文化背景患者的特性,主动调整沟通交流方式,保持同理心,为患者提供符合其需求的关怀护理。

(二)破除文化中心论

应要以开放的心态去认识其他文化,不同文化之间并非均为对立关系,而是可以和平共处、共同发展,破除自我文化中心论的影响。文化中心论并非出于对其他文化的无知,而是一种变相的"文化霸权"主义,想以自己的文化征服他人,这种心态和政治、经济、宗教等因素紧密相关。西方尤其是美国文化作为一种强势文化,在世界文化的多样性发展进程中对其他文化形态产生了不平等和不均衡的信息流动影响。我们护理人员一方面要坚决杜绝文化中心论和文化保全主义的现象出现,另一方面要保持自我民族文化的自信,以不卑不亢、开放接纳、不批判的态度对待其他文化。

(三)强化文化敏感性

文化敏感度是指自身理解、欣赏并接受文化差异的主观意愿。文化敏感度的高低直接影响跨文化交际的效果。在评估过程中,护患沟通可能涉及患者所处文化环境的习俗及道德文化观念等,患者对一些疾病的认知可能较为敏感,易产生情绪波动。因此,为了更有效地与不同文化背景的患者进行沟通,医务人员应注重培养自身的文化敏感性。文化敏感性包括:理解和尊重他人的价值观和信仰、愿意在与患者沟通时使用文化知识、在讨论和建议治疗方案时考虑文化因素,建议的治疗计划是否符合患者的文化习惯,要从生物医学交流风格转向基于患者的文化背景和期望。医院要有意识、有目的地进行不同文化背景、文化特征及文化本质等方面的培训,培养医护人员对异质文化的敏感性,提高其对异质文化属性及环境的自知和自觉。并且提高医护人员对异质文化属性在知识和情感上的反应能力,建立与其文化背景相符的价值观、行为模式等,从而减少甚至避免跨文化沟通障碍及冲突的发生。

二、语言沟通技巧

熟练掌握不同文化的知识和外语工具,可提高跨文化沟通的有效性。在语言沟通中,要注意口头交流和书面沟通的不同作用。语言是文化的最直接的表现形式,在跨文化沟通中,语言交流方式的相同或相悖,往往是由于不同文化的共同性和特异性所致。医院应加强护士语言沟通能力的培训,可根据医院常规收治患者的地域分布情况,选择常用的1~2个语种作为培训重点,逐步提升护士运用不同语言与患者交流的能力,尽量避免在护理工作中因语言沟通障碍而发生误解,消除患者紧张、焦虑心理,防止因语言沟通障碍影响或延误治疗。护士在进行跨文化沟通交流时,不仅要熟悉对方语言的语汇词义,还要努力学习与对方语言相关的其他知识。

三、非语言沟通技巧

在跨文化护理实践中,语言交流障碍时常发生,此时,非语言沟通手段便显得尤为重要。因此,护理人员在进行跨文化沟通时,必须掌握非语言沟通的相关技巧,以改善护患关系,提升护理水平。非语言沟通方式包括面部表情、身体语言、空间距离、身体接触和时间知觉等。

(一)面部表情

面部表情在人际沟通中所占的重要地位。在与患者交往中,如果护士面无表情、不断皱眉,或表现出不耐烦和漫不经心,患者就会产生不信任或疏远感。需要注意的是,在跨文化沟通时,由于不同文化下的习俗有异,微笑的程度对患者可能传递出不同的信息,当患者承受疼痛时,护士的微笑更应该注意要把握好度,避免产生不必要的矛盾。

(二)身体语言

患者前往异国就诊时,由于对当地的医疗环境及诊疗程序不熟悉,容易产生疑惑及不信任感,甚至抵触心理。护理人员是外籍患者接触时间最长的医务人员,他们的一举一动成为外籍患者了解异国医院的窗口。护理人员展现出的站姿、坐姿、步态以及与患者交流时的其他肢体语言,在一定程度上反映了护士的文化修养、心理状态和人格特征。护理人员在与患者沟通时中恰当地运用身体语言,对改善护患关系具有一定的作用。特别是进行护理技术操作时,每一个细微的身体动作都向患者传递着重要的信息。及时、准确、简洁、高效的操作是赢得患者信任的重要途径。此外,在护理工作中应当注意了解不同文化背景患者的风俗习惯和禁忌,减少因文化因素引起的各种冲突,例如,在伊斯兰国家,忌讳用左手传递食物或物品,在护理工作中应当尽量避免这种行为。

(三)空间距离

在人际互动中,不同的空间距离会引发不同的感受。在跨文化护理实践中,护理人员需有意识地调整与患者之间的距离,应依据患者的国籍、年龄、性别、宗教信仰及风俗习俗来保持适宜的距离。例如,英国人在交谈时不喜欢距离过近,一般以 50 cm 以上为宜。蒙古籍患者性格热情、奔放,可适当拉近距离,增强亲切感。

(四)身体接触

身体接触是非语言沟通交流的一种特殊形式,它是语言沟通的有效补充方式,也是向对方表示理解、关心、体贴、安慰和支持等情感的一种重要方式。适当的身体接触能增进护患关系,不但能够表示护士对患者的关注和安慰,也是患者的情感需要。在身体接触运用中要特别注意文化背景、性别及触摸的形式的多元性,以避免不必要的冲突。在对信仰伊斯兰教患者护理中,要尽可能减少皮肤及肢体的接触。减少暴露患者身体尤其要注意隐私部位的遮挡。护士在触摸患者前,一定要进行文化评估,充分了解患者的文化背景中对身体接触的禁忌和接受程度,结合此次身体接触的临床意义,审慎地进行,并随时注意患者对触摸的反应,如患者出现不适或者反感应立即停止。需注意如男性医护人员不要单独为女性患者进行包含敏感性接触的操作,如导尿、会阴擦洗、乳房胸部换药等操作,如必须进行应当有女性医护人员陪同,以免引起患者尴尬和不必要的纠纷。

(五)时间知觉

时间在沟通交流中扮演着重要的角色,不同文化背景的个体看待时间的方式不同。时间观可分为三种:即线性时间观、灵活时间观及轮回时间观。

1. 线性时间观　此观点将时间看作是重要资源,可以被消耗或浪费。"时间就是金钱"即此观点最好的写照。主要特点为:时间观念强,对迟到容忍度低;按照既定时间表做事,不随意改变行程,与人会面,需提前预约;同一时间段最好专注、认真地做一件事情。

2. 灵活时间观 此观点将时间看作是开放的、灵活的资源。主要特点为：时间是为关系服务的，如果需要建立一种关系，可延长原本预定的时间长度，或在预约时就不约定结束时间；对临时改变行程，不按照时间表行事有较高的忍耐度；同一时间段可同时进行几件事情。

3. 轮回时间观 认为时间管理一切，时间拥有最高的智慧。主要特点为：认为时间是轮回的，"以史为鉴""历史总是惊人的相似"等与本观点高度吻合；可从长远安排事情，不计较短时间的时间表；在同一时间段内可关注多件事情，并认为多数事物内部间存在着复杂联系。

护理工作中，因治疗护理多有时间因素的参与，要充分了解不同文化患者的时间观念，如出现时间观点的差异，应积极沟通解释以达成共识，解决问题。

四、掌握不同的沟通风格

当两个人的沟通风格不同时，沟通活动会受到阻碍，有效的跨文化沟通必须了解对方的沟通风格。弗雷德·鲁散斯和理查德·M·霍吉茨进行了大量的跨文化沟通研究，总结出四种跨文化沟通风格。包括：直接性与间接性、情景性与私人性、详尽性与简明性、情感性与工具性。直接性沟通风格指沟通过程中发送和接收的信息是直接、准确和清晰的。间接性沟通风格指信息是模糊、含蓄和间接的。情景性沟通风格指沟通过程中主要关注说话者和角色关系，私人性沟通风格则关注的是说话者个人。在中等程度的不确定性回避文化中，人们常使用详尽性的沟通风格，即用大量的时间进行交谈，详细解释各种细节。在高不确定性回避的文化中，人们则习惯于简明性沟通风格，在正式沟通中尽量使用较少的词句，以减轻不熟悉的环境所带来的风险。情感性沟通风格指在沟通过程中信息的发送者在信息中加入了较多情感成分。而工具性沟通风格指沟通过程中所使用的语言以发送者为中心，是目标取向，情感成分描述较少。

五、积极倾听

在跨文化沟通中，护士不仅要了解不同文化背景的差异，掌握不同文化背景下的文化关怀方式，语言、非语言沟通技巧，而且还需要具备良好的倾听能力，才能使患者真正信任护士，说出心中所想。

（一）积极倾听的作用

在跨文化沟通中，护士不能只是发出治疗护理性要求，还要真诚倾听对方的诉说。倾听有两种方式，被动的倾听和积极的倾听。①被动的倾听：即单纯听对方表述，不表达自己的观点。②积极的倾听：即在倾听过程中适时表达自己的想法，并积极与对方进行沟通和交流。在跨文化沟通中真正有意义的倾听是积极的倾听，护士不但要告诉患者自己理解他所说的内容，还要表明自己对这些话题感兴趣，以建立起沟通双方信任与合作的基础。心理学认为，自我意识是一种镜像意识，我们是通过别人的反馈来发现自我意识的。对他人反馈的需求，是人类与生俱来的本能反应。积极倾听正是满足了人们的这种心理需求。积极倾听有以下几种作用。

1. 重复对方的话 通过积极倾听，对方能够知道你对他言论的理解程度。积极倾听方法之一就是重复对方的话，以表示你理解了对方所表达之含义。

2. 共建话题 将对方的话用自己的语言表达出来，这样不仅告诉对方你理解了他的发言，同时你也愿意积极地参与这种跨文化的沟通之中，这样更能激起双方的沟通兴趣，使双方对沟通结果产生共同的成就感。

3. 建立关系 护理人员适时进行反馈，使患者感觉到护理人员参与了这种沟通的时候，双方才能够建立起真正的信任关系。单方面的、没有任何反馈的发言，不能称之为有效的沟通。从某种意义上来讲，跨文化沟通只有在积极倾听的条件下才能存在。

(二)积极倾听的策略

心理学家卡尔·罗杰斯提出了积极倾听的几个策略,可运用至跨文化沟通过程中。

1. **评价** 我们要评价的是对方的发言,而不是发言者本身,要避免对方将对其行为的评价理解成为对其个人的评价。对个人的评价,是间接地表明对方天生的、不可改变的个人特性;对行为的评价,则应指向可以改变的暂时的、具体的特点。例如"你的这个想法有偏差",这是一种对他人行为的评价。"你怎么能有这么不好的想法",这就是指向他人自身的评价,容易引起对方的反感和敌意。

2. **支持** 在跨文化沟通中,护士还要做出支持性的反应,即告诉患者在某方面你们具有共同的体会、看法和经历。例如"你说得非常对,我也这么想"这种反馈所产生的心理效应,会使患者得到心理上的认同,更愿意进行交流。

3. **探索** 通过表达对更多信息的关注,给对方以积极的反馈。例如"你能再具体告诉我刚才的事情是如何发生的吗?""您能告诉我为什么不愿意接受治疗吗?"等,这些积极的反馈,能让对方更愿意进行进一步的沟通和交流。

4. **理解** 要告诉对方,你不只理解了他的发言,而且对他的整个经历表示理解。这种反馈策略所产生的作用是其他反馈策略难以比拟的。例如,你可以告诉患者:"看起来你对这个问题有非常独特的经历和体会,你能不能谈谈为什么会这样认为呢?"还有一种理解性的反馈,可显示对对方的同情和关心,例如,"你说得很有道理,但这可能会有一些麻烦,您觉得有什么我能帮您的地方吗?"这样的理解和支持,往往会给对方强有力的心理支持,更容易达到沟通的目的和效果。

六、重视跨文化沟通医学教育

医学教育需强化跨文化护理知识的学习,要将以患者为中心的沟通与跨文化沟通相结合。当前,医学教育已经开始重视患者中心沟通知识与技能的培养,以提高医学生的医患沟通能力。在全球化背景下,跨文化交流日益频繁,医学教育课程需将跨文化沟通与以患者为中心的沟通结合起来,在尊重理解文化差异的基础上学习跨文化沟通技巧,丰富医学生跨文化照护的经验。例如注意询问患者的语言能力、检查治疗方案是否与其文化背景相一致等,不断提高医学生的跨文化沟通能力,进而提高医疗服务质量,改善患者的健康结果。

跨文化沟通是一个复杂的互动过程,护士要在理解跨文化护理知识的基础上,正视文化差异,运用沟通交流技巧,保持积极的沟通态度,主动为不同文化情境下的患者提供针对性、个性化的护理,提升跨文化沟通效果。

案例 9-1

女性,45 岁,沙特阿拉伯籍,信奉伊斯兰教,拟行"乳腺癌术后化疗"收治入院。患者已接受 3 次化疗。患者和其丈夫及朋友在广州做进出口生意,在广州生活已有 7 年,会说少许中文和粤语,主要使用英文交流。患者有一名女性朋友每日陪伴,朋友中文流利,患者要求女医护人员为其做身体检查及护理。患者注重个人形象,每日化妆,戴假发套。患者的家属朋友非常关心她,每日都有 3~4 人陪伴。患者性格较平和,要求饮食自理,有时还会请医护人员品尝其家乡特色食物(沙枣)。患者每日要行 5 次祷告,非常注重个人清洁卫生。患者本次化疗后胃肠道反应比较大,恶心、呕吐频繁,食欲缺乏,同时出现口腔溃疡。

请回答:根据该患者特点,应为其提供哪些针对性护理?

(康佳迅 胡健薇)

◤ 本章小结 ◢

本章从文化的概念、特征、跨文化沟通的定义、特征、常见障碍以及沟通技巧等方面详细阐述了如何避免跨文化沟通中的障碍,如何有效地进行跨文化沟通。通过学习,期望学生初步了解不同文化背景下的沟通交流的差异,能够在多元文化背景下,与患者进行有效的跨文化沟通。

复习思考题

1. 跨文化沟通的特征有哪些?
2. 有哪些因素可以影响护患之间的跨文化沟通?
3. 跨文化沟通过程中常遇见的沟通障碍有哪些?

第十章 特殊情境下的沟通

> **学习目标**
>
> 知识目标：①列出癌症患者常见的心理问题；促进与儿童及家长、不同失能老年人的沟通要点；心理危机的表现形式、发展阶段；与急危重症患者及家属的沟通要点。②能理解不同情绪反应（愤怒、悲伤、恐惧、焦虑）患者的特点；不同年龄儿童的心理特点；不同类型失能老年人的特点；癌症患者的心理特点。③解释心理危机、失语症的概念。
>
> 能力目标：能够与不同情绪反应（愤怒、悲伤、恐惧、焦虑）患者、不同年龄儿童及家属、急危重症患者及家属、癌症患者及家属进行有效沟通。
>
> 素质目标：能够理解患者及家属的各种情绪反应并能够给予关爱。

第一节 与不同情绪反应状态患者的沟通

问题与思考

患者入院后，往往会因各种原因产生心理不适，情绪起伏，面临患者不同的情绪反应（如愤怒、悲伤等），我们应当如何应对？

良好的护患沟通能减少医疗纠纷和事故的发生。护患沟通中，护士往往占主导地位，护士的沟通能力直接决定了沟通的效果。但有研究显示，我国护士的沟通能力尚不能满足临床护理服务对象的特殊性要求，尤其是临床困难沟通情景，如各种情绪反应（愤怒、悲伤、恐惧、焦虑等）。当患者出现不同的情绪反应时，护士应针对其表现，针对性地进行沟通与护理。

一、与愤怒患者的沟通

（一）愤怒的概念

情绪是指客观事物是否符合人的需要与愿望、观点而产生的体验。愤怒是客观事物不符合个人需要或阻碍个人需要的满足而引起的一种不快体验。愤怒的情绪会让人消沉、沮丧、意志衰退、郁郁寡欢，身心受到摧残。情绪认知理论将愤怒视作一种适应社会的行为，在个体利益受到侵害或遇到挫折时，处于保护的目的，个体会表现出愤怒，进而做出相应的行为，愤怒容易使个体处于一种激惹状态。

(二)愤怒的原因及分类

造成患者愤怒的原因有：①患者缺乏疾病知识，对检查治疗不理解。②患病导致患者心情低落、情绪暴躁。③对治疗结果期望过高或认为费用不合理。④对医务人员服务态度不满意，觉得不受重视。患者的愤怒情绪不仅影响其治疗的积极性和依从行为，加重疾病治疗难度，拖延治疗时间，增加患者自身的痛苦；而且也会影响医护人员及医院的形象，降低医务人员工作热情，增强职业倦怠感，容易产生医护患矛盾，引起纠纷。

根据愤怒的指向，可将其分为愤怒外投、愤怒内投和愤怒控制三类。

1. **愤怒外投(anger out)** 指个体将自己的愤怒情绪归咎于外部的人或事物，而不是认识到这些愤怒情绪源自自己的内心。这种攻击可以是言语性的或物理性的，如面红耳赤、说粗话、拍桌子、指责他人等。

2. **愤怒内投(anger in)** 指个体将愤怒情绪针对自身，即愤怒体验被抑制或压抑，如生闷气等。

3. **愤怒控制(anger control)** 指个体有意识地控制或减少愤怒的情况，反映了在认知上控制愤怒的能力。

(三)与愤怒患者的沟通技巧

1. **沟通前充分评估** 沟通前评估患者情绪，要选择安静舒适、安全的环境。通常男女表达愤怒的方式不同，女性易情绪化，愤怒行为通常为非攻击性行为，如不断指责或大吵大闹。男性则易表现为攻击性或破坏性行为，如打砸物品甚至出手伤人。护士应重点关注高愤怒水平且具有攻击性倾向的患者。沟通评估时应注意环境安全，周边环境不能有易造成伤害的物件，如玻璃输液瓶、硬质物品、水果刀等。评估时应注意重点收集患者愤怒情绪的诱发因素，在此基础上对患者和家属的需求做出初步判断，确定患者的愤怒类型，根据其类型确定具体的沟通方式。

2. **允许情绪发泄** 一般患者愤怒都有一定原因，多数情况是患者知道自己患病后难以接受或身心承受巨大痛苦，以愤怒来发泄自己的悲哀、恐惧、焦虑或不安全感。此时应主动了解患者感受及愤怒的原因，允许患者进行情绪宣泄，给予理解和宽容。告知患者适度的情绪宣泄有利于情绪平复，是一种正常的反应。不要对患者采取任何的个人攻击性和指责性行为。

3. **迅速控制愤怒局面** 在适度允许患者发泄的前提下，要尽量迅速控制愤怒情绪的蔓延，尤其是群体愤怒或者有大量人员围观的场面。愤怒是一种极易传染的情绪，持续的愤怒局面会变得更难调和。护理人员应在群体愤怒的局面中快速判断出引发愤怒的核心人物，及时与之沟通，使愤怒局面及时得到控制。

4. **适时转移冲突现场** 医患和护患冲突最常发生在护士站。一旦发生冲突，常会引起大量围观，患者及家属也可能会越来越激动。这样既不利于问题的解决，也干扰了正常的诊疗秩序，因此适时地转移冲突现场显得尤为重要。此时可将愤怒患者及家属引至安静人少便于沟通的地方，并及时与该医疗组的上级医生取得联系，进行充分有效的沟通解释，从而使患者尽快平复情绪，接受正常治疗。

5. **正面应对** 面对正在发脾气的患者，日常工作中有些护理人员可能会采取暂不理睬或回避的态度，以期暂时缓解患者的情绪。这种回避的态度有时能缓解矛盾，但有时却会进一步激发患者的愤怒情绪，患者会认为护理人员不理解、不重视、不关心他，变得更加暴躁。在面对发怒的患者时，应正面对待，对患者遇到的困难或问题及时作出理解性反应，并及时满足患者的需要。如果是医护人员自身问题，一定要主动致歉并给予合理的解释，在此过程中注意使用非语言沟通技巧，如真诚地注视患者。

6. **主动倾听** 护理人员应鼓励患者说出自己的想法，认真积极倾听，态度真切并适时给予反馈,如使用微笑、点头等非语言行为,使患者体会到护理人员的理解与认同。并采取适当、有效的措施安抚患者,缓解其愤怒情绪。

7. 开放式提问　如护士可以说:"看得出你很生气,发生什么事情了?""可以和我说一说吗? 看看我能不能帮助你。"认真对待患者的要求和意见,明确患者需要,并及时地给予有效的帮助。

患者:"我今天不输液了,把你们领导叫来!"

护士长:"您好! 我刚听护士说了,您不想输液,是发生什么事情了吗?"

患者:"跟你说有用吗?"

护士长:"您尽量说,我一定会尽力帮您解决。"

患者:"我都住院三天了,发热还没控制住,每天还花这么多钱,你们到底行不行呀?"

护士长:"住院三天了发热情况还没有控制住,您现在担心自己的病情吧。发热看起来很常见,但是原因非常多,您也在其他医院治疗过,原因一直没有找出来,我们也在积极地帮您找出发热的原因。这样吧,您先别着急,我把您的主管医生叫过来,您再跟他详细地沟通一下治疗计划可以吗?"

患者:"好的,不好意思护士长,我刚才太着急说话语气可能不太好。"

护士长:"没事的,我要是您也是会着急的,但是咱们尽量控制情绪,配合治疗,这样才能及早康复。"

患者:"谢谢您!"

护士长:"不用客气,有问题您再跟我说!"

二、与悲伤患者的沟通

(一)悲伤的概念

悲伤是指个体面对丧失时产生的情感反应,通常表现为难以抑制地哭泣、极度的焦虑、抑郁、不思饮食、失眠等。

(二)悲伤的原因

引起患者悲伤的原因较多,如多方求医、治疗疾病花费巨大、治疗效果不理想、病情加重丧失劳动能力、失去家庭和朋友等社会支持系统均会出现悲观沮丧的情绪,可表现为冷漠、失望、孤独,甚至常为一些小事伤心哭泣。

(三)与悲伤患者的沟通技巧

1. 允许发泄　可以鼓励患者让其表达自己的悲哀,患者可能不会诉说原因,也可通过与其家属沟通了解情况。允许患者独处、发泄、沉默、哭泣等,可以说"我知道你现在很伤心,如果你觉得哭出来能好受些,那你就哭吧。"待患者哭泣停止后,护士应鼓励患者说出悲伤哭泣的原因。此时尽可能地陪伴患者,使其及时调整情绪状态,恢复平静、理解的同时,要对患者的不合理要求进行一定的限制。

2. 适度安慰　适度哭泣能有效地缓解悲伤的情绪,是一种对健康有利的反应,所以当患者或家属因情绪沮丧哭泣时不要阻止,给他们一个释放情绪的机会和空间。此时最好能在一旁陪伴,轻轻地触摸患者的肩膀或握住他们的手,温柔地安抚他们并适时递上纸巾或一杯温水。当患者提出需要独处时,护理人员应为其提供安静适当的独处环境。

3. 寻找原因　首先要与患者或其家属深入沟通,了解引起悲伤的原因。可采用有技巧的提问,如"假如你愿意的话,能让我知道你为什么伤心吗?"患者说出原因后,应尽可能地帮助其解决实际问题。

患者在病房偷偷流眼泪。

护士:"×老师,您吃过午饭了吗?"

患者:"还没(赶快擦眼泪)。"

护士:"您家人出去买饭了吗?"

患者:"是的(语气低落)。"

护士:"您看起来情绪不太好,如果您愿意的话,能告诉我您为什么难过吗?"

患者:"谢谢你。"

护士:(递上纸巾)

患者:"我就是得了这个病之后,隔三岔五就得住院,孩子们照顾我也很辛苦,我感觉自己就是个累赘,太没用了。"

护士:"我理解你的感受。"(轻轻握住患者的手)

患者:"哎,真想一走了之。"

护士:"×老师,我能说说我的想法吗?"

患者:"可以。"

护士:"我觉得您的孩子们都特别孝顺,这一定是他们小时候您教育得好,他们小时候您一定付出了很多,对于他们来说,您一定是他们最亲的人。"

患者:"是的,他们都对我很好。"

护士:"这就对了,以前是您无怨无悔地付出照顾孩子们,现在您老了,生病了,孩子们也是一样地心甘情愿在照顾您,她们最大的愿望是您能健康、开心!"

患者:"嗯,确实。那我好好配合治疗,争取早点出院!"

护士:"好,我们一起加油!"

三、与恐惧患者的沟通

(一)恐惧的概念

恐惧是指人们在面临某种危险情境时,企图摆脱而又无能为力时所产生的担惊受怕的一种强烈压抑情绪体验。患者恐惧时通常会伴随一系列的生理变化。例如,心跳加速或心律不齐、呼吸短促或停顿、血压升高、脸色苍白、嘴唇颤抖、身冒冷汗、四肢无力等。这些生理功能紊乱的现象,往往会导致或促使躯体疾病的发生。

(二)恐惧的原因

住院患者因身体健康状况的改变,及由此带来的生活、工作上的变化,会产生各种各样的心理应激反应,其中恐惧是患者体验到的最重要、最常见的心理反应之一,恐惧也是人们面对危险情境时产生的一种常见负性情绪反应,未知的疾病进展、治疗手段、治疗费用及并发症等都会给患者带来不同程度的恐惧感。

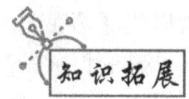

恐惧疾病进展

2003年,Dankert等人提出了恐惧疾病进展(fear of progression,FOP)的概念,它是指个体对于一切与其现实存在疾病相关的恐惧心理,具体定义为恐惧由疾病进展所带来的各种生物-社会-心理后果或恐惧疾病的复发。研究证实,适度的恐惧有助于激活机体警觉期动员途径,使注意力集中于风险防御,但过度或长时期的恐惧反应会对疾病的治疗及躯体免疫功能等产生不良的影响。

(三)与恐惧患者的沟通技巧

1. 及时告知疾病信息　医护人员在患者住院期间,应尽量为其提供及时、详细、真实的诊疗及护理信息,详细地告知患者诊疗方案、疾病的发展过程、转归以及药物副作用等,降低患者因对检查、治疗、护理操作、药物等不了解而带来的恐惧心理。

2. 增强社会支持　指导家属与患者之间进行有效情感沟通,给予患者更多的理解与陪伴,提高家庭与社会支持度,从而降低住院患者的恐惧水平。

3. 增强同理心　对于患恐惧症的患者,护理人员应当展现出充分地理解与尊重,运用共情技巧,构建一种建设性和合作性的伙伴关系。在深入了解患者恐惧的根本原因后,鼓励患者积极参与到解决方案的制订中来。护理人员需要理解并认可患者的感受,向他们说明适度的恐惧是一种自然的反应,无须过度担忧。同时引导患者正确处理恐惧情绪,并学会与之和平共处。

4. 心理干预　研究显示可通过更为专业的干预方式减轻患者的恐惧心理。正念减压疗法(mindfulness-based stress reduction,MBSR)以正念为基础,通过正念冥想练习来减轻个体压力,旨在减轻个体的压力水平,有效调控情绪,并增强身心的调节能力。作为一种自我管理的策略,它在帮助患者减轻恐惧感方面得到了广泛应用。认知存在团体疗法(cognitive-existential group therapy,CEGT)则侧重于通过社会支持网络加深患者对生命意义的理解,鼓励他们探索生命的价值,并重视患者内在的力量和潜能。在治疗过程中,该疗法与患者共同探讨关于存在主义观点的重要方面,例如责任和意义,引导患者客观地认识自己对旧病复发的恐惧,勇敢地面对自身的不足,从而更积极地接受自己的疾病状况,有效降低恐惧感。

患者:"护士,明天就要做手术了,我睡不着。"

护士:"您是不是有点紧张,害怕明天的手术?"

患者:"是的,确实有点害怕。"

护士:"那您能说说你担心什么吗?"

患者:"虽然医生跟我讲过明天手术过程,而且说手术不大,但是我还是担心麻醉和手术中间出现的意外情况。"

护士:"您这种担心也很正常,大部分患者在手术前都有和您一样的心理,一点不害怕也不可能,但是我们的手术团队经验丰富,实力很强,即使手术过程中出现意外情况,相信他们也能很好地处理,要不然您怎么会选择来我们这里呢?"

患者:"这倒是。"(露出笑容)

护士:"有一种肌肉放松训练对您这种情况很有帮助,原来很多患者也都试过,效果还不错,您愿意跟我学一下吗?"

患者:"太好了,谢谢你啊!"

四、与焦虑患者的沟通

(一)焦虑的概念

焦虑是个体对一种模糊的、非特异性的威胁作出反应时所经受的不适感和忧虑感。焦虑时常伴有生理、心理上的变化,如心悸、大汗、面部潮红、呼吸增快、坐立不安、尿频、疲乏等;在心理方面表现为易激动、注意力不集中、对外界事物不关心、健忘、不能面对现实等,这些反应可直接影响患者的治疗和护理,尤其是在住院期间由于疾病、社会家庭支持等因素均会加重患者的焦虑情绪。

(二)焦虑的原因

1. **疾病自身** 对疾病的预后、症状的不确定性、治疗过程的痛苦和风险感到担忧。
2. **治疗因素** 如担心治疗效果不佳、治疗副作用、治疗费用的负担等。
3. **生活改变** 疾病可能导致工作中断、社交活动受限、日常生活规律被打乱。
4. **自身性格** 本身性格较为敏感、多虑、悲观的人可能更容易在患病时产生焦虑。
5. **社会压力** 来自家庭、朋友或社会对疾病的看法和期望可能带来压力。

以上诸多因素均可导致患者的焦虑。

(三)与焦虑患者的沟通技巧

1. **消除陌生感** 护理人员运用恰当的沟通技巧,有助于缓解患者对陌生环境的不适感,并建立起积极的护患关系,这是减轻患者焦虑的关键步骤。通过采用友好和亲切的语言以及非语言沟通方式(例如手势、面部表情、轻柔的触摸等),护理人员能够赢得患者的信任和亲近感,从而帮助患者克服因环境变化带来的紧张和不安。

2. **转移注意力** 患者往往难以察觉焦虑的根源,却会表现出一系列身体和心理上的不适症状。护理人员可以运用转移注意力的策略,与患者探讨一些轻松愉快或符合其兴趣的话题。此外,还可以指导患者学习一些放松技巧,如散步、冥想等,以帮助他们分散注意力。同时,鉴于焦虑情绪具有传染性,护理人员在与患者交流时应保持积极的心态,防止自己的情绪与患者的焦虑情绪相互影响。

3. **积极的健康教育** 积极进行疾病相关知识的健康教育,有助于提升患者对疾病的了解,从而减轻因疾病引发的焦虑。在健康教育过程中,护理人员应尊重并重视患者的要求,细致并认真地向他们阐释病情、治疗和护理的各个环节。

患者在病房不停地踱步,搓着手。

护士:"×女士,今天的液体都已经输完了,您还有其他需要吗?"

患者:"护士,我没什么特别的事。"

护士:"那您要不要坐下来休息会儿?"

患者:"我坐不住,心里七上八下的。"

护士:"您这是怎么了?愿意跟我说说吗?"

患者:"我家孩子再过几个月就要参加高考了,我这一生病,也没法照顾他,真不知道该怎么办?"

护士:"来,咱们先坐下。高考确实是孩子人生中的大事,您这么担心我非常理解。但是,您在这边着急上火也帮不上孩子,还不利于您的疾病康复,是不是?"

患者:"我知道,但我就是控制不住。"

护士:"既然您已经意识到了,那您就尽量放松,积极配合治疗,这样您才能早日康复,回去陪伴孩子。我可以教您一些放松的方法,您要学吗?"

患者:"太好了,现在就教我吧。"

(康佳迅)

第二节 与儿童及其家长的沟通

> **问题与思考**
>
> 在某预防接种门诊,护士需要向一名 5 岁的儿童及家长解释接种流感疫苗的重要性,护士应该如何与他们沟通?

医学上通常将儿童定义为 14 岁以下的人群。按照年龄可分为新生儿期(出生 ~ 生后 28 d)、婴儿期(出生后 28 d ~ 1 岁)、幼儿期(1 ~ 3 岁)、学龄前期(3 ~ 6 或 7 岁)、学龄期(6 或 7 ~ 14 或 15 岁)。在儿童的生长发育中,随着年龄的不同,其心理特点及对疾病的认识与理解也不尽相同,与不同年龄阶段的儿童进行有效的沟通交流,是确保护理操作及健康教育顺利进行的前提。

一、儿童及家长的心理特点

随着儿童生长发育,其心理行为和个性不断发展与成熟。在临床护理工作中,应根据不同年龄阶段儿童的心理行为特征和需求,采取有针对性的护理措施,同时应将家庭作为一个整体,采用"小儿及其家庭为中心"的身心整体护理模式,在护理过程中考虑家长的心理和需求,为家长提供支持。

(一)儿童的心理特点

1. 新生儿期儿童的心理特点　新生儿出生后已具备一些原始反射,如觅食、拥抱、吸吮、握持等;并具备了一些人的基本认知功能,如视、听、嗅、触等本体感觉。但是他们的大脑发育还不完善,大脑皮质大部分时间处于保护性抑制状态,每日睡眠长达 20 ~ 22 h。新生儿已经具有了与生理需求是否得到满足相关的愉快和不愉快的情绪体验,在饥饿、疼痛或其他强烈刺激后会感到不适而表现出哭闹。虽然新生儿没有具体的患病意识,但是其脱离母体独立生存,所处的内外环境发生变化,在患病时往往表现出不安、啼哭等消极情绪,而哺乳、抚摸、拥抱、去除疼痛等不良刺激可使其情绪愉快。

2. 婴儿期儿童的心理特点　婴儿期是儿童身心发展最快的时期,神经系统发育指数直线上升。该时期的婴儿逐渐学会翻身、坐起、站立、行走、手眼协调玩玩具以及用简单的语言、动作与人交流和表达自己的需求和情感。由于一切生理需求的满足均需要依赖建立,婴儿逐渐建立起对亲人的依赖感和信任感,特别是与母亲建立了亲密的依恋关系。1 ~ 6 个月的患儿对住院反应较平静,满足生理需求后较少哭闹;6 个月以后的婴儿开始认生,对住院反应较强烈,以分离性焦虑为主,表现出较多的哭闹。

3. 幼儿期儿童的心理特点　幼儿期儿童的体格生长发育速度较婴儿期稍减慢,智能发育迅速,活动范围及接触社会事物逐渐增多,语言、思维和社会交往能力的发育速度较快,该时期是社会心理发育最为迅速的时期。该阶段的幼儿学会走路、说话,出现表象思维、想象等心理活动,是真正形成人类心理特点的时期。由于其神经兴奋和抑制过程不平衡,常表现为易激动、哭闹、情绪不稳定,同时表现出独立自主的愿望。这个年龄段的儿童仍受分离性焦虑的影响,但是比婴儿期程度轻,同时由于独立性的出现,他们能够忍受与家长的短暂分离。由于对患病住院的认识不足,患儿会因父母的不陪伴、住院对活动的限制等产生不满,表现出反抗、失望、否认,甚至出现退行性行为。这个阶段的患儿对疾病有了一定认识,能够说出哪里不舒服,对医院和医护人员有一定的认知,可根据记忆产生联想而出现恐惧、对立的情绪。住院期间携带喜爱的玩具可以帮助其缓解因陌生住院环境引起的紧张和忧虑,同时也丰富了住院生活。

4. **学龄前期儿童的心理特点**　学龄前期儿童的体格生长发育处于稳步增长状态,智能发育进入高速发展阶段,神经兴奋和抑制趋于平衡,语言发展出现了质的变化,从幼儿期应答式的外部语言发展成连贯的、自陈式语言。该时期的儿童以具体的形象思维为主,对外界事物有浓厚的探索兴趣。此阶段儿童的个性初步形成,自我意识发展、独立意愿较强,进入"第一反抗期",同时他们已经能够有意识地控制自己,使情绪逐渐趋向稳定。学龄前期儿童对疾病有一些认识,能够表达具体不舒服,住院期间心理活动开始复杂,会出现害怕打针、吃药等治疗及担心父母遗弃等恐惧、焦虑心理,甚至出现退行性或攻击行为。患儿对疾病病因不了解,常用自身情感和行为模式来解释,易将疾病和痛苦认为是对自身不良行为的惩罚。

案例 10-1

患儿,男,4岁8个月,急性支气管肺炎。护士小李来为患儿输液。患儿反应强烈,哭闹不止。患儿妈妈说:"你再这样哭,阿姨就会给你打更疼的针!"小李说:"是啊,别哭了,你再这样哭,阿姨就会给你多打几次针!"患儿听后,逐渐停止了哭泣。

请回答:如果你是小李,你会如何与患儿沟通?

5. **学龄期儿童的心理特点**　学龄期儿童的大脑发育已趋成熟,行为自控管理能力增强。儿童由原来的以游戏为主的活动转变到以学习为主的活动,老师、同学伙伴关系对他们非常重要。儿童的智力在该阶段飞速发展,具有极强的求知欲和想象力,注意力稳定增长,语言能力迅速发展,形象思维向抽象思维过渡,对事物有自己的判断能力,但容易受他人影响,情绪体验的深度和强度更深刻。这个年龄段的患儿住院的情绪体验更加丰富,不仅限于离开父母,更多的是脱离了校园生活产生的与老师同学的分离性焦虑及担心学业;会因陌生的住院环境产生孤独感;因对疾病缺乏了解而担心疾病会带来残疾或死亡;因为身体的不适产生恐惧、悲伤等情绪。慢性病患儿因长期治疗、学业中断、家长保护等因素会出现更复杂的不良心理反应,甚至会出现心理偏差,影响其正常的心理发育。学龄期儿开始了解身体各部分的功能,对疾病的病因有一定的认识,能听懂关于疾病和诊疗程序的解释,喜欢询问相关问题。

案例 10-2

患儿,男,11岁,急性支气管肺炎。家长反映最近2 d患儿心情不好。护士小李来了解情况,经过与患儿交谈,发现是因为临近考试,孩子害怕因住院而耽误学习。

请回答:如果你是小李,你会如何与患儿沟通?

(二)家长的心理特点

家长是患儿的监护人,承担着照顾、抚养、治疗患儿的责任。孩子患病往往导致家长出现不良的情绪反应或负性心理感受,对其工作、生活产生不良影响,同时家长的态度、行为、情绪也会影响患儿的心理。及时观察、识别患儿家长的不良心理反应,有助于患儿的治疗与康复。

1. **焦虑与紧张**　由于不熟悉住院环境、缺乏疾病相关的知识、担心孩子健康及治疗过程中病情的变化,患儿家长通常会有紧张的情绪反应。同时家长也会因为担忧医护技术水平、检查和治疗的副作用及治疗带来的经济负担、缺乏治愈信心而产生焦虑。患儿家长的焦虑、紧张心理比较普遍,也在所难免,主要表现为反复询问病情,希望得到肯定答案或不断打听医护人员的情况,希望转到经验丰富的医护人员的床位。严重的焦虑在增加家长心理、生理上痛苦的同时,也会影响患儿的情绪,对整个治疗产生不利的影响。

2. 恐惧与缺乏安全感　当患儿病情发生变化,治疗效果不明显时,家长会对疾病的预后产生恐惧,感到无助与束手无策,尤其是急危重患儿的家长会表现得很悲观。主要原因是家长在患儿治疗过程中往往对困难估计过高,过分关注患儿,对病情变化过于敏感。主要表现为不停呼叫医护人员检查患儿,甚至要求医护人员一直陪护,家长的情绪起伏强烈,如要求未得到满足,甚至会出现过激行为。也有部分家长也会因为不了解各种诊疗技术,在患儿面对各种注射和侵袭性的检查时产生恐惧,表现为患儿在接受检查、治疗时家长不忍直视或直接躲开的行为。

3. 抑郁　部分危重或有严重后遗症患儿的家长会产生抑郁的情绪。如白血病、癫痫、脑瘫、实体瘤等疾病儿童的家长,在长期陪伴患儿接受治疗的过程中,家长将孩子的治疗需求放在首位,与原来的工作或生活环境脱节。心情随着病情的变化而起伏,承受着焦虑、担忧、孤独、无助、恐惧等多种压力。随着时间推移,逐渐对孩子的康复失去信心,进而产生悲观和忧郁的情绪,甚至发展为抑郁。患儿家长的抑郁情绪还可能与其自身的性格有关,性格内向、悲观、缺乏自信的家长在患儿久病不愈的情况下更容易感到忧郁。家长的抑郁情绪反过来也会对孩子的心理状态和治疗效果产生负面影响。

4. 犹豫　部分患有严重复杂疾病患儿的家长会在治疗过程中出现犹豫的心理。考虑疾病的复杂性、治疗的费用及家庭经济条件,一些家庭经济不好的家长在面临患儿治疗方案的选择时会出现患得患失、犹豫的心理,担心人财两空。家长一方面不愿意放弃任何治疗希望,但对最终结果没把握,昂贵的治疗费用给家庭带来沉重的经济负担,他们必须权衡得失,家长往往痛苦万分又无可奈何。医护人员此时应详细告知家长病情,在病情允许的情况下留给家长考虑的时间,尊重家长的决定。

5. 怀疑与不信任　慢性病或诊断不明确患儿的家长容易产生怀疑心理。部分家长由于对疾病不了解、对治疗方案心存怀疑,会出现拒绝配合治疗,擅自使用道听途说的方法的做法;部分家长因医护人员的年龄、性别、语言、着装等外在条件和表现而对医护人员及其技术水平不信任;部分家长因对医疗设施、治疗环境不满意而怀疑医疗机构的救治能力。这些家长想了解疾病信息,但对他人给予的解释抱有怀疑,甚至曲解,经常关注医护人员的细微表现,进而猜测患儿的病情,怀疑医护人员诊断、治疗不当,有时候会将与医护人员的谈话进行记录或录音,或要求更换主治医生等。在怀疑和不信任的心理影响下,家长对医院和医护人员过分挑剔,导致医患关系、护患关系紧张。

6. 过分容忍　许多家长往往认为自己照顾不周导致孩子患病,对患儿有愧疚感,从而纵容和过分容忍患儿的不正确行为。如不去制止孩子进行的随意破坏公物等恶劣行径或满足其不合理的要求。患儿从家长过分地容忍和溺爱中得到正性反馈,可能会不断加强自己的不良行为,对患儿的教育产生不良影响。同时,部分患儿会因得到的过分关注夸大病情,不利于疾病的诊治。

二、在患儿治疗过程中的护患沟通

(一)与患儿及家长解释护理相关问题

在疾病的诊疗过程中,护士及时与患儿及家长解释相关的护理操作,进行沟通,有助于建立和谐的护患关系。护理不同阶段的患儿时应进行的解释和沟通如下。

(1)与学龄前患儿解释:由于学龄前儿童往往无法理解自身的病情及预后信息,护理人员在操作过程中应重点给予情感安慰,用通俗易懂的话解释护理操作的目的,如静脉输液前这样跟患儿解释:"宝贝今天有点不舒服是吧?医生要给宝贝输液治疗,这些药物能帮我们把病菌打败,就像奥特曼打怪兽一样,这样我们的身体就会慢慢好起来!阿姨会选择一根又直又粗的血管,轻轻地给你扎,争取一针见血,阿姨需要勇敢的宝贝配合一下,好吗?"在做各种护理操作前尽可能争取患儿的配合。

（2）与学龄期患儿解释:学龄期的患儿已具有一定程度的自我意识和判断能力,探索问题的需求较强,会主动询问护士一些关于治疗、护理的问题。护士在进行护理相关问题解释时要更多地说明为什么,提前告诉护理操作的影响,取得患儿的配合,如更换输液时可以这样跟患儿解释:"小朋友,我们再来核对一下名字,你叫××,对吗？这是今天的第一瓶液体,这是××药,它能起到××的作用,这一瓶大概需要×小时输完。如果在输液过程中有任何不舒服的情况一定要告诉家长或按铃呼叫护士,我会经常来看你的。"

（3）与患儿家长解释:在进行各种护理工作前,护士应主动向家长解释目的、需要他们配合的要点。解释的过程中注意避免医学术语,注意语气温和而坚定,取得家长的信任。如进行肌内注射前可以这样跟家长解释:"××妈妈/爸爸,现在医生给孩子开了一针注射的药物,这个药有××的作用,为了防止注射过程中孩子扭动,请你配合好我固定好孩子（示教如何固定孩子）,现在你按照我的方法把孩子抱着,我尽可能轻一点,谢谢您的配合。"有一些家长会向护士询问医疗方面的疾病诊断、治疗的信息,护士应明确自己的职责,可以选择根据自己的医学知识给予解释,也可以选择以委婉的方式指引家长去询问主治医生。

（二）入院时与患儿及家长的沟通

护士在接诊入院患儿及家长前应了解患儿的年龄、病情,熟悉患儿及家属的心理和文化程度。由于进入陌生的环境,加上对疾病的担心,患儿及家长往往会出现紧张的情绪。在接诊时,护士应注意语言和非语言沟通技巧的应用,主动招呼和介绍自己,及时安置病床,介绍主治医生和责任护士,做好入院介绍和健康教育,带领家长熟悉病房,同时介绍安全防护装置、住院期间注意事项、规章制度及疾病相关知识,尽可能消除住院患儿和家长的陌生焦虑情绪,建立信任的关系,以利于患儿在住院期间护理工作的配合。例如:在接诊时,护士微笑站立,走到家长面前,抚摸患儿的头并亲切地问:"您好,我是主班护士××,小朋友住院,是吗？小朋友哪里不舒服？请先把入院的资料交给我,我先带你们去病房。这是小朋友的病床,请先休息一下,负责的医生和护士马上过来看小朋友。"微笑着跟患儿挥手告别,跟家长示意后离开病房。

（三）出院时与患儿及家长的沟通

出院分为完全治愈、好转、未变化或恶化四类情况,大部分患儿能治愈或好转出院,未变化或恶化的占极少数。住院期间,主治医生和责任护士需要对出院的情况与家长做好沟通,如大概的住院时间及在什么情况下可以出院。护士在接到出院医嘱后,应及时评估家长对出院流程的了解情况,指导并协助其办理出院手续,同时评估和了解患儿及家长对出院后健康知识的知晓程度,并给予指导。例如:在指导家长办理出院手续时,责任护士携带出院通知单走进病房,微笑着面对患儿和家长,说:"××小朋友,恭喜你,经过这段时间的治疗,你勇敢地战胜了疾病,医生认为你今天就可以出院回家了。××爸爸/妈妈,孩子的病情基本痊愈,医生已经开了出院通知单,您先拿着这个通知单到住院处办理结账手续,然后再去药房取出院带药。您先去办理出院手续,办完出院手续后,我再给您和孩子做服药、复查、休息、饮食等方面的指导。小朋友,待会我们再一起学习如何保持健康的知识,好吗？"护士微笑着向患儿挥手告别,跟家长示意后离开病房。

（郝　琴　王贵芳）

第三节 与老年人的沟通

> **问题与思考**
>
> 王奶奶,89岁,因肺癌晚期入院,3 d前做了气管切开。每次一看到护士拿出吸痰管准备吸痰,立即把头转到背向护士的一侧。每当家人探视后离开,常常连续几个小时不说话,有时连饭也不吃。
>
> 思考:作为责任护士,你应该如何与患者进行沟通?

一、老年人的心理特点

进入老年或者离退休是人生旅途的一个极大的转折点,心理状态、生理功能、生活规律、社会交往、人际关系等都发生了极大变化,心理变化尤为突出。掌握老年人的心理特征,是做好与老年人沟通的前提。老年患者的心理特征主要有以下几点。

1. **情绪和情感的极端变化,希望得到外界的尊重** 随着年龄增长,老年人生理功能逐渐下降,尤其是脑部组织的退化,导致老年人的认知和情感可能出现极端变化。一些老年人对外界事物的关注度下降,对新生事物表现出抵触和困惑,不愿与陌生人或新环境接触。这种心理状态导致部分老年人排斥就医或者就医时难以与医护人员进行有效沟通、依从性不佳等。与此同时,另一些老年人则可能过分关注外界事务,并表现出过度参与的行为,例如过分信任广告、热衷于尝试和购买保健品,以及在患病时盲目求医。然而,不论是哪一种情况,老年人都渴望得到社会的认可和尊重。如果老年患者感到身体不适,而家庭成员或医护人员未能给予足够的关注,患者很可能会产生一系列负面情绪。

2. **消极悲观的心理认知** 研究表明,老年人普遍展现出焦虑和恐惧等消极心理状态,这主要是因为大部分老年人会受到健康问题的影响。长期患病的老年人在面对疾病时,会表现出多样化的情绪反应。一方面担心患病时间过长得不到家人的耐心对待和照顾;另一方面,又担心因为照顾自己会耽误家人的生活、工作和学习。此外,住院的老年患者在目睹同病房患者去世或遭受病痛折磨时,往往会联想到自己的处境,这容易使他们对生活失去信心和兴趣。

3. **孤独感增强、出现抑郁** 部分老年患者由于身体状况的限制,出行变得困难,这导致他们生活在相对孤立的环境中,难以与同龄人交流。他们很难找到交流的伙伴,加之对新事物的适应能力有限,无法有效利用现代通信工具,这进一步加剧了他们对外界信息的隔绝。随着时间的推移,这种孤独感愈发强烈,甚至可能引发抑郁情绪。

4. **自我价值的丧失** 大多数老年人在离退休后从社会主流地位过渡到边缘角色,脱离了原本繁忙的工作岗位,拥有了更多的闲暇空间,这种转变往往使他们感到不适,常常感到空虚和无所事事。在这种情况下,老年人容易出现情绪低落,产生年老无用或自我否定的想法。若再加上慢性疾病的困扰,老年患者更加容易感到自我价值的丧失,有时这些感受甚至会演变成心理问题。

二、与老年人沟通的技巧

(一)与老年人的非语言沟通技巧

非语言沟通对于越来越无法表达和理解谈话内容的老年患者来说极其重要,因此,护士在与老年患者沟通的过程中,应该观察何种沟通模式是老年患者反应良好的特定方式,并予以强化和多加运用。

1.触摸　适当的触摸可表达触摸者对老年患者的关爱,触摸他人或事物则可帮助老年人了解周围环境。老年人生病、丧失重要的亲人或感觉死亡即将来临时,更需要触摸。但触摸使用不当时,可能会增加老年患者躁动、诱发性爱感受,刺激原始反射,或触犯老年患者的尊严等。在使用触摸的过程中要注意掌握以下几点。

(1)触摸前充分了解和尊重老年患者的社会文化背景,注意到不同社会文化背景中触摸的差异,涉及隐私部位时必须得到患者的允许。

(2)事先要确定老年患者知道护理人员的存在方可触摸。当患者存在视力、听力渐进性丧失时,容易被惊吓,应尽量选择从功能良好的一侧接触老年患者,不要突然从背后或暗处给予触摸。

(3)触摸时态度温柔但不犹豫,同时使用关爱的眼神和语言;触摸的部位最多选择的是手,其次是手臂、背部与肩膀,一般不宜触摸头部。力度要适宜,稳定的、有适当停留时间和适宜压力的触摸会有较好的安抚效果,如双手合握。应注意保护老年患者易脆破的皮肤,可适当涂抹乳液,尤其避免拉扯或摩擦。

(4)采用渐进性触摸的方式并持续观察患者反应。如从单手握到双手合握;交谈时渐渐拉近到其能听到声音的距离即可。在触摸过程中观察老年患者面部表情和被触摸的部位是松弛(表示接受且舒适)或是紧绷(表示不舒适),身体姿势是退缩的向后靠或是接受的前倾,为下一步措施的选择提供依据。

(5)接受老年患者反馈性的触摸。护理人员要学会接受老年患者用抚摸其头发、手臂或脸颊来表达谢意。

(6)预防可能会造成性爱联想的触摸。掌握触摸的力度,切忌"轻触",当察觉老年患者有可能出现性爱联想时,就需立即终止该触摸方式。

2.面部表情　沟通时保持面部表情平和、不紧绷或皱眉,说话声音要略低沉、平缓且带有欢迎的热情,可适时夸大面部表情以传达惊喜、欢乐、担心、关怀等情绪。微笑是人际交往的"润滑剂",在微笑中为老年患者创造出一种愉悦的、安全的、可信赖的氛围。沟通过程中保持眼神的接触,双方的距离应根据说话的内容而调整,以自然为主,双方身体处于同一高度,护士稍向患者倾斜,可以增加沟通的效果。与坐轮椅的老年患者沟通时,护士不要俯身或利用轮椅支撑自己的身体与老年患者进行沟通,应坐或蹲在旁边,面对老年患者,维持双方眼睛为同一水平线,以利于没有压迫感的沟通。

3.身体姿势　与老年患者沟通时,可以采取面对面,用缓和、明显的肢体动作来辅助表达信息。以下身体姿势可以有效强化沟通内容,提升沟通效果。①用招手、挥手表示问好或再见。②伸手指出物品所在位置或伸手指以自己或他人。③模仿和加大动作以指出日常功能活动,如洗手、刷牙、梳头、喝水、吃饭等。④听力或判断能力下降的老年患者需要护士搀扶同行时,护士可以把手臂放在老年患者肘下给予扶托的动作,或让老年患者的手轻挽工作人员的手肘,协助老年患者确定同行的方位。

4.物理环境的设计　适当环境的设计与安排可促进沟通,可设计个性化的触摸物件以提供正性刺激,并诱发沟通的话题。①在病区放置合适的观赏宠物如鱼缸等,制造鲜活的触摸反应经验,也提供老年患者表达和分享心得的机会。②摆放适当的无毒性又具有"耐养性"的植物,如万年青、有香味的天竺葵。③提供适合与老年患者沟通的室内环境和室外活动的区域,沟通时使其处于舒适的位置。④提供方便老年人阅读的纸质书籍、刊物或电子读物。⑤设计供老年患者摆放其喜爱饰品的室内装饰区,如家庭成员的照片、字画及其个人喜爱的、安全的室内装饰品等。⑥必要时,使用适合老年患者智能状态的高质量填充动物玩具,或老年患者自己及其所疼爱的人喜爱的玩偶,以提供触摸或谈话的机会,但要注意是否会伤害到老年患者的自尊心。

5. 沟通距离　沟通的距离依照老年人的听力和视力情况而定,特别是老年患者听力、视力有损伤的时候,交谈时要尽量地靠近,有时可能还要俯在其耳朵边上说话。尽量面对老年患者,让他能同时看清楚和读懂护士的唇语和笑容。但在交谈结束后,需要保持一定的空间距离。另外在如果有可能出现躁动的老年患者处在站立状态时,护士在与其沟通时尽可能站在他的斜对面或身旁。护士与可能出现攻击行为的老年患者相距约60 cm(约稍大于老年患者手臂长度)的距离为宜,以预防其出现直接的攻击性行为。

(二)与老年人的语言沟通的技巧

1. 口头语言沟通技巧　在与老年患者口头沟通的实践中应该注意以下几个方面。

(1)语速不可过快:重点强调处应该提高语气、放慢语速,使老年患者有一个接受的过程。说话的声音要比与年轻人说话的声音稍高一些、洪亮一些,但需要在大声说话中加入委婉的音调、关切和接受的元素。说话的时候要注意伴随温和的面部表情、柔和的肢体语言,这样就不会让说话显得生硬、有拒人千里之外的感觉。

(2)适宜的称呼:根据老年人的经历给予适宜的称呼,可能会唤醒老年患者对过去的美好回忆,激发沟通的热情。

(3)尽量使用简洁的语言,注意给予适当和必要的重复,尽量使其能听清楚,并有助于老年患者理解与记忆。

(4)使用非本地方言及普通话的老年患者沟通时,提前了解患者对普通话或医院所在地方言的理解和表达程度,及时请求懂老年患者方言的同事帮助,及时与其家属或监护人沟通,决定是否需要家属协助沟通。同时增加用手势等身体语言协助表达简单的词或句子,及时为老年患者提供纸和笔,随时关注其反馈的信息。

(5)用心倾听,找对话题:老年患者的人生经历中,既可能有引以为豪的成就和经历,也可能有难以忘怀的往事或难以解开的心结。护士在与老年患者沟通过程中应该用心倾听,小心地尝试沟通的最佳话题,找到老年患者愿意交谈的话题,就是口头沟通成功的开始。

(6)鼓励老年患者表达自我状态和感受:随着年纪渐增,不管老年患者原先的人格特质如何,都可能变得较少参与社会活动、比较退缩,从而影响其语言表达能力,甚至可能会产生寂寞和沮丧情绪。口头沟通对外向的老年患者而言,是抒发情感和维护社交互动的良好途径,而书面语言沟通则更适合内向的老年患者。护士应该注意提供多种途径,鼓励其自我表达但不勉强,不管老年患者是选择接受还是拒绝都予以尊重。同时,护士应该尊重和认可老年患者对其身体状态和心理感受的表达,及时识别老年患者口头表达内容的含义,及时为其身心问题提供帮助。

2. 书面语言沟通技巧　对于识字的老年人,书面可以提示和记录老年患者治疗护理方案的执行情况,如饮食和饮水计划、康复锻炼计划的实施记录等,还可记录其身体功能状态,如排尿日记、血糖和血压监测记录等,从而提高其参与健康管理的积极性和成就感,提高其对健康教育的依从性。但在与老年患者进行书面沟通时要注意以下几点:①选择较大字体,注意文字颜色应与背景色对比度较高。②对关键的词句应加以强调和重点说明(如选用不同的字体、颜色等)。③用词浅显易懂,尽可能避免使用专业术语。④运用简明的图表或图片来解释需要配合实施的过程。⑤合理运用提示标签,如在卡片上列出每日健康流程该做的事,并且贴于常见的地方以防记错或遗忘。⑥用"应该与不应该"等清楚的文字,提醒老年患者在配合治疗或住院安全等方面的注意事项和健康维护行为。

三、促进与老年患者有效沟通的方法

(一)增进语言沟通效果的方法

除了前面所述的沟通技巧,护士与老年患者沟通时,可以使用以下方法,以促进沟通的效果。

(1)态度诚恳自然,保持适度的幽默感。

(2)交谈时提供充分的时间与耐心,老年患者未完全表达时避免片面或匆促的回复,并注意控制自我情绪的反应,留意自己与老年患者的面部表情与身体语言。

(3)不完全了解谈话内容时,应坦言澄清,并勿妄作回答。

(4)沟通过程中,多运用非语言回馈老年患者,如点点头或拍拍对方肩膀以表示认同或支持,并能适时吸引老年患者的专注力。适当运用肢体语言或实物,如日历、报刊等,以强化沟通内容。不要在老年患者视线范围内,与工作人员或其亲友轻声耳语,以避免老年患者产生不适当的联想。

(5)护士要经常向老年患者做自我介绍,说明彼此的关系和其他相关的信息,以加深老年患者对环境的认识。

(6)交谈时语句简短、扼要,尽量使用全名或增加相关说明,避免使用代名词、抽象语句或专业术语。必要时,使用相同的语词适时重复,倘若重复2~3次仍不能理解,适时改变话题,稍后再尝试不同的词语沟通。降低说话音调,可稍增加声量,但不要变成叫嚷,而被误认为生气或躁怒,反而诱发老年患者的不悦。说话速度和缓且清楚,提供老年患者足够的时间理解信息和反应。沟通过程中,护士亦应学习适应"治疗性沉默"。

(7)沟通过程中,应确认老年患者所传达的情绪内容,如遇极度沮丧,可适当转移注意力。当老年患者表达出不适宜或不正确的信息与意见时,不可与其争辩或当场使其困窘,不要坚持必须把沟通信息传达清楚才罢休。强化老年患者的认知而非回忆能力,适时提示其努力却回想不起的句子,若因此而不悦,则结束或改变话题。

(8)一次只给一个口令或提示,尽量把动作解析为数个步骤,如"咖啡—糖—奶精—搅拌"。同一时间最多给两个选择,既不增加困扰,又可维护自主权。若需要其他专业协助时,应适时予以联系并转介。

(二)促进正向沟通的技巧

在与老年患者沟通过程中,护士应注意使用正向沟通的技巧,以提高护士与老年患者沟通的有效性。

1. 展开会谈的话题

(1)您有没有想过上次所讨论的事?

(2)您今天想谈些什么呢?由您做主好吗?

(3)您可以告诉我,您现在在想什么吗?

2. 鼓励进一步沟通的话题

(1)您对这件事的看法为何?为什么您会这样想?

(2)这件事其实是怎么回事?我不太明白,您可否再讲详细点?

(3)非常好的见解,您打算怎么去做呢?

(4)您以前会这样做吗?以后您打算怎样去做呢?

(5)您觉得,他为何要这样对您?您的感受是什么?
(6)假设我是您女儿,您试着告诉我,您想说的话,好吗?
(7)您好像很生气,可不可以告诉我是怎么回事呢?
(8)您再多讲一点好吗?……对呀!然后呢?

3. 应对沟通时的沉默

(1)鼓励的眼神、表示了解地点头或握住老年人的手。
(2)当老年患者讲完时,回答"是""我理解""还有呢?""嗯""但是"等,引导老年患者再说话。
(3)适时重复老年患者最后说的话或其中几个字,表示还要继续下去。

4. 妨碍沟通的应对　护士与老年患者的沟通应该避免以下的沟通方式。

(1)劝告或建议式"我认为您最好先打电话给他"——养成老年患者依赖他人的决定。
(2)争论式"事实明摆在眼前,您还……"——令老年患者反感或不敢说出自己的主张。
(3)说教式"明理的老人是不会这样做的"——令老年患者感到羞愧、不悦。
(4)分析式"您这是怕丈夫遗弃您"——令老年患者不安、愤怒。
(5)批判式"您总是偷吃,所以血糖才这么高"——令老年患者自卑、无望。
(6)命令式"时间到了,快去洗澡"——令老年患者抗拒、反感。
(7)警告式"再这样吵,就关掉电视"——老年患者可能会更不合作。
(8)责问式"您怎么又不按时服药"——令老年患者觉得无能力、不被信任。
(9)转移话题"没时间了,我要忙别的患者。"——令老年患者感到被忽略或忧虑。

上述的负面情境看似不太可能发生,但日常工作中,这些情境确实有可能发生在不经意之中。所以,护士需要不断地演练与修正沟通技巧,提升沟通效果。

四、与认知障碍的老年人沟通

认知障碍是指在认知功能方面出现的问题,这些功能包括记忆、注意力、语言、执行功能(如规划和解决问题)以及感知和判断能力。认知障碍老人的状况会随病程而改变,照顾者需要随其状态来调整照护方式。

(一)认知障碍对沟通的影响

认知障碍会对个体的沟通能力产生显著影响。这些影响可能表现在多个层面,包括语言理解、表达、记忆和社交互动。以下是认知障碍对沟通的一些具体影响。

1. 难以理解语言,表达受阻　认知障碍可能削弱患者理解口语和书面语言的能力,导致他们难以领会复杂指令或对话。在尝试表达自己的思想和情感时,患者可能会遭遇挑战,包括难以找到恰当的词汇或构建连贯的句子。随着病情的恶化,患者使用的语言可能变得更为简单,词汇量减少,这会限制交流的深度和广度。

2. 社交技能退化　认知障碍可能削弱患者的社交技能,影响他们解读非语言信号、面部表情和肢体语言的能力。短期记忆的衰退可能导致患者难以回忆起最近的对话内容,从而在交流中重复提问或无法持续对话。在沟通时,他们可能难以保持专注,容易分心,这会引发交流中断或混乱。患者可能频繁误解他人的意图,在交流中发表不恰当的评论或反应,这会影响他们的人际关系。此外,由于认知障碍,患者可能会经历情绪波动,意识到自己沟通能力的下降可能会让他们感到焦虑和沮丧,进而影响与他人的互动和沟通。

(二)与认知障碍老年人的沟通技巧

1. 提供适当的环境　提供一个适合与老年人沟通、安全、安静、相对固定和独立的环境。在房间里走动的人、电视、收音机,甚至是电扇的噪声,都可能会分散老人的注意力,使他们在谈话中忘了所说的内容。安静的环境能让交流更加容易。应尽量减少环境中造成老人分心的因素,以使老人在与护理人员沟通时能集中注意力。

2. **交流前先确定认知障碍老人听觉及视觉是否正常**　例如:老人的眼镜度数是否仍然合适、助听器的功能是否正常。必要时可进行一次全面的检查,需要时给予配备或更换。

3. **尽可能保持认知障碍老人沟通过程的注意力**　谈话时间不宜过长,沟通开始前,应用其惯用的称呼亲切地称呼老人,这不仅是礼貌问题,也可以帮助老人进入沟通状态。必要时直接碰触其肩膀、手臂或手掌,有助于吸引其注意力,但碰触时必须小心观察其反应。同时,老人在交谈过程中容易走神,保持眼神的接触,对沟通非常重要,尽量用正面与老年人进行眼神交流,以吸引其注意力回到沟通的情境中来,也可以通过喝水或变换身体姿势等,使其精神缓和恢复注意力。

4. **向认知障碍老人做自我介绍**　要从老人的正面走近,告诉他你是谁。说明你和他的关系,要以缓慢、温和、不仓促的速度接近老人,因为老人对于快速移动很敏感。如手势的改变,容易因此受到过度刺激和焦虑,而误会他人,出现攻击他人或伤害自己的行为。对认知障碍老人而言,每个新的场合可能都需要重新解释,再一次进行自我介绍。

5. **一对一交流**　说话的人越多,内容会越复杂,同一时间不要多个人同时与认知障碍老人交流,旁人不要随意插话和代替回答问题,以免老人目不暇接或感到回答不及时而产生焦虑和挫折感,一对一的交流能够有效减轻老人的思维负担。

6. **合适的语速和语调**　讲话速度要慢,语调要平和、语气要温和、轻松,吐字要清楚。尽可能用他熟悉的方言、俗语。不要对认知障碍老人高声说话,一个尖锐或过于响亮的声音会使认知障碍老人害怕,甚者可能发生过激反应,除非老人有听力问题。

7. **注意讲话时的口吻**　应避免用对幼儿的语气对认知障碍老人说话,这样会伤害老人的自尊心,助长老人的孩童心智和依赖心理。

8. **适当的开始话题**　尝试以当日发生的事情、人物、地点、天气等作为谈话的开始。谈论一些具体的事情而不是抽象的想法,找出认知障碍老人感兴趣的话题,用其熟悉的方式交谈。选择老人熟悉的话题,保持对话流畅。

9. **使用简短易懂的句子**　与认知障碍老人交谈时,避免使用复杂的长句子。一次只给老人一个建议或想法,每句话尽量只带有一个信息。问题要简单,每次只提出一个问题,还要避免向老人提出有多种答案可选的问题,答案不宜多于两个。例如:"你吃苹果还是梨?"比"你喜欢吃什么水果?"好。询问其问题时,应该是一些以"是"或"否"作为回答的问题,而不是思考性问题,如"你想出去走走吗?"而不是"你想做些什么?"问题可附带一些选择,如"您是在北京还是在天津出生的?"可以把问题变成答案,试着向老人提供解决问题的方法,而不是提出问题。例如:可以直接告诉他们厕所在这里,而不是问他们是不是需要使用厕所。把否定句变成肯定句,试着说"我们来这儿吧",而不是"不要去那儿"。强调一个句子里你最想引起老人注意的关键词,如"这是您的茶"。避免用代名词如"他""他们""这里""那个"等,应以人名、地名或物件名称作直接沟通。减少用抽象的概念,如"饥饿""口渴"是抽象的,"吃饭""喝水"是具体的。

10. **避免不清楚的表达**　给认知障碍老人简单的解释,避免使用复杂的逻辑和过多的理由解释问题,仅提供给老人一个完整的、明确的、简洁的解释。

11. **从远期记忆谈起**　近期记忆障碍是认知障碍老人另一常见的问题。如果跟老人直截了当地谈他近期记忆障碍,常会造成老人很大的挫折感。所以与老人谈话时应由老人选择主题,或是由他远期记忆的事情开始谈起,沟通会进行得比较顺利,老人也常可由谈到过去而获得愉悦。但是不要问老人这样的问题:"您还记得那个时候……"也不要说"你不应该忘了啊!"不要考验老人的记忆力,老人会因回答不了而感到受挫。

12. **个体化的沟通方式**　关注每个认知障碍老人表达或沟通的特殊用语及非语言沟通特点,以提高下一次交流的质量。对部分老人,可以用唱歌和听音乐来促进护患之间的交流,让音乐成为超越语言的交流。

13. **对认知障碍老人知觉障碍的适当反应** 当老人坚信错的或不存在的事情时,不要与之争论,可针对老人的情绪给予安慰。例如:当一位丧偶的老人说,她望着丈夫不久能回家,护士适当的反应为"您一定很爱您丈夫,有时甚至觉得他仍在这里。"如果护士明确或暗示性表示同意她丈夫会"回家",则会增强老人错误的期待或导致老人的失望;但若断然地告诉她:"您丈夫已经不在了",则可能增加老人的焦虑。

14. **听不懂认知障碍老人说话的适当反应** 假如听不懂老人所说的,可以请老人再重复说一次,如果这会引起老人的不高兴,则可以用猜测的方式,重述所听到的内容,然后问老人"对"或"不对",直到了解为止。不要假装听懂了,却又不能按老人的要求做,这样反会使老人失望。

15. **不要打断认知障碍老人的讲话** 不要去纠正老人的错误,不与其争论,必要时可给予适当解释和安慰。同时把老人的妄想看作其思想和愿望的表达,可以适当与之交流他妄想出来的事物,接受妄想是目前老人正常表达状态的事实。

16. **耐心聆听与重复提问** 有时老人说话找不到适当用语或应对出现困难,努力地寻找一个字或一个词来表达自己的意思,不宜马上纠正,以免令其难堪。护士要尝试弄懂老人一些语义不清的语句试着将患者说话中重要的字句加以串联组合起来,以帮助彼此沟通。可提示或转换话题。例如:"您刚说以前去过……"可让老人填补未完成的句子。当老人忘记整句句子时,可以重复句子最后部分,以作提示。如果老人感到疲劳或挫折,可以停下,过一会儿再试试。如果老人对护理人员提出的问题没有回应,要耐心地等待,给老人一些反应的时间,让他们能够有充裕的时间思考问题。如果护士表现出心急,老人就容易烦躁不安。可以适当等待后再问一遍。重复提问时应该使用同样的方式和同样的语言。

17. **关注认知障碍老人重复表达的含义** 当老人一遍又一遍重复问相同的问题或发表相同的评论时,不要不耐烦。那些让他们不断重复的东西,可能恰恰反映他们关注的特殊事物。护士要注意到这种可能性并做出合理分析,那些重复的话语可以成为与老人相互交流的起点。如果必要,可以用别的事适当转移其注意力。例如:引导老人看有意义的照片、图片、报刊书籍等,以建立联系并勾起回忆。

18. **关注沟通过程中认知障碍老人的情绪反应** 当老人情绪愤怒、拒绝合理解释时,可以使用老人感兴趣的话题转移其注意力。例如:给他最喜欢的食物或饮料,利用食物去唤醒记忆,并产生愉快的情感。

19. **给认知障碍老人做事指令的技巧** 给老人分步指示,把要做的事分解成简单、清楚的步骤,一步步地引导老人完成,以增加老人的成就感。把注意力集中在他还能做什么,而不是他已经不能做什么了。设置相同的情境,如安排座位时,每次都坐在相同的位置,有利于唤起记忆。

20. **充分利用认知障碍老人残存的社交能力** 老人残存的基本的社会礼节如"你好"和"谢谢"等,可以成为彼此交流的桥梁。留心观察老人的表情、音调及动作,以便做出适当反应及提示。老人回答时,给予适时鼓励,如微笑、点头、口头赞赏等。要表现出对老人的话语很感兴趣,并鼓励其继续说下去。

21. **与后期认知障碍老人的沟通** 老年痴呆患者在病程的最后阶段,患者仍然能感受到触觉刺激,触觉刺激持续的时间最长。通过抚触和拥抱与后期患者进行接触,依然能增加患者的安全感。

五、与视觉或听觉障碍的老年人沟通

视觉障碍是指由于先天或后天原因,导致视力器官的构造或功能发生部分或全部障碍,经治疗仍对外界事物无法(或较难)做视力的辨识。老年人视觉障碍主要指由于增龄或疾病引起。如青光眼、白内障、老年黄斑病变、糖尿病视网膜病变及外伤性脑损伤等。

听觉障碍,或称为听觉受损,是指听觉系统中的传音、感音以及各级听觉中枢发生器质性或功能性异常,导致听力出现不同程度的减退。可以是正常老化的一部分或创伤、疾病的后果。老年人听觉障碍在70岁以上的人群中发生率达66%,在80岁以上的人群中达90%。

(一)视觉障碍对沟通的影响

1. 非语言沟通的依赖增加 视力障碍者可能更多地依赖听觉和触觉信息,如声音的音调、强度和节奏,以及通过触觉感知他人的情绪和意图。

2. 空间定位困难 视觉障碍导致个体在空间定位方面遇到困难,这不仅会影响他们在社交场合中的互动和沟通,还可能影响到老年人的安全。

3. 面部表情和肢体语言识别障碍 无法看到他人的面部表情和肢体语言可能会使视力障碍者难以准确解读他人的情绪和反应。

4. 阅读和书写障碍 视力障碍者可能难以阅读书面材料或书写信息,这限制了他们通过书面方式进行沟通的能力。

5. 对辅助技术的依赖 视力障碍者可能需要依赖放大镜、盲文、语音识别软件和其他辅助技术来辅助沟通。

6. 声音沟通的挑战 在嘈杂或回声的环境中,听力可能受到干扰,给视力障碍者带来沟通上的挑战。

7. 误解和沟通障碍 由于无法看到非语言信号,视力障碍者可能更频繁地经历误解和沟通障碍,由于担心沟通不畅或被误解,视力障碍者可能会经历社交焦虑,这可能影响他们的社交参与度。

8. 沟通速度和节奏的变化 视力障碍者可能需要更多时间来处理和响应沟通信息,这可能影响对话的速度和节奏。

(二)与视觉障碍老年患者的沟通技巧

由于老年患者视力障碍的类型和对视力的影响各有特点,对老年患者在日常生活及对人际沟通所造成的影响也不尽相同。因此,护士在与其交往时,应该先评估老人视力障碍的类型和严重程度,根据实际需要,适当运用以下沟通技巧。

1. 接近患者时应告知患者并报出姓名 在距离有视力障碍的老年患者一至两米远时,首先告诉老人自己的身份和角色,然后再进行交谈和帮助,交谈时切勿大声或突然向其握手和拥抱,以免其受到惊吓,在握手前,应首先进行语言提示;有视力障碍的老年患者伸出手时,护士应主动相迎。

2. 提前解释操作程序,使患者有所准备 在护理操作前,告知患者操作内容和可能的不适或需要如何配合。

3. 离开房间时应告知患者 护士操作结束需要离开时,应该向所有视力障碍的老人告别。

4. 为有视力障碍的老年患者引路 护士在为有视力障碍的老年患者引路时,需要先征得老人的同意。引路时,要注意有视力障碍的老人的习惯,先询问其习惯搀扶的是左边还是右边。其次,为有视力障碍的老人引路时,使用描述性的语言,把能看到的一切都尽量多地讲给老人听。

(三)听觉障碍对沟通的影响

1. 理解困难 听觉障碍导致老年人难以理解对话,尤其是在有背景噪声的环境中。

2. 社交隔离 由于沟通困难,老年人可能会避免社交活动,从而导致孤立和孤独感。

3. 误解和冲突 听力损失可能导致误解他人的话语,这有时会引发不必要的冲突和误会。

4. 参与度降低 在群体对话或活动中,听力受损的老年人可能难以跟上对话,从而减少参与度。

5. 情绪影响 沟通障碍可能导致挫败感、焦虑和抑郁情绪。

6. **安全问题** 听力损失可能影响老年人对警报声或紧急情况的响应能力,增加安全风险。

7. **依赖性增加** 听力受损的老年人可能更加依赖他人来获取信息,这可能影响他们的自主性和独立性。

8. **认知负荷** 努力聆听和理解他人说话可能会给老年人带来额外的认知负荷,影响他们的认知功能。

9. **言语反馈缺失** 听力损失可能导致老年人无法听到自己的声音,这会影响他们言语的清晰度和语调。

10. **语言发展影响** 对于使用助听器或植入人工耳蜗的老年人来说,可能需要重新学习和适应语言,尤其是如果他们在晚年才获得这些辅助设备。

(四)与听觉障碍老年患者的沟通技巧

老年患者听觉障碍的渐进性和高发生率的特点,常常导致人们对老人听觉障碍带来的是生理、精神、心理和社交方面带来的影响并未给予足够的重视。实际上有听觉障碍的老人对他人的依赖性明显增强,护士应该学习和掌握与听觉障碍的老人的沟通技巧,经常与老人亲切交谈、传递信息,保持友谊,以防止其感觉与社会隔离,产生各种退缩行为。

1. **尽量缩短谈话距离,与患者面部保持同一高度** 护士与有听力障碍的老人交谈最好是面对面,不要在另一房间或听者看不见护士的地方讲话。尽量缩短谈话的距离并保持同一高度,不仅使有听力障碍的老人更清楚地听到,并且让老人清楚看见护士的面部表情及其他非语言信息,能帮助老人更好地了解谈话内容。

2. **适当语速与音调** 护士与有听力障碍的老人交谈语速不要太快。不需要特别大声讲话,用平常和适中的语调讲话即可,尤其是已佩戴了助听器或人工耳蜗植入者,大声讲话不但扭曲语音,令语音难以辨认,还令老人感到不适。

3. **在安静的环境中沟通** 尽量减少在人多的场所与听力障碍老人沟通,他们需要在安静的环境下沟通,需要非常专注地聆听别人的讲话,如果交流时间太长,交流内容过多,老人的精神上和体力上都难以承受,沟通效果将会受到影响。因此,与老人沟通时应慢慢地表达清楚,不要将太多信息匆匆地在很短时间内表达。

4. **确认沟通效果** 当听力障碍老人听不清楚某些语句时,有时会假装听懂来避免尴尬。因此,护士应注意老人的反应,尤其是一些关键的沟通,必要时可以通过请他复述来判断他是否明白你讲话的内容。例如:在核对老人的姓名、血型、用药及治疗护理配合时,应该使用让老人复述的方法来确认沟通效果,保障老人安全。

5. **鼓励多形式的沟通** 鼓励老人多阅读和多书写,并给老人创造相应的便利条件,提供纸笔或写字板,使其能够保持与外界的沟通与交流,减少因听力障碍带来的孤独感和退缩行为。

(郝 琴 康佳迅)

第四节 与急危重症患者沟通的技巧

> **问题与思考**
>
> 沟通是人们在互动过程中通过某种或多种媒体、途径方式将一定的信息从发送者传递给接收

者,并获取理解的过程。沟通分语言性沟通和非语言性沟通,那么对于急危重症患者我们应该采取什么样的沟通方式呢?

一、急危重症患者及家属的特点

(一)急危重症患者的特点

急危重症患者是医疗领域中的一个重要群体,他们病情紧急、严重,需要高度专业的医疗救治和护理。

1. 病情严重　急危重症患者的病情通常较为严重,生命体征不稳定,这可能导致患者无法清晰地表达自己的需求和感受,同时也增加了护理人员准确理解患者信息的难度。

2. 可能伴有意识障碍　急危重症患者可能会出现意识模糊、昏迷等情况,会使患者无法正常交流。

3. 沟通能力受限　急危重症患者可能因为语言障碍、听力障碍或其他原因而沟通能力受限。

4. 情绪状态不佳　急危重症患者可能存在焦虑、恐惧、疼痛等情绪问题,这些情绪状态可能会影响患者的表达和交流。

5. 治疗措施和身体约束限制表达　急危重症患者可能需要接受各种治疗措施,如气管插管、呼吸机等,这些措施可能会限制患者的表达和交流能力,使护士与患者之间的沟通变得更加困难。

(二)急危重症患者家属的特点

1. 出现情绪反应　急危重症患者家属可能会因为患者病情的严重性和不确定性而产生各种情绪反应,如焦虑、恐惧、悲伤和愤怒等,这些情绪状态有可能会影响家属的判断力和决策能力。

2. 依赖和无助感　急危重症患者家属可能会感到依赖和无助,因为他们可能不清楚自己能采取哪些措施来协助患者。

3. 对医疗过程的困惑　急危重症患者家属可能产生不理解医疗过程和治疗方案,护士需要花费更多的时间和精力来进行解释,以便家属能够理解并配合治疗。

4. 关注医疗费用　急危重症患者需要巨额的医疗费用,这可能会给家属带来经济上的压力和忧虑。

二、与急危重症患者及家属的沟通

(一)有效沟通的重要性

在急危重症患者的救治过程中,护士与患者及家属之间的有效沟通,对于患者的康复和医疗工作的顺利进行至关重要。有效的沟通有助于建立和谐的医患关系;提高患者及家属满意度;及时发现并解决潜在的问题;减少误解和医疗纠纷;缓解负面情绪;增强患者的依从性;提升护理质量。

(二)有效沟通的原则性策略

在与急危重症患者及家属进行沟通时,需要遵循一些原则性的策略,以增强沟通效果,促进患者康复,并为家属提供心理支持。

1. 建立信任、共情　在交流中,护士应保持真诚、耐心和倾听的态度,充分体会患者的痛苦,以赢得患者及家属的信任。

2. 尊重患者及家属的意愿　治疗过程中应充分尊重患者及家属的决策权,理解他们的需求和意愿,并在可能的情况下,根据他们的要求进行调整。

3. **及时、准确的信息传递** 护士需要随时更新患者的情况,使用清晰、简明、易懂的语言向家属解释医疗全过程。

4. **引导患者及家属参与决策** 护理人员需要引导患者及家属共同制订护理计划和治疗方案,让他们了解自己的角色和责任,共同参与疾病的治疗。

5. **提供心理支持** 急危重症患者的病情存在不确定性,患者及家属易出现焦虑、恐惧等情绪。护理人员在关注身体需求的同时还可以提供相关的心理疏导,帮助患者及家属应对困难时期。

6. **明确角色与责任** 护士应该是患者的照顾者和护理者,同时也是家属的协作者和支持者。在沟通中护士应清晰地表达自己的角色和责任,并与家属建立明确的合作关系。

7. **关注沟通环境与方式** 以下是一个与患儿家属沟通的例子。

患儿,男,2岁6个月,背部烫伤,自行处理,9 d后伤口感染,爸爸与奶奶陪同入院,收入PICU,医护人员在谈话室与家属进行谈话。

护士:"家长您好,孩子已经送进重症监护室了,咱们先不要着急,我特别理解您的心情,现在需要了解下孩子当时的情况,请您冷静回答问题,避免遗漏。"

家属:"好的!"

护士:"孩子在家烫伤时具体是什么情况呢?"

家属:"孩子在家不小心烫着后背了,当时穿着保暖衣,衣服全粘身上了,我们用民间偏方擦的伤口,吃了三包头孢,后来背上一直长不好,去县医院验了血才发现这么严重。"

护士:"了解了,孩子的病情还是有些耽误的,现在很有可能是因为创面感染导致的急性肾功能不全,现在孩子肾功能很差,很有可能要做血透治疗。"

家属:"血透是什么意思?很严重吗?"

护士:"血透是血液透析治疗,就是通过一个机器连接孩子体内的血液循环,相当于把体内污染的血洗干净。肾功能不好的话,就会没有尿,很多脏东西在体内排不出来,会引起心脏负荷过大、电解质紊乱等严重后果。血液透析治疗能够及时纠正体内紊乱的状态,快速纠正肾功能不全。"

家属陷入深深的自责。

护士:"血液透析治疗需要征得家属的同意,我们充分尊重您的意见。针对孩子的病情您还有什么想了解的吗?"

家属:"这种治疗有什么风险吗?费用算下来大概会有多少?"

护士:"任何侵入性治疗都存在一定的风险,但请您放心,我们会全力以赴保障患儿的安全的。关于费用第一天可能会高一点,到时候会根据情况与您沟通。后续如果说孩子病情好转,就会转去普通病房了。这边需要您在治疗同意书上签字。"

家属:"好的,谢谢,孩子就拜托你们了!"

护士:"请您放心,我们也有孩子,您的担忧和心情感同身受。我们医护团队一定全力以赴救治!"

(三)与急危重症患者及家属的沟通技巧

1. **与急危重症患者及家属的语言沟通技巧**

(1)使用清晰、简洁、明确的语言。

(2)表达同情和关心,在回答问题时要表现出真诚和耐心。

(3)尽可能用简单的语言解释病情和治疗措施。可以使用比喻和类比来帮助患者和家属理解。

(4)尊重患者和家属的意见和需求,邀请其共同参与治疗与决策。

(5)告知病情的真实情况。避免隐瞒或夸大病情,以免引起不必要的误解和纠纷。

(6)应用保护性语言,忌用刺激性语言。

2. 与急危重症患者及家属的非语言沟通技巧

(1) 面部表情和肢体语言：要保持真诚的微笑和恰当的肢体语言，以表达关心和支持。

(2) 姿势和动作：在交流时，要保持舒适的姿势和恰当的动作，以显示自信和专业。

(3) 眼神交流：要用眼神表达对患者的关注和支持，以增强交流的效果。

(4) 触碰和身体接触：在适当的场合和情况下，可以使用触碰和身体接触（如握手等）来表达关心和支持。

(5) 声音和语调：要使用柔和、清晰的声音和适当的语调，以传达关心和支持。

(6) 使用手势语及沟通辅助工具：如图片、写字板、摇铃、体态语言机、护患沟通 APP 等。

三、与机械通气患者及家属的沟通

机械通气是危重症患者呼吸支持的重要手段，其人机交互方式会阻止气流通过声带，因此机械通气患者无法口语表达，非语言沟通成为其唯一的沟通表达方式。

(一) 影响机械通气护患非语言沟通的因素

1. 环境因素

(1) 声音刺激：仪器报警声、运转声、医护交流声、脚步声、流水声、患友呻吟、咳嗽声、抢救声等，导致患者出现紧张、焦虑、烦躁不安情绪，影响机械通气患者语言组织能力、非语言沟通的表达方式，也会导致患者与护士沟通过程中信息获取能力受限。

(2) 刺激性气味：患者排泄物、汗液、消毒剂等，刺激性气味使患者交感神经兴奋性增强、血压升高、心率增快，同时降低患者对疼痛的耐受阈值，出现烦躁不安，产生较强的焦虑感和压力感，影响护患沟通。

(3) 光线刺激：可引发患者出现不同程度的睡眠剥夺，进而出现思维散漫、注意力不集中、对语言的理解能力降低等状况，导致护患非语言沟通耗时。

2. 患者因素

(1) 病情危重、高热、全身炎症反应、器官功能衰竭：患者机体处于高分解状态，导致患者能量消耗巨大，极易疲倦，极大增加了使用非语言沟通方式的难度。

(2) 镇静镇痛药物、谵妄、严重疾病：患者意识水平低，对时间、地点、事件定向不清，影响护患沟通顺利进行。

(3) 不间断的呼吸机通气，扰乱患者语言组织、信息获取能力，加大护患非语言沟通难度。

3. 护士因素

(1) ICU 护士沟通花费时间短：ICU 患者病重，病情变化迅速，护士的首要任务是持续监测病情变化、处置突发事件、抢救危重患者生命。与机械通气患者沟通时间过长会加重护士工作负担，延误患者抢救。

(2) ICU 人力资源匮乏，超负荷工作。

(二) 护患非语言沟通不良产生的影响

1. 对患者的影响　由于机械通气的患者无法进行语言交流，他们的疼痛往往无法得到及时缓解，这不仅增加了不必要的痛苦，还可能导致心率加快、血压升高、通气困难，甚至引发严重的睡眠障碍。这些状况不仅影响疾病的治疗和患者的康复，还可能削弱患者对医护人员的信任。研究指出，沟通障碍或失败会使得不良事件的发生率增加三倍，特别是在用药安全方面的影响尤为突出。当机械通气患者的需求得不到有效沟通时，短期内可能会导致无助、焦虑、沮丧、恐惧、愤怒、绝望和抑郁等负面心理状态。长期来看，这会延长患者在 ICU 的停留时间和住院时间，降低患者满意度，并对患者院内及出院后的康复产生严重影响，同时增加家庭和社会的经济负担。

2. 对家属的影响　研究表明,急危重症患者家属普遍存在睡眠障碍(76%)、疲倦(57%)、焦虑(81.4%)、抑郁(94.2%)等生理或心理问题。反复沟通失败又会导致家属出现无助、内疚、悲伤、绝望等心理反应。

3. 对护士的影响　护患非语言沟通不良会引发护士产生角色冲突、产生负面心理情绪、降低护士的职业认同感、降低工作效率、导致护理差错的发生等问题。

(三)机械通气护患沟通的技巧

1. 语言沟通技巧

(1)建立人工气道前给予解释,减少心理不适。

情景一:(手术前——清醒患者)

护士:"您好！我是×××,是您的责任护士,明天您就要进行手术了,您紧张吗?"

患者:"有点紧张,医生说术中有可能进行气管插管。据我了解,气管插管是用于患者呼吸困难抢救的,可为什么做个手术还要气管插管呢?"

护士:"您别紧张,您明天的手术是全麻,应用全麻药后会有不同程度的呼吸抑制,潮气量和呼吸频率下降,引起通气不足,为了防止您术中缺氧,通过气管插管能很好地控制呼吸或辅助呼吸,来保证您的安全。"

患者:"那会不会特别难受呀?"

护士:"一般插管是在全麻之后,您可能不会特别难受。清醒后会有一些不适的感觉,比如喉部的不适、暂时性的失语等。"

患者:"会暂时性失语?"

护士:"我们这边有人体结构图,您先看一下。人体结构图包含三个方面:疼痛、躯体不适、需要帮助,包含了很多方面的内容。您清醒后,可以通过拍床的方式来引起护士注意。根据结构图指出您的不适症状或需要的帮助,护士根据结构图能够了解您哪个部位存在着哪种不舒适症状,或是目前需得到什么样的帮助。您的不适症状和暂时性失语在拔管之后,会得到改善。"

患者:"那什么时候能够把管子拔掉呢?"

护士:"在全麻手术结束之后,医生会根据您的情况进行评估,生命体征平稳之后就可以拔管了。"

患者:"好的,我了解了,谢谢!"

(2)术后患者清醒后及时做好心理护理,减少恐惧感。

情景二:(手术后——清醒患者)

患者手术清醒后被送至ICU观察,责任护士至患者床旁,面带微笑,目光凝视患者,用手抚摸患者的头、肩或手,使患者感到医护人员就在自己的身边,增加患者的安全感。

护士:"您醒了！手术非常成功,不用担心,您现在ICU监护室内,术后需要观察几天,希望您能积极配合,早日康复。您目前还带着气管插管可能会想开口说话,却发不出声音,感到喉咙疼痛等情况,您别着急,术前咱们进行过沟通,气管插管会造成您喉部不适和暂时性失语,这都是一些正常反应,您放轻松。气管插管很难受是吗？您不需要点头或摇头,以免加深气管插管的刺激,如果是,只需眼睛眨两下即可。"

(患者眨了两下眼睛)

护士:"我知道气管插管很难受,人工气道会让您感到喉部不适,但这样能够缓解您的呼吸困难,对您的健康有帮助,等到您病情稳定之后医生会给您把管子拔掉的。您还记得术前的人体结构图吗?"

(患者眨了两下眼睛)

护士:"您如果有难受或其他需要时可以及时用手拍床。我会根据人体结构图判断您的不适和需求,我会帮助您的!"

2. 非语言沟通技巧

(1)适当应用眼神,增加患者安全感:"眼睛是心灵的窗户",气管插管或气管切开患者发现不能发声时,会表现出紧张、惊恐和无助,此时护士应用平静肯定的目光注视患者,为患者拉拉被子、拍拍手,并予以解释,安抚患者,告知失语是暂时的,鼓励患者树立信心。

(2)手势配合口语,传递亲切和关注的情感:在护理中当患者发热时,用手触摸其前额;当患者躁动不安时,轻握患者的手并耐心询问其原因;当患者难以入睡时,示意其该休息了并为其创造利于休息的环境,使患者能够感受到护士每时每刻都在关注他。

(3)亲切的微笑,增加患者的信任感:学会"察言观色",患者焦虑时,护士面带微笑与其交谈本身就是"安慰剂";患者恐惧时,护士镇定、从容不迫的笑脸能给其镇静和安全感。面带亲切、真诚微笑的护士容易得到患者的好感和信任,从而有利于治疗护理的开展。

(4)恰当掌握触摸与空间距离:护理气管插管患者,因其痰液多、黏稠、吸痰次数增加,每次吸痰时患者非常痛苦,不配合,拒绝吸痰。采用触摸法,一人吸痰时另一人轻抚患者的额头、手,同时给予鼓励性语言及情感支持,患者逐渐平静并能很好配合。

(5)心理支持和情感支持消除患者的焦虑:转送生活用品,放一个袖珍收音机,经常放一些患者喜欢听的音乐,以缓解患者的病痛,减少孤独、寂寞感,使患者感到轻松舒适,有利护患沟通。

(6)营造和谐的气氛能增强患者的治疗信心:在患者生日时送上一张贺卡、一束鲜花、一片祝福;过节时在患者床头挂一些小饰品,营造出一种和谐的护患气氛,使患者有一种归属感,从而使患者积极配合治疗,更有利于护患沟通。

(李亚南　胡健薇)

第五节　与癌症患者的沟通

问题与思考

王奶奶,75岁,入院诊断为肺腺癌,患者知晓病情后情绪起伏较大,时而低声哭泣,时而沉默不语,时而情绪激动。

思考:作为王奶奶的责任护士,你该如何与之沟通?

全球恶性癌症的发病率和死亡率目前仍在不断地上升,癌症是威胁人类健康的重要疾病之一。对于癌症,人们有一种根深蒂固的恐惧感和无助感。在疾病的治疗和康复过程中,由于家属担心告知患者病情后会加重患者的心理负担,多数家属会要求医护人员对患者隐瞒病情。因此,与癌症患者及家属沟通时,需要一定的技巧和策略。

一、癌症患者的心理特点

1. **癌症早期**　主要表现为焦虑恐惧、精神紧张,存在否定心理,想要逃避现实,主要表现为不愿意相信检查结果,反复求证,期望能有不同结果。

2. **癌症治疗阶段** 随着病情的进展,患者及其家属面临巨大的压力,主要表现为情绪波动、愤怒、绝望与悲观厌世的交替出现。由于必须接受手术、放疗和化疗等治疗手段,这些治疗带来的痛苦以及生理上的变化,使得患者的焦虑反应逐渐加剧。失眠、食欲缺乏、乏力和抑郁是这一阶段常见的症状。

3. **癌症晚期** 随着疾病的进展,死亡的逼近导致患者信心丧失,产生厌世情绪,表现出轻生倾向。主要表现为消极等待、放弃治疗、忧郁、恐惧、孤独和依赖他人。也有部分患者面对死亡时会表现得异常平静,有条理地安排自己的后事,甚至安慰家属不要因自己的离去而伤心,表现出对死亡的接受态度。

二、癌症患者的心理需求

1. **对陪伴和关爱的需求** 当癌症患者得知自己患有不治之症时,除了复杂的心理变化外,还表现为对亲友的留恋和依赖,希望亲属多陪伴自己、关心自己,在痛苦时给予抚慰,希望得到更多的社会支持,以获得坚持下去的信心。

2. **对治疗和护理的需求** 晚期癌症患者因年龄、性别、教育水平、社会地位、经济状况以及宗教信仰的不同,对护理工作的需求也会有所不同。男性患者的护理需求明显高于女性患者;老年患者希望有亲属陪伴,要求安静、舒适的病房;经济状况好、社会地位高的患者渴望延长生命,希望得到最先进和最充分的救治;经济状况差、病程长的患者多希望能减轻生理痛苦、平静离世。

三、癌症患者常见的心理问题

1. **恐惧** 许多癌症患者在得知自己的病情后,往往会经历恐惧的情绪。此时医护人员和家属的陪伴对于提升患者的安全感至关重要。通过语言和肢体语言的交流,可以有效缓解患者的恐惧情绪,例如通过紧握患者的手或轻抚他们,同时应鼓励患者表达自己的感受。此外,向患者提供关于治疗和护理的详尽信息,满足他们对疾病相关信息的需求,有助于减轻他们的恐惧感。

2. **角色紊乱** 患者患病后,他们从多种社会角色转变为单一的患者角色,这一转变过程中容易产生角色冲突。对于此类患者,护理人员应使用倾听技巧,帮助患者尽快接受疾病现状,适应新的角色要求,以便更好地配合治疗。

3. **绝望** 癌症患者由于预后不佳和生命时长的限制等原因,常常会感到悲观,有时甚至产生轻生的念头。在这种情况下,护士应以温和的态度和尊重患者的方式提供护理服务。护士应协助患者评估他们当前的状况,向患者表达同情和理解,并尽可能地满足他们的合理需求。此外,护士还应鼓励患者回顾生命的意义,肯定他们过去的成就,从而确认他们的能力和价值。

4. **退化与依赖** 癌症患者由于疾病本身或治疗带来的影响,可能会经历身体功能的衰退,这往往导致行为上的退化以及对家人的极度依赖。为了帮助这些患者重建自信和自尊,应当鼓励他们参与一些他们能够胜任的活动。

5. **焦虑、抑郁** 癌症患者常常因为对疾病的忧虑而容易产生焦虑和抑郁情绪。因此,护理人员应当帮助患者采取适当的方法来缓解这些负面情绪。

6. **预感性悲哀** 对于此类患者,首先应确认患者所处的悲哀阶段,并根据各个阶段的具体反应,采取相应的护理措施。经常与患者沟通,深入了解他们的想法,特别是识别导致预感性悲哀的主要因素,以便共同寻求解决方案。

四、癌症患者医患间沟通的影响因素

1. **环境因素** 在我国，深受生命观、传统死亡观、孝道观等文化因素的影响，人们普遍避免讨论死亡相关话题。多数人对死亡持有否定和回避的消极态度，即便面对癌症这样的疾病，也往往不愿意主动提及。在家庭环境中，相当一部分患者家属倾向于向患者隐瞒病情，家属之间对于癌症继续治疗意见不统一，也会妨碍医患之间的有效沟通。当家属对患者的疾病及其预后持接受和理解态度时，有助于促进医患间更充分的交流。

2. **医护人员心理因素** 医护人员在与癌症患者沟通时常常面临矛盾的心理状态。由于担心摧毁患者的希望或影响其治疗的配合度，他们往往采取回避的态度，很少主动讨论临终关怀相关的问题，仅在患者提出询问时，才提供部分乐观的信息。尽管护理人员认为应当与癌症患者坦诚病情，以便患者能够利用剩余时间实现愿望，他们同样认为，不透露病情以保持患者对抗疾病的信念同样重要。然而，患者实际上期望医护人员能够提供关于病情和全面治疗的准确信息，这样不仅能够给予他们基于现实的希望，而且满足了他们对预后信息的需求。

3. **医护人员情感-认知因素** 医护人员的情感-认知因素在与癌症患者的沟通中扮演着至关重要的角色。在讨论临终话题前，由于自身的消极预期及认知偏差，医护人员可能会在临终沟通中经历不可预控的认知评价，这有时会导致他们拒绝或回避交流。在沟通过程中，患者及家属的负面情绪可能引发医护人员的情绪反应，如果这些情绪反应超出了医护人员的认知处理能力，他们可能会改变话题或缩短沟通时间。另外，沟通之后的认知评价同样会影响沟通的效果，积极的认知评价能够激励医护人员持续改进沟通策略，从而提升沟通质量；而消极的认知评价则可能导致沟通障碍。

4. **医护人员沟通态度及技能** 医护人员的沟通态度及技能直接影响与癌症患者的沟通效果。研究表明，超过半数的患者认为医护人员的态度缺乏热情和耐心，这种态度显著影响了沟通的效果。医护人员可以采用共情的沟通技巧，以患者为中心，减轻患者的压力，并增强他们对医护人员的信任。此外，肿瘤科的护士们反映，由于缺乏临终关怀方面的知识和技能，他们在与患者及其家属沟通时感到困难，并且迫切希望提升自己的沟通技巧。

5. **身心状况** 心理状态和疾病的严重程度会显著影响患者在疾病相关问题上的沟通意愿。大多数晚期癌症患者倾向于讨论治疗方案、预后以及生活质量，但由于内心的矛盾和冲突，他们往往推迟这些问题的讨论。结果是，当这些患者在临终前紧急入院时，他们可能已经失去了沟通和做出决策的能力，使得他们的临终愿望无法被了解。由于受到疼痛和抑郁情绪的影响，癌症患者更倾向于关注如何缓解身体上的不适，而不是讨论与临终相关的问题。

6. **患者宗教信仰** 宗教或精神信仰在临终沟通中的作用尚不明确。一些观点指出，对于那些宗教或精神信仰较为深厚的患者来说，他们更倾向于与医护人员探讨与癌症及临终相关的话题。这些患者往往对死亡持有更为坦然的态度，宗教信仰似乎能提升他们对疾病的接受程度，并减轻对死亡的恐惧。然而，在某些情况下，如果患者依赖宗教来否认疾病的现实，或者坚信宗教能够治愈癌症，宗教信仰可能会变成医患沟通的障碍。

五、与癌症患者沟通的原则

1. **科学认知，维持积极心态** 护理人员应当加强对癌症患者的疾病相关知识教育，可以向患者介绍癌症领域的最新医学进展，包括治疗的新技术以及过往成功案例。让患者理解，尽管恶性肿瘤对人类健康构成了严重威胁，但通过早期发现、早期诊断和早期治疗，以及保持积极的心态和坚定的信心，配合治疗，即使恶性肿瘤无法完全治愈，也能够显著延长生存期。护理人员应助力患者树立生存的希望。

2. 面对现实,正确告知　一旦确诊为癌症,患者常常难以接受现实,从而产生一系列负面情绪,如恐惧、紧张、悲观和绝望等,这可能会导致他们的求生欲望减弱。在这种情况下,医护人员应当基于患者的个性特征和病情状况,在与家属进行充分沟通的基础上,审慎决定是否向患者透露真实病情以及透露的时机和方式。在透露病情之前,医护人员应协助患者做好心理准备,并选择恰当的时刻以及有效的方法来告知患者。

3. 加强心理疏导　治疗恶性肿瘤通常涉及手术、放疗和化疗等方法,这些治疗手段往往伴随着显著的身体创伤和毒性反应,给患者的精神和身体带来极大的痛苦和挑战。因此,在治疗开始之前,医生应当详尽地向患者解释治疗的相关事宜,包括治疗的目的、效果以及可能发生的并发症,帮助患者树立坚持治疗、战胜疾病的信心。对于即将接受手术的患者,应加强术前沟通,帮助患者以更加平和的心态面对手术。对于需要化疗的患者,可以提前采取一些干预措施,以预防和缓解恶心、呕吐等不良反应。

六、与不同阶段癌症患者沟通的技巧

1. 确诊阶段　确诊阶段的患者常常会表现出否认和恐惧等心理反应。在这一时期,医护人员与患者的沟通主要包括病情的告知及各种检查前的健康教育。不同文化背景下,人们对于癌症患者病情有着不同的看法。在西方国家,医生认为癌症一旦确诊就应将真实病情、治疗计划和预后首先告知患者,使患者能有较充分的心理准备,这样有助于促进患者参与后续医疗决策,积极体验生活,从而有助于构建和谐的医患关系。亚洲国家则更注重家庭或群体依赖,医务人员通常先将癌症坏消息告知家属,再由家属决定是否告知患者真实情况。

在对癌症患者告知中应注意个体化原则,尊重患者和家属的意见和建议,患者既有知晓病情的权利,也有不想知晓病情的权利。若患者渴望知道病情,则应在诊断过程中尽早让其做好接受坏消息的准备,告知时应注意:①多数患者对其诊断特别敏感,潜意识里不想承认自己的癌症诊断,医护人员应当以一种间接的、委婉的方式告知。②缓慢渗透和脱敏法:给患者反应和适应的时间。如"病情不像预想的那么好,良性和恶性的可能性都有,我们会尽力把它切干净"。③告知时应当在尊重患者意见的基础上考虑有家属在场,以提供情感支持。④告知后应留有时间讨论和回答患者的问题。

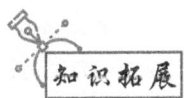

SPIKES 六步告知模式

该模式由美国学者 Baile 等提出,是应用最广的癌症病情告知的模式。病情告知共有六个基本步骤。

第1步,面谈前准备 S(setting up the interview):安排安静、隐私的环境,允许1~2名家属参加,适当使用非语言技巧与患者建立融洽关系,尽量营造轻松的氛围,并避免会谈中途受到干扰。

第2步,评估患者感知 P(assessing the patient's perception):在病情告知前,可采用开放性问题来准确了解患者对病情的认知情况。

第3步,确认患者对信息的需求度 I(obtaining the patient's invitation):通过引导式提问了解患者对信息的需求度,如"您想更详细了解您的病情信息还是简要地告知检查结果呢?"如患者表示不愿知晓细节,可选择与家属交流。

第4步,向患者提供知识和信息 K(giving knowledge and information to the patient):根据第2步

和第3步中患者提供的信息和态度,予以准确告知病情。在告知之前,先暗示坏消息即将来临,并根据患者的理解和语言水平使用通俗易懂的语言进行告知。

第5步,稳定患者情绪E(addressing the patient's emotions with empathetic responses):通过共情来为患者提供情感支持,稳定患者情绪。

第6步,策略和总结S(strategy and summary):制订诊疗方案时,建议邀请患者及其家属参与方案的选择和决策过程。这样,对于未来诊疗计划有明确了解的患者,其焦虑和不确定性会相应减少,从而更加自信地面对和战胜疾病。

以下是一个告知患者病情的案例。

护士:"阿姨,您好!您今天感觉怎么样?"

患者:"还是老样子。"

护士:"您的主管医生想和您讨论一下您的病情,您觉得现在方便吗?"

患者:"可以。"

护士:"我们去会谈室详谈吧,那里环境比较安静。叔叔,您愿意陪同她一起过去吗?"

患者:"好的。"

医生:"阿姨,对于您的病,您自己是怎么看的?"

患者:"我对自己的病情不是太清楚,他们也没有告诉我太多。"

医生:"那您现在想不想更详细了解您的病情?"

患者:"有点想,但也有点害怕知道。"

医生:"那如果是不好的消息,您愿意听吗?"

患者:"愿意,不管好坏都要去面对啊。"

医生:"接下来,我可能要跟您聊一些不好的消息,希望您有点心理准备。很遗憾地告诉您,经过我们仔细地检查,发现您乳房内有一个肿块,它很有可能是恶性的。"

患者:"啊!(情绪非常激动)怎么会呢。不可能吧,你的意思是说我得癌症了吗?"

护士:"阿姨,我理解您现在可能难以接受这个消息,您尽量先稳定一下情绪,听医生解释好吗?"

患者:"医生,我这还有救吗?"

医生:"阿姨,您不用太担心,我们今天讨论的目的就是想跟您和家人商量一下接下来的治疗方案。目前乳腺癌整体的治疗效果还是相当不错的,我们会根据您的具体情况选择合适的治疗方案,您需要积极配合治疗,并保持信心!"

2. 治疗阶段

(1)消除患者的焦虑和恐惧:在治疗开始之前及治疗过程中,需要向患者详细讲解治疗的目的、可能出现的副作用和相应的解决方案,以获得患者及其家属的理解与支持,确保治疗计划的顺利执行。

(2)维持患者希望:希望是患者产生应对疾病内在力量的源泉,在与癌症患者沟通时,应充分了解患者的心理需求,运用有效的语言和非语言沟通策略维持并激励患者的希望。语言沟通中做到以下几点:①多夸奖与肯定患者的身体状态和精神状态,不但能迎合患者的心理需求,而且对患者是一种积极的暗示,能增强他们恢复的希望和信心。②进行安慰和鼓励,满足患者减轻恐惧的心理需求。③介绍治疗效果好的患者案例,激励他们与疾病抗争的精神。④给予切合实际的指导,根据患者的实际情况进行劝说、安慰和建议。⑤介绍目前先进的治疗技术和科技发展,癌症患者通常更愿意听信所有的正面信息,如医学的重大突破、中医药的疗效等,介绍这些可以保护患者的希望,激励其不要放弃。

(3) 促进患者创伤后成长：遭受重大创伤事件（如罹患癌症、突发意外、丧失亲人、遭受自然灾害等）的个体在经历负性心理变化的同时，部分患者在与癌症抗争的过程中也体验到了正性的心理变化并获得成长，即创伤后成长（post traumatic growth，PTG）。PTG的出现可以改善患者的整体心理状态，提升其幸福感及治疗依从性，从而提升癌症患者的生活质量。目前有多种干预模式应用于提升癌症患者的PTG，主要包括正念减压疗法、认知行为压力管理疗法、书写表达等。所以，治疗阶段要积极引导患者，促进患者的创伤后成长，最大限度提高其生活质量。

3. 康复阶段　护理人员应与患者及其家属制订切实可行的康复计划，鼓励患者尽可能地回归社会，积极参加各种社会活动。同时定期随访，及时询问病情，提醒其定期复查，以增加患者的安全感和康复的自信。

4. 临终阶段　护理人员应积极主动地解决患者生理不适方面的问题，如疼痛、呼吸困难、饮食障碍、乏力、恶心呕吐、躯体移动障碍，不应向患者流露出无能为力或漠不关心的态度。此外，还需尊重患者的个人习惯和宗教信仰，尽力满足患者的愿望和需求，确保患者在生命的最后阶段尽可能舒适、无痛苦，并且无遗憾，同时为家属提供心灵上的慰藉。

七、与对癌症不同反应者沟通的技巧

1. 乐观者　对于那些即便了解自身病情仍保持乐观态度的癌症患者，护士应当以敬佩之情给予赞扬，以此来强化他们对治疗的信心。然而，护士也需留意，有些患者虽然表面上看似乐观，实际上内心可能十分脆弱。这些患者往往自尊心强而又敏感，因此在沟通时，护士要注意维护患者的自尊心，避免给他们带来额外的心理压力。应多传递正面的鼓励信息，帮助他们坦然面对疾病，并以积极的心态去对抗病魔。

2. 沮丧者　沮丧是癌症患者常见的一种情绪反应，患者常常表现为情绪特别低落，求生欲望低下。在与之沟通时，首先要用共情去体验患者的处境和感受，引导患者正视自己的病情，并且耐心细致地向他们介绍一些积极的、鼓励性的信息，以此激发患者对未来的希望，减轻他们的沮丧情绪，通过这种方式，帮助患者认识到，摆脱当前的困境是完全有可能的。

3. 拒绝合作者　患者出现抗拒合作、不遵从指示、哭泣和谩骂的行为。这类患者起初可能表现出不满和抱怨，但当冲突升级时，他们容易情绪失控，表现出对抗态度，甚至可能采取过激行为。在与患者沟通时，护理人员应首先明确患者拒绝合作的原因，努力帮助患者重新认识自我，理解自己的病情，从而恢复其自控能力。

八、与癌症患者照顾者的沟通

1. 癌症家庭照顾者　家庭照顾者通常与患者同住，负责其日常生活护理、决策制订，并承担起对患者的主要责任。这些照顾者包括患者的配偶、父母、子女、兄弟姐妹以及其他亲属。在癌症治疗和疾病管理的过程中，家庭照顾者扮演着至关重要的角色，他们不仅肩负着繁重的照料工作，还承受着巨大的心理和精神压力。然而，在现实生活中，公众往往只关注癌症患者，对家庭照顾者的关注却远远不够，甚至有人认为照顾者的辛劳是理所当然的。实际上，照顾者所面临的劳累、挫败、孤独和无助等问题急需得到关注和解决。家庭照顾者同样需要关怀和支持，护理人员应当深入了解癌症患者家庭照顾者的具体情况，并提供必要的关心和指导。

2. 癌症家庭照顾者负担　照顾者负担是指照顾者在整个护理患者过程中所经历的多方面的负面效应。照顾者负担指的是在照护患者全过程中，照顾者所承受的压力和负担。这一概念涵盖了照顾者在生理、情感、家庭、社会及经济地位等方面所感知到的变化。照顾者负担分为两个维度：主观负担和客观负担。主观负担涉及家庭照顾者在护理患者时的态度、体验或情绪等内在感受和反应;而客观负担则包括了诸如护理患者所消耗的时间和经济成本等可量化的照顾工作量。照顾者负担不仅影响照顾者自身的健康,还可能通过改变其对患者的照护方式或与患者之间的互动,进而加重患者的负担。癌症照顾者所面临的负担具有主观感受强和超负荷动态变化的特点。研究显示,癌症患者照顾者最常遭遇的身体负担包括疲劳、睡眠障碍、体力减弱、食欲缺乏和疼痛等。

3. 照顾者的积极感受　长期的照顾工作虽然给照顾者带来沉重的负担,引发较多的负性情绪反应,但另一方面照顾者也感受到了积极体验。如照顾者在照顾患者的过程中,逐渐接纳患者罹患癌症的事实,能够认真反思生命的意义与价值,更加珍惜与患者在一起的时光,感受到自己的付出能够给患者带来舒适与依赖,体验到付出的价值,这种价值感会给其带来积极的感受。照顾者的这种积极感受会影响患者的情绪和态度,使患者能够保持良好的情绪和心态,帮助其做出正确的决策。

4. 与濒临死亡的癌症患者照顾者的沟通　很多临终患者诉说他们最大的恐惧是害怕一个人孤独地死去,他们需要家属的陪伴。因此,在临终阶段,让家属陪伴患者有助于患者平静地接受死亡。对于家属,在患者的最后阶段能够陪伴左右,有助于他们度过丧失亲人后的悲伤阶段。即使患者处于昏睡状态,也可以鼓励家属尽可能多地给患者一些触摸和谈话。可以让家属尽可能多亲自照顾患者,以满足亲情的需要。此时医护人员要主动地倾听和鼓励患者表达他们的感受,让患者和家属知道护士对他们很关心,可以随时提供帮助。同时尽量提供措施保持患者身体的舒适,让患者尽量平静而安详地去世。同时,也应当注意家属的心理抚慰。癌症患者照顾者目睹患者整个生病过程,感受到生命的流逝,不可避免会产生预期性悲伤,这会导致照顾者出现生理、心理、认知及精神方面的不适。护士应在综合考虑人口学因素、照顾负担、社会支持等因素的基础上,帮助照顾者积极应对预感性悲哀。可通过寻找精神寄托、重塑生活、积极寻求社会支持、增强自我调节等方式进行应对,也可选用叙事疗法、面对面访谈及网络干预、正念减压疗法等干预途径,通过支持性教育和专业知识的指导,以降低癌症患者照顾者的预期性悲伤水平,提升其心理健康水平。

(康佳迅　黄彩辉)

第六节　与隔离状态患者的沟通

问题与思考

沟通是人与人之间、人与群体之间思想与感情的传递和反馈的过程,以求思想达成一致和感情的通畅。那么对于处在隔离状态的患者,我们又应该怎么沟通呢?

一、隔离与隔离病房

(一)隔离的概念

隔离,在医学上可分为传染病隔离和保护性隔离。

1. 传染病隔离　是将处于传染病期的传染病患者、可疑患者安置在指定的地点,暂时避免与周围人群接触,便于治疗和护理。通过隔离,可以最大限度地缩小污染范围,减少传染病传播的机会。

如传染病流行时的疫区、传染病院等。

2. 保护性隔离　是指将免疫功能极度低下的易感染者置于基本无菌的环境中,使其免受感染,如器官移植病区等。

本节内容以传染病隔离为例。

(二)隔离病房的管理特点

隔离病房主要收治传染性强或随时会危及生命的患者,这些患者需要进行严密的监测。该病房实行严格的消毒隔离措施,并采用封闭式管理,患者家属和护士之间处于单向交流状态。为了预防和减少院内感染,隔离病房禁止探视,家属只能等候在门外。

二、隔离状态患者的心理反应

1. 恐惧感　患者因病情所需而要住院隔离观察,面对医护人员的全面防护和陌生的隔离环境,巨大的压迫感使患者的恐惧和紧张油然而生。

2. 焦虑感　患者会时时挂念在病房外面的亲人、朋友,会担忧自己体温什么时候降下来,抗原检测结果什么时候好转,病情会不会加重,外面的家人如何……

3. 孤独感　隔离病房对患者实施严密隔离,住院患者活动范围也被限制,他们每天和空旷的房间打交道,愈发孤独,渴望探视、渴望陪伴。

4. 自卑感　隔离病房患者不是普通的患者,是大众关注的焦点,患者感觉自己染上病毒会被别人歧视,产生自卑感,表现出情绪低落,不愿与人交流。

5. 无所谓心理　有个别患者觉得自己仅仅是发热留观,距疑似或确诊还差得很远,便表现出生活随便、不遵守消毒隔离制度,也不顾及他人,持无所谓态度。

三、与隔离状态患者沟通的技巧

(一)共情,倾听

将心比心,即设身处地地对他人的情绪把握与理解,让患者无所顾忌地倾诉自己内心的想法、烦恼及无奈。做一个忠实的倾听者,时而表现出同情,时而表现出无奈,时而又竖起大拇指对他们过去战绩点赞,让患者觉得我们就像他们的朋友。

情景一:与患者沟通

责任护士:"早上好,王阿姨。我是您的责任护士,我听说您有一些担忧和问题想要和我沟通。请放心,我会尽力帮助您解答。"

王阿姨:"你好,护士。我真的很担心,我不明白为什么我会感染甲型流感病毒,我没有接触过这类病患,你们是不是搞错了?"

责任护士:"我理解您的困惑和不安。甲型流感病毒的传播方式多种多样,可能存在无症状携带者或者通过与感染者接触时的呼吸道飞沫传播。医生初步根据您的症状和检查结果做了判断,但为了明确诊断,我们将进行进一步的确诊检测,包括抗原检测和其他影像学检查等。这样可以更好地了解您的病情。"

王阿姨:"谢谢你护士,你们要尽快明确啊。我真的不想在这待,又吓人又不方便。"

责任护士:"王阿姨我理解您的担心。您有任何需求都可以提出来,病房准备的有脸盆、毛巾、卫生纸、香皂等各项生活必需品,同时早晚我们还会指导您在病房活动筋骨呢!"

(二)正向反馈,建立积极观念

隔离人员会因为与亲人的分离而产生抑郁、焦躁等情绪,会因为不断的化验、检查而感到痛苦,会因为隔离时间久而闷闷不乐。采用叙事护理的方式让患者发泄，建立正向应对。每天给患者讲解甲型流感病毒治愈患者数量，用病区治愈出院的病例激励她建立战胜疾病的信心。

王阿姨："我很担心我的病情，什么时候才能没有传染性，可以出院呢？"

责任护士："疾病的治疗时间因人而异，通常需要5~7天。然而，每个人的康复过程是独特的，有些人可能需要更长的时间。请您保持耐心，我们会尽快检测您的样本，及时向您通报结果，与您一起共同关注您的康复进展。"

王阿姨："我的个人信息会不会被泄露？我很担心别人知道我生病的事情。"

责任护士："您的个人信息和病情数据将受到严格的保护，只有与您的治疗和护理直接相关的医疗团队成员才能访问这些信息。我们会遵循相关的隐私保护法律法规，确保您的隐私不受侵犯。"

（三）协调照护模式

对于特殊节日或家庭纪念日，护理人员可促进患者与家人互送祝福，来激发患者的生活乐趣和对抗疾病的信心。对于遭遇家庭重大变故的个体，创伤会持续更久，更要注重专业的哀伤辅导。协助患者与最亲近的家属进行线上密切沟通，帮助恢复家庭支持系统，构建一种患者、家属、医务工作者协同照护模式。

情景二：与患者家属沟通

王阿姨家属："你好，护士。我很担心我的家人，在进入隔离病房后她的情绪很低落，我不知道该如何安抚她。"

责任护士："我完全理解您家属的担忧和困惑，面对甲型流感病毒，许多患者会感到焦虑和不安。作为家属需要积极倾听并理解她的担忧和情绪，表达出您理解她的感受，并给予她适当的安慰和支持，帮助她缓解焦虑和压力。"

王阿姨家属："我们很担心治疗和康复进展，不知道接下来会有哪些具体的步骤和可能的困难。"

责任护士："我完全理解您的担忧。首先，针对治疗方面，医生会根据患者病情制订具体的治疗计划。这可能包括对症治疗、药物治疗和其他支持性护理措施等。其次，关于康复进展，每个患者的情况都有所不同。康复时间可能因个体差异而变化。我们会根据具体情况提供相应的支持和建议，例如物理治疗、呼吸训练和心理支持等。重要的是，我们将与整个医疗团队紧密合作，医生会定期评估病情，并及时调整治疗计划，以确保最佳的康复效果。"

王阿姨家属："谢谢你，你讲得非常清晰，我已经了解了。"

责任护士："不客气，如果您有任何需要进一步的指导和支持，请随时告诉我，我将竭诚帮助您。"

（四）心理干预策略

1. **完善心理干预团队建设**　精神科医生护士、心理学家、医生、护士联合。

2. **建立心理健康档案，筛查高风险个体**　识别有无自伤、自杀、伤人、冲动风险以及社会功能是否受损。

3. **建立高风险隔离患者紧急心理干预预案**　自杀行为防范措施、预防自杀行为流程图、暴力攻击行为防范措施、紧急心理干预夜间值班制度。

4. **建立追踪随访机制，确保心理干预的连续性**　大众对传染性疾病仍有偏见，部分患者出院后仍面临排斥、冷遇及歧视，心理干预的工作不能停止。

（五）采用非语言沟通

在隔离病房，护理人员必须做到三级防护，这给护患沟通带来障碍，肢体语言在沟通中起到较好的成效。仪表姿态、面部表情、目光接触、手势、触摸。例如:"OK"手势,患者即会明白是在询问其身体状况是否良好;感染甲型流感病毒处于隔离期的患者缺少家人的陪伴,会产生孤独、焦虑、恐惧、无助,甚至是绝望的心理,适时的使用触摸技术会收到良好的成效。护士只需要轻轻握住患者的手,患者就会感受到力量和希望,触摸是日常护理中护士向患者传递关爱的主要途径。

(六)加强支持

护士可以陪伴患者共同参加活动,从而建立良好的交流关系。鼓励使用呼吸机的患者,可以使用写字板,一方面了解患者需求,另一方面可以对患者进行精神、心理支持及健康宣教。对于语言不通的患者,可以通过文字间相互转换的方式,达到有效沟通的目的。

案例 10-3

50多岁的王阿姨,刚接诊进入隔离病房时就愁眉不展,一直不停地询问,我怎么会感染甲型流感病毒呢,你们会不会搞错了,这个病怎么还会传染人,花费多吗?我的信息别人会不会知道,自己还能正常工作吗?

请回答: 如果你是王阿姨的责任护士,你应该怎样与患者沟通?

(李亚南　江岩岩)

第七节　与心理危机状态下患者的沟通

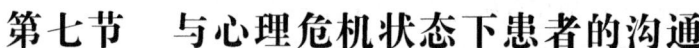

问题与思考

在《论死亡》中有这样一句话"与死亡俱来的一切,往往比死亡更骇人"。对于有过失去亲人经历的人来说,他们或许比任何人都更明白这句话的内涵。无论是天灾还是人祸,危机事件的始料未及和巨大的破坏性往往会对幸存者、家属、目击者以及援救者带来程度不一的心理创伤。作为陪伴者,我们说些什么是可以真正帮助到对方的呢?我们又可以学习哪些技巧与正处于心理危机状态下的人进行一场真正零伤害的交谈呢?

没有任何一种灾难能像心理危机那样给人们带来持续而深刻的痛苦。近年来,随着突发公共卫生事件的增多,公众的心理健康正面临前所未有的挑战。2020年1月26日,国家卫生健康委员会发布《关于印发新型冠状病毒感染的肺炎疫情紧急心理危机干预指导原则的通知》,将心理危机干预纳入疫情防控的整体部署中,旨在减轻疫情引发的心理伤害,并促进社会的稳定。心理危机干预是国家突发公共卫生事件应急体系中不可或缺的一部分,在突发事件的管理中扮演着至关重要的角色。此外,许多危机事件的发生还可能伴随着相关人员的身体伤害,医院急诊和相关科室都会接收这些经历危机事件的患者。对于这些患者的沟通,对于他们的康复和心理复原至关重要。作为医疗卫生团队的核心力量,护理工作者掌握心理危机的相关概念及常见的沟通技巧,对于临床护理工作具有极其重要的意义。

一、心理危机概念

心理危机是指在个体突然遭受严重灾难、重大生活事件或精神压力时,既不能避开,又无法用通常解决问题的方法来应对时所出现的一种心理失衡状态。

心理学家卡普兰(G. Caplan)从1954年开始对心理危机进行系统研究,并提出心理危机干预理论。他认为,当个体面对的困境超过其应对能力时,个体便产生暂时性的心理失衡,这种失衡状态就是心理危机,其特征是高度紧张并伴之以焦虑、挫折感和迷茫感。确定心理危机的发生须具备下列三个条件。①出现重大心理压力的生活事件。②出现一些不适感觉,但尚未达到精神疾病的程度,不符合任何精神疾病的诊断。③依靠自身能力无法应付困境。

有学者将心理危机分为静态和动态两个过程,静态心理危机指个体习惯运用的解决问题的方法无法应用于面临的困难时,产生的一种心理不平衡的状态;动态心理危机指面对突发事件原有的心理平衡被打破,新的心理平衡还没有建立的过程。危机的出现往往是由于个体意识到突发事件或紧急情境超过了自己的应对能力,若不能及时控制和缓解,就会造成心理创伤,导致人们在认知、情感和行为上出现功能失调以及社会功能的混乱,严重的会形成创伤后应激障碍(post traumatic stress disorder,PTSD),造成终身困扰。严重突发性公共事件,如火灾、洪水、地震等,都会造成社会群体性的大规模心理危机。

二、心理危机的类型

根据布拉默(Brammer)的应用危机理论可以把心理危机划分为三种类型。

1. **发展性危机** 是指在正常成长和发展过程中,因急剧变化或转变所导致的异常反应。例如:小孩出生、大学毕业、退休等都可能导致发展性危机。

2. **境遇性危机** 是指当出现罕见或超常事件,个人无法预测和控制时出现的危机。自然灾害、交通意外、被绑架、被强奸、失业、突然的疾病和死亡等都可以导致境遇性危机。

3. **存在性危机** 是指伴随重要的人生问题。如关于人生目的、责任、独立性、自由和承诺等出现的内部冲突和焦虑所导致的危机。

发展性危机虽然被视为正常现象,但每个人及其所面临的危机都是独一无二的。因此,评价和处理这些危机时必须采取个性化的方法。境遇性危机通常是由外部事件触发的心理危机,它们带有更高的不确定性和冲击力。例如,地震、洪水,以及传染病流行期间所导致的个体或群体焦虑、紧张和迷茫等负面情绪,都可归类为境遇性心理危机。

三、心理危机的表现形式

发生心理危机后个体反应主要表现在以下四个方面。

(一)情绪反应

突发事件一般会给人带来两种情绪反应:一种是自身能够解决应对的情况时,会产生积极的情绪反应;另一种是不能解决所面临的困境,所产生的消极情绪。常见的心理危机消极情绪反应包括如下几种。

1. **恐惧** 例如地震后,余震的威胁刺激着人们脆弱的神经,是否会继续发生地震使人们产生恐惧的心理。

2. **焦虑** 如新冠疫情期间,整个社会人心惶惶,大家都处于一种极度焦虑的状态,对生活工作产生不同程度的影响。

3. 内疚　灾难的不可控性容易使人产生无力感。在灾难中的幸存者亲眼看着亲人的离去而无能为力感到愧疚，一些救援人员，也经常为自己不能救助更多的人而自责。

(二)认知反应

在突发事件发生后，受影响的人们的世界观可能会发生转变，他们可能会形成消极的看法，并失去面对生活的勇气，这通常被称为认知失调。这种现象主要表现为：对所处的情况做出草率且随意的判断，并倾向于得出悲观的结论；面对灾难做出歪曲的评价，例如，有些人可能会错误地认为他人的不幸是由于自己未能及时提供帮助所致；此外，他们还容易产生自杀的念头，从而走向极端。

(三)生理反应

在遭遇突如其来的重大灾难时，人们往往会通过一系列生理反应表现出心理上的异常症状，如心跳加快、血压升高、食欲缺乏以及失眠多梦等。这些生理表现中，有些可能随着时间的推移而自行消退，而另一些则可能持续存在，进而对个体的身体健康产生不利影响，此时便需要专业力量介入进行干预。

(四)行为反应

在灾难发生后，由于个体特质的差异，人们的行为反应各不相同。一些人可能会采取极端行为，这不仅可能对自己和社会造成伤害，还会干扰救援工作。例如，过度防御行为，虽然源自自我保护的本能，但过度的自我封闭会严重妨碍救灾行动；木鸡行为，面对突如其来的灾难变得麻木不仁，甚至放弃自我保护，只能被动地等待救援；以及从众行为，即盲目跟随他人，丧失独立判断能力，仅仅模仿他人的行为。这些心理危机反应是人们在遭遇突发灾难时的常见反应。由于每个人的抗压能力不同，一些心理韧性较强的人，经过一段时间的自我调整，这些反应会逐渐消退，能够重新开始生活；然而，也有一部分人难以面对现实，无法调整自己的心态，导致心理危机持续影响他们的身心健康和日常生活。在这种情况下，就需要专业的心理危机干预措施介入，帮助这部分人恢复到正常的心理状态。

四、个体心理危机的发展阶段

(一)冲击阶段(休克期)

发生在危机事件发生后不久或当时，个体主要感到震惊、恐慌、不知所措，甚至出现意识模糊。面对不知名的传染病，由于对疾病缺乏了解，听到身边的亲人、朋友还有医生感染，患者人数逐渐上升，恐惧和焦虑的感觉就会产生并冲击着人们正常的生活。

(二)防御阶段(防御退缩期)

面对超出个人处理能力的灾害事件和情景时，人们往往试图恢复心理平衡，控制焦虑和情绪紊乱，并努力恢复受损的认知功能。但是，由于缺乏有效的应对策略，他们可能会采取否认现实、退缩和回避等行为，这些行为可能是合理或不恰当的自我保护方式。例如，在汶川地震之后，许多人难以面对亲人离世和家园被毁的残酷现实，拒绝接受外界，尤其是心理干预人员的帮助，转而将自己封闭在一个幻想的世界中。

(三)解决阶段(适应期)

在灾难处理完毕之后，人们重新回归到日常生活中。这一时期，他们开始意识到自身存在的问题，并积极地探索各种解决方案。此时，他们能够主动采取多种方法接受现实，并寻求各种资源，努力寻找解决问题的途径，以减轻焦虑。

(四)危机后阶段(成长期)

经历灾害危机后，许多人心理和行为变得更为成熟，掌握了积极的应对策略。个体在面对突如其来的灾难时,学会了自救与互助。许多受灾者在后续的救援工作中,积极投身于志愿者行列,将个人的经验与教训分享给他人,帮助他们获得必要的支持。然而,也有少数人由于消极应对,表现出冲动行为或遭受焦虑、抑郁、分离障碍、进食障碍、酒精依赖或药物依赖等问题,甚至出现自伤、自杀倾向。这类情况亟需心理医生提供专业的心理治疗。

案例 10-4

刘先生,男,35 岁,建筑工人。7 d 前患者在工作中不慎高处坠落,造成髋部及腿部骨折。患者在入院后忧心忡忡,不愿与人交流。白天表情紧张,情绪低落;夜晚睡眠较差,常做噩梦。自诉反复回忆受伤经历,心慌,担心疾病预后。

请回答:
(1) 刘先生目前存在哪些心理危机的表现?
(2) 刘先生处于心理危机的哪个阶段?
(3) 若你是刘先生的责任护士,你会如何与刘先生进行沟通和健康教育?

五、心理危机状态下的沟通原则

面对处于心理危机状态的患者,护理人员在进行沟通时,都应展现出保持冷静、心态开放、耐心倾听、合理共情以及积极满足沟通需求的能力,并遵循以下原则。

1. **沟通前的评估**　在心理危机干预过程中,对危机的各个要素进行评估是不可或缺的环节。评估内容主要包括:①危机的严重程度。②当事人目前的情绪状态。③替代性的解决方法、应对机制、支持系统和资源等。④当事人自伤或自杀的风险。在评估过程中,一旦发现患者有严重的自伤或自杀倾向,应立即协助其获取更专业的心理支持。

2. **给予充分的倾听**　在评估完患者目前的心理危机状态后,需要给予充分的倾听。保持冷静和耐心,积极地展现出热情的关注,让患者有机会表达他们的内心感受,从而获得心理上的支持。倾听过程可以运用共情、尊重等技巧,充分挖掘患者内心深处的负面情绪。注意倾听过程中避免过多的判断和评价,专注于理解患者当前的情绪状态、需求和诉求,鼓励他们以自己的方式表达。应该避免这样的言辞:"我知道你的感觉是什么""你这样已经很幸运了"。可以使用一些共情的语句:"对于发生在你身上的事情,我觉得很难过""你有这样的感觉是可以理解的""任何人遇到和你一样的事情都会是这个反应的"。倾听过程中给予患者充分的尊重,多听少说,在必要时提供一些肢体上的安慰,比如轻抚他们的肩膀,或在他们哭泣时递上纸巾。

3. **解释和指导**　心理危机导致个体情绪焦虑水平升高,并可能干扰其日常生活。在与处于心理危机状态的患者交流时,应细致解释危机的演变过程,帮助个体理解当前的处境,并激发他们克服危机的决心。同时,应向个体传达康复的希望,增强他们战胜困难的信心。此外,当个体展现出积极的变化时,应立即予以认可和支持,理解并尊重他们的情感体验,协助他们维持积极的心态和情绪,从而坚信通过适当的引导和支持,他们能够缓解所遭遇的困境。

4. **提供疏泄机会**　鼓励患者将自己的内心情感表达出来,并对这些感受给予认可,以建立同感。避免强行说服他们改变自己的感受,可以向他们介绍一些有助于情绪调节的策略,例如放松技巧和支持性心理治疗,同时为他们提供情感宣泄的途径。在沟通时避免使用以下语句:"你不应该有这种感觉""时间会治疗一切的创伤的""你慢慢就会习惯了"。在沟通时可以告知当事人不要克制自己的情感,任何情绪都可以表达。可以使用以下言辞:"现在,如果你想的话,你可以大哭一场。"

5. 鼓励自助 为患者赋能，激发其内在的自我照护潜能，并培养其兴趣爱好。同时，积极鼓励患者与家人、朋友及同事保持积极的交流与联系，以减轻其孤独感和被隔离的情绪。一旦察觉患者出现自伤或自杀倾向，必须严肃对待。

经历危机事件后，个体的心理恢复过程与其心理特质、人格特征和心理韧性等密切相关。心理危机的发展阶段具有个体特异性，且各阶段持续的时间因人而异。因此，在与患者沟通时，首先要评估患者当前的心理状态，以确定他们处于哪个阶段。危机事件发生后，初期的干预应侧重于陪伴、倾听、共情以及提供生活支持。中期干预的重点转向引导行动的改变和讨论解决问题的方法。而后期应从促进心理成长的角度出发，挖掘个体的积极心理资源和外部支持资源，鼓励当事人采取自我帮助的策略。

（王梦佳　胡健薇　张佳欣）

危机干预中可以说的话

面对处于危机状态下的人你可以说的话：①对于发生在你身上的事情，我觉得很难过。②这不是你的错。③你的反应是遇到不寻常的事件时的正常反应。④你有这样的感觉是可以理解的。⑤看到、听到、感受到、闻到这些一定很令人难过/痛苦。⑥事情可能不会一直是这样的，它会变得更好，而你也可以变得更好。⑦现在，哭泣、憎恨、想报复等都是没关系的。

面对处于危机状态下的人你可以说的话：①我知道你的感觉是什么，我了解。②你能活下来就是幸运的了。③你是幸运的，还有其他的孩子/亲属。④你爱的人在死时并没有受到太多痛苦。⑤她/他现在去了一个更好的地方/更快乐了。⑥你不应该有这种感觉。⑦时间会治疗一切的创伤。⑧你应该回到生活中继续过下去。

本章小结

本章从不同情绪患者反应特点、沟通技巧；各年龄阶段患儿及家长心理特点及儿科护患沟通的特殊性；不同特点老年人的沟通技巧；癌症患者沟通特点；隔离患者以及心理危机状态下患者的心理特点及沟通技巧进行了详细的讲解，重点阐述了根据不同特殊人群的特点如何进行有效沟通，并通过各种场景模拟真实临床情景，使学生能够更好地掌握临床沟通技巧，促进良好的护患沟通。

复习思考题

1. 举例说明与老年患者沟通时，可以应用的非语言沟通方法。
2. 请至少说出三项与失语症老年患者非口语的辅助沟通方法。
3. 患儿家长的心理特点有哪些？
4. 护士向患儿家长解释护理相关问题时应注意什么？
5. 简述在治疗阶段与癌症患者进行沟通的技巧有哪些。

参考文献

[1] 刘均娥. 护理人际沟通[M]. 北京:人民卫生出版社,2020.
[2] 韩景新. 人际沟通[M]. 北京:人民卫生出版社,2020.
[3] 隋树杰. 人际沟通及礼仪[M]. 北京:人民卫生出版社,2013.
[4] LISA KENNEDY SHELDON. 护理沟通技巧[M]. 2版. 仰曙芬,王治英,主译. 北京:人民卫生出版社,2011.
[5] 李雪,任桂华,张瑞,等. 中美护理人际沟通教材的比较研究[J]. 护理学报,2019,16(26):13-16.
[6] MARSHALL B. ROSENBERG. 非暴力沟通[M]. 阮胤华,译. 北京:华夏出版社,2009.
[7] MARSHALL B. ROSENBERG. 用非暴力沟通化解冲突[M]. 于娟娟,李迪,译. 北京:华夏出版社,2015.
[8] 吕靖安. 非暴力沟通-实践手册[M]. 阮胤华,译. 北京:华夏出版社,2015.
[9] 连艳丽. 非暴力沟通培训在提升产科护士应对护患冲突能力中的应用[J]. 中华急危重症护理杂志,2020,1(4):376-379.
[10] 王臣平,李敏. 护理人际沟通[M]. 长沙:中南大学出版社,2011.
[11] 彭凯平,王伊兰. 跨文化沟通心理学[M]. 北京:北京师范大学出版社,2009.
[12] 赵伊川,姜绍平. 跨文化沟通中的主要障碍及改进途径[J]. 大连海事大学学报(社会科学版),2006,5(2):53-55.
[13] 邓雪原,杨芳,吴淑华. 非语言沟通在骨科外籍患者护理中的应用[J]. 护理实践与研究,2013,10(18):87-88.
[14] 廖雪梅,徐桂莲. 护理人际沟通(临床案例版)[M]. 武汉:华中科技大学出版社,2016.
[15] 陶思怡,梁立波,刘伟,等. 跨文化视域下医患沟通问题分析与再思考[J]. 中国医学伦理学,2020,33(1):71-74.
[16] 罗春梅,罗羽,徐霞,等. 六步癌症告知模型的应用研究进展[J]. 中华护理杂志,2019,54(1):114-118.
[17] 何文奇,陈长英,杜若飞,等. 癌症临终患者医患间沟通影响因素及干预的研究进展[J]. 中华护理杂志,2018,53(12):1509-1513.
[18] 吴玲,韩景新. 人际沟通与护理礼仪[M]. 南京:江苏凤凰科学技术出版社,2018.
[19] 徐艳斐,邵洪岩. 护理礼仪在优质护理服务工作中的应用[J]. 中国伤残医学,2012,20(11):195.
[20] 王晓莉,孙海娅,王淑芳. 护理礼仪与人际沟通[M]. 北京:高等教育出版社,2021.
[21] 袁慧玲,赵全红. 护理礼仪与人际沟通[M]. 北京:人民卫生出版社,2020.
[22] 卢春萍,李竞赛. 护理人员礼仪素质培训对临床护理质量、护患关系及满意度的影响[J]. 循证护理,2021,7(10):1369-1372.